全国中医药行业高等教育“十三五”创新教材

中医内科名家医案讲析

（供中医学专业用）

主　编　方祝元（南京中医药大学）
孙丽霞（南京中医药大学）

全国百佳图书出版单位
中国中医药出版社
·北　京·

图书在版编目（CIP）数据

中医内科名家医案讲析 / 方祝元，孙丽霞主编 . -- 北京：中国中医药出版社，2021.9（2021.12 重印）

全国中医药行业高等教育“十三五”创新教材

ISBN 978 – 7 – 5132 – 7138 – 7

Ⅰ . ①中…　Ⅱ . ①方… ②孙…　Ⅲ . ①中医内科—医案—中医学院—教材

Ⅳ . ① R25

中国版本图书馆 CIP 数据核字（2021）第 160785 号

中国中医药出版社出版

北京经济技术开发区科创十三街 31 号院二区 8 号楼

邮政编码　100176

传真　010-64405721

廊坊市晶艺印务有限公司印刷

各地新华书店经销

开本 787 × 1092　1/16　印张 18.75　字数 422 千字

2021 年 9 月第 1 版　2021 年12月第 2 次印刷

书号　ISBN 978 – 7 – 5132 – 7138 – 7

定价　72.00 元

网址　www.cptcm.com

服务热线　010-64405510

购书热线　010-89535836

维权打假　010-64405753

微信服务号　zgzyycbs

微商城网址　https://kdt.im/LIdUGr

官方微博　http://e.weibo.com/cptcm

天猫旗舰店网址　https://zgzyycbs.tmall.com

如有印装质量问题请与本社出版部联系（010-64405510）

全国中医药行业高等教育“十三五”创新教材

《中医内科名家医案讲析》编委会

主　　审　金　实（南京中医药大学）
　　　　　　薛博瑜（南京中医药大学）

主　　编　方祝元（南京中医药大学）
　　　　　　孙丽霞（南京中医药大学）

副 主 编　余小萍（上海中医药大学）
　　　　　　张宁苏（辽宁中医药大学）
　　　　　　葛金文（湖南中医药大学）
　　　　　　汪　悦（南京中医药大学）

编　　委（按姓氏笔画排序）
　　　　　　王　旭（南京中医药大学）
　　　　　　方南元（南京中医药大学）
　　　　　　叶丽红（南京中医药大学）
　　　　　　冯　哲（南京中医药大学）
　　　　　　过伟峰（南京中医药大学）
　　　　　　朱　磊（南京中医药大学）
　　　　　　刘征堂（中国中医科学院西苑医院）
　　　　　　孙　伟（南京中医药大学）
　　　　　　严　冬（南京中医药大学）
　　　　　　杜　斌（南京中医药大学）
　　　　　　何晓瑾（南京中医药大学）
　　　　　　邹　冲（南京中医药大学）
　　　　　　沈　洪（南京中医药大学）
　　　　　　沈若冰（上海中医药大学）
　　　　　　陈四清（南京中医药大学）
　　　　　　郝冬林（苏州市中医医院）
　　　　　　曹云祥（安徽中医药大学）
　　　　　　蒋卫民（南京中医药大学）
　　　　　　韩善夯（南京中医药大学）

学术秘书　方　樑（南京中医药大学）
　　　　　　孙斯凡（南京中医药大学）

前 言

医案，亦称病案、脉案、诊籍，既是医家临床辨证论治思维过程的记录，又是中医理、法、方、药综合应用的实践范例。研习医案历来就是中医传统师承教育的重要方式之一，历代名医大家也无不推崇医案的学习和传授。

第一，学习医案是训练中医思维的有效手段。整体观、辨证论治、治未病是中医的三大特色和优势，经过现代中医院校教育的学生对此耳熟能详，临证面对具体患者时往往又自乱阵脚，失去了应有的自主和自信，见病忘证，顾此失彼。通过对古代和近现代中医名家医案的不断研习，既能不断增强学术能力、训练中医的原创思维，又能遵循中医药的自身发展规律，不断提升诊治疾病的能力。正如清代名医余听鸿所曰："医书虽众，不出二义。经文、本草、经方，为学术规矩之宗；经验、方案、笔记，为灵悟变通之用。二者皆并传不朽。"

第二，医案教学是课堂教学与临床实践的纽带。中医学是一门实践性很强的学科，现行的大学教育模式让年轻的学生通过课堂学到了丰富的理论知识，但如何让理论知识转化为实践手段，有效解决复杂的临床问题，除了可以通过真实的临床实习跟随带教老师学习外，还可通过医案教学方式，真实、立体、完整地显示疾病演变、诊疗过程和中医药治疗的独特效果。由于医案都是不同医家的精华所在，病证更有代表性，论理更贴合中医学本质，处方用药更为经典成熟，因此医案教学更能让学生领悟中医临床辨证的原则性与灵活性、常法与变法运用的统一，能够不断拓展学生的诊疗思路，丰富诊治疑难危重疾病的治疗手段。

第三，医案是中医药实践创新的源泉。中医药既需要继承，又需要不断创新，才能满足新时代人民群众对中医药服务能力不断提高的需求。历代名医往往忙于务诊、治病救人而无暇著述立言，他们的学术思想和宝贵经验往往隐藏在某个具体的病案中，病案隐藏着中医药实践创新的源泉。无论是对一个病证病因病机的不同认识，还是将疾病治愈的那些看似随机开出的一张药方，偶然中蕴含着必然。疗效是硬道理，有疗效就说明有道理，有疗效就喻示着可能含有“青蒿素”那样的“宝贝”，等待着有识之士去进一步地挖掘和研究。

张山雷在其所编讲义《古今医案评议》中说：“医书论证，但纪其常，而兼症之纷淆，病源之递嬗，则万不能条分缕析，反致杂乱无章。惟医案则恒随见症为迁移，活泼无方，具有万变无穷之妙，俨如病人在侧，謦咳亲闻。所以多读医案，绝胜于随侍名师而相与晤对一堂，上下议论，何快如之！”适值中医药在抗击新型冠状病毒肺炎战疫中又创新功之际，欣闻由南京中医药大学等全国六所中医院校联合编撰的全国中医药行业高等教育“十三五”创新教材和江苏省高等学校重点教材——《中医内科名家医案讲析》，即将由中国中医药出版社付梓刊行，心中快意怡然，乐以诸语为序，期待其在中医药发展的大好时代，能为中医药的传承与发展大业锦上添花！

首届国医大师 周仲瑛

2021 年 7 月

编写说明

本教材为全国中医药行业高等教育“十三五”创新教材和江苏省高等学校重点教材，由南京中医药大学、上海中医药大学、湖南中医药大学、辽宁中医药大学等单位联合编写，供全国高等医药院校中医学及相关专业本科生使用。

医案学习是中医传统教育的重要方式，医案可以真实、立体、完整地显示疾病演变、诊疗过程和临床效果，直接反映医者的临床思维和诊疗水平。现存最早具有实际内容的医案，为《史记·扁鹊仓公列传》中记载扁鹊治赵简子、虢太子、齐桓侯三案及淳于意的《诊籍》。后世名家医案甚多，如《名医类案》《续名医类案》《临证指南医案》，以及近代《丁甘仁医案》《蒲辅周医案》。本教材既着眼于培养训练中医临床思维，又可作为中医内科乃至其他临床学科教学和实践的补充。以医案解析作为中医药行业高等教育教材，体现了本书传承和创新并举。

全教材分为八章，包括中医内科肺系、心（脑）系、脾胃系、肝胆系、肾系、气血津液病证、肢体经络病证和癌病，介绍37个常见病证及其相关医案，所选医案均出自古代和近现代中医名家。本教材为了保持中医内科学理论、知识和技能体系的完整性，分设知识要点和临床拓展栏目，简要论述疾病的概念、病因病机、辨证论治和临证要点；医案分析栏目列出名家医案，提出问题并解答；医案讨论栏目则根据医案重点提出问题，启发思考；为扩展学生视野，提高自主学习能力，增设拓展阅读。

由于编者水平有限，恐有疏漏不足之处，恳请各院校师生在使用过程中提出宝贵意见，以便修订时提高。

《中医内科名家医案讲析》编委会

2021年7月

目 录

第一章 肺系病证

第一节 感 冒

一、知识要点

（一）概念

感冒是以鼻塞、流涕、喷嚏、头痛、恶寒、发热、全身不适为主症的病证，是最常见的外感病之一。本病四季均可发生，尤以冬春两季为多。病情轻者多为感受当令之气，称为伤风、冒风、冒寒；病情重者多为感受非时之邪，称为重伤风。在一个时期内广泛流行、证候相类似者，称为时行感冒。

（二）病因病机

感冒病因为外感六淫，时行疫毒，在人体卫外功能减弱，不能调节应变之时，邪从皮毛、口鼻入侵，侵犯肺卫，卫表不和而致病。病位在卫表肺系，基本病机为卫表不和，肺失宣肃；病理性质属于表实，但有寒热之分。感冒病因病机示意图如下所示（图1–1）。

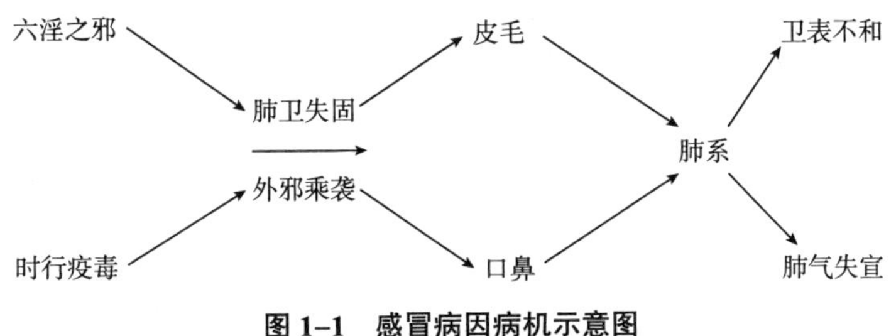

图 1–1 感冒病因病机示意图

（三）辨证要点

感冒的辨证首辨风寒风热，再辨是否夹有时令之邪。需重视区别普通感冒和时行感冒，对体虚外感之人要辨体质阴阳虚损，区分气虚、阴虚的不同。感冒要与鼻渊、风温早期等相鉴别。感冒诊断辨证思路示意图如下所示（图 1–2）。

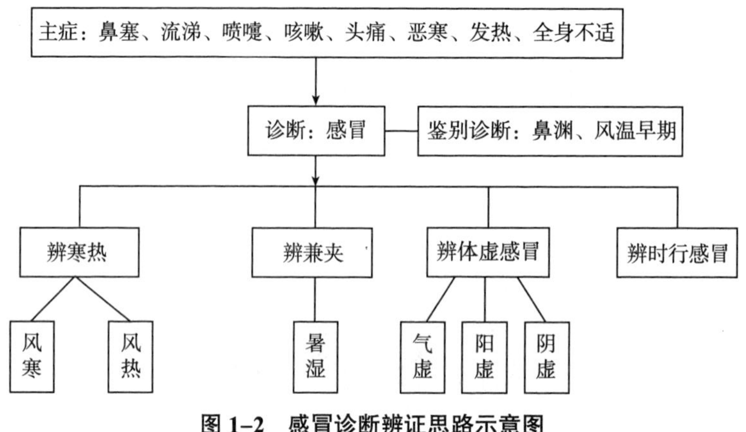

图 1–2　感冒诊断辨证思路示意图

（四）治疗

感冒的治疗当因势利导，从表而解，遵《素问·阴阳应象大论》“其在皮者，汗而发之”之意，以解表达邪为原则。风寒证治以辛温发汗，风热证治以辛凉清解，暑湿夹杂又当清暑祛湿解表。时行感冒多属风热毒邪犯肺，除辛凉解表之外，还当佐以清热解毒之品。虚人感冒则应扶正与解表兼顾，不可专行发散，以免重伤肺气。感冒常见证治简表如下所示（表 1–1）。

表 1–1　感冒常见证治简表

分类	证名	症状	证机概要	治法	代表方	常用药
实证感冒	风寒束表证	恶寒重，发热轻，无汗，头痛，肢体酸楚，甚则疼痛，鼻塞声重，打喷嚏，时流清涕，咽痒，咳嗽，痰白稀薄；舌苔薄白，脉浮或浮紧	风寒外束，卫阳被郁，腠理内闭，肺气不宣	辛温解表，宣肺散寒	荆防败毒散	荆芥、防风、茯苓、独活、柴胡、前胡、川芎、枳壳、羌活、桔梗、薄荷、甘草
	风热犯表证	身热较著，微恶风，汗泄不畅，咽干甚则咽痛，鼻塞，流黄稠涕，头胀痛，咳嗽，痰黏或黄，口干欲饮；舌尖红，舌苔薄白干或薄黄，脉浮数	风热犯表，热郁肌腠，卫表失和，肺失清肃	辛凉解表，疏风清热	银翘散	金银花、连翘、薄荷、荆芥穗、淡豆豉、桔梗、牛蒡子、甘草、竹叶、芦根
	暑湿伤表证	发热，微恶风，身热不扬，汗出不畅，肢体困重或酸痛，头重如裹，胸闷脘痞，纳呆，鼻塞，流浊涕，心烦口渴，大便或溏，小便短赤；舌苔白腻或黄腻，脉濡数或滑	暑湿伤表，表卫不和，肺气不清	清暑祛湿解表	新加香薷饮	金银花、连翘、鲜荷叶、鲜芦根、香薷、厚朴、扁豆

续表

分类	证名	症状	证机概要	治法	代表方	常用药
体虚感冒	气虚感冒	恶寒较甚，或并发热，鼻塞，流涕，气短，乏力，自汗，咳嗽，痰白，咳痰无力，平素神疲体弱，或易感冒；舌淡苔薄白，脉浮无力	素体气虚，卫外不固，风邪乘袭	益气解表，调和营卫	参苏饮	党参、茯苓、苏叶、葛根、前胡、半夏、陈皮、枳壳、桔梗、甘草
	阴虚感冒	身热，微恶风寒，无汗或微汗或盗汗，干咳少痰，头昏，心烦，口干，甚则口渴；舌红少苔，脉细数	阴亏津少，外受风热，表卫失和	滋阴解表	加减葳蕤汤	玉竹、豆豉、薄荷、葱白、桔梗、白薇、甘草、大枣
	阳虚感冒	恶寒重，发热轻，头痛身痛，无汗，面色㿠白，语声低微，四肢不温；舌质淡胖，苔白，脉沉细无力	阳气亏虚，卫外失固	助阳解表	麻黄附子细辛汤	麻黄、附子、细辛

二、医案分析

（一）颜德馨医案

1. 医案

吴某，女，43 岁。时行感冒 7 日，形寒发热，咳嗽，胸闷。血常规：白细胞计数 5.8×10^9/L，分类无异常。胸部透视无异常。在外院注射青霉素、庆大霉素未效。高热持续在 39℃左右，烦躁不安，呻吟不已。医者曾怀疑为伤寒，嘱住院检查，病者不愿，遂来中医科求治。诊脉小数，舌苔白腻。外证未罢，里热内蕴，急投柴胡桂枝汤：柴胡 6g，桂枝 6g，党参 9g，甘草 3g，半夏 9g，黄芩 6g，白芍 9g，大枣 5 枚，生姜 3 片。1 剂汗出热退，再剂病愈。

（国医大师颜德馨医案选自《国医论坛》）

2. 思考讨论

（1）普通感冒与时行感冒如何鉴别？

编者按：普通感冒的主要诊断依据是：①初起以卫表及鼻咽症状为主，可见恶风或恶寒、鼻塞、流涕、多嚏、咽痒、咽痛、周身酸楚不适等，或有发热；②病程一般为 3 ～ 7 日，一般不传变；③四季皆可发病，而以冬、春两季为多。时行感冒（相当于西医的流行性感冒）不同于普通感冒，是由时行疫毒引起的一种外感热病，具有广泛的传染性，常在短期内许多人同时发病，迅速蔓延流行。时行感冒的病情比普通感冒严重，起病急，全身症状显著，突然发冷发热，热度较高，鼻塞流涕，头痛剧烈，浑身酸痛，咽痛，咳嗽，身体软弱无力。本病易传变，易入里化热，一般属表证、表里同病或里热实证为多，相当于东汉张仲景《伤寒论》之太阳病、少阳病、阳明病或温病之卫分证、卫气合病、气分证，很少陷入三阴或营血分。

（2）时行感冒多用温病方，为何此处选用柴胡桂枝汤治疗？

编者按：时行感冒的治疗常重用清热解毒的药物，常用辛温发表、辛凉透邪法，若邪入里而无表证者，则宜清、下、解毒之法。

张仲景《伤寒论》柴胡桂枝汤原为太阳少阳并病而设，借小柴胡之力转送太阳，桂枝汤则达太阳之邪。本案患者发病 7 日，形寒发热，舌苔白腻，为外邪遏伏太阳未解，循经入里；咳嗽，烦躁不安，脉小数，为里热内蕴。颜教授辨本病为“外证未罢，里热内蕴”，急投柴胡桂枝汤，引在半表半里之邪从外而解，故“1 剂汗出热退，再剂病愈”。

（二）赵绍琴医案

1. 医案

龚某，男，47 岁。

初诊：形体消瘦，素体阴虚。复感温燥之邪，发热口干，头痛咳嗽，干咳无痰，微恶风寒，心烦口渴，尿少且黄，舌红绛且形瘦，两脉细弦小数。阴虚之体，又感温邪，滋阴以养其涟，疏卫兼以退热。

白薇 3g，玉竹 9g，豆豉 6g，前胡 3g，薄荷（后下）1.5g，山栀 6g，芦根 24g。2 剂。

二诊：身热退而恶寒解，头痛减而咳嗽除，咽干口渴，小便色黄，舌绛形瘦，两脉细弦小紧，温邪已解，阴分不足，再以甘寒清热，养阴生津。玉竹 9g，山栀 6g，前胡 3g，鲜芦根 24g，鲜石斛 15g，桔梗 6g。

三诊：诸恙皆减，微咳无痰，咽干口渴，脉象弦细小滑，按之略数，舌干质红形瘦。外感温邪已解，阴虚内热未除，再以甘寒养阴、润燥折热之法。细生地黄 15g，石斛 15g，桔梗 6g，生甘草 9g，麦冬 9g，北沙参 24g，川贝 6g，鲜芋根、鲜芦根各 24g。3 剂。

四诊：药后诸症皆减，脉仍细小且滑，舌红口干，心烦而欲饮，阴虚已久，肝肾两亏，改用丸药，以善其后。

丸方：细生地黄 60g，肥玉竹 60g，川石斛 30g，生白芍 60g，麦冬 30g，五味子 30g，山药 45g，牡丹皮 24g，茯苓块 60g，元参 30g，焦麦芽、焦山楂、焦神曲 60g，鸡内金 30g，香稻芽 60g，砂仁 15g，白术 30g，炒枳壳 30g，木香 15g。上药共研细末，炼蜜为丸，如梧桐子大，每日早晚饭后，各服 6g，如遇感冒暂停。

（现代中医名家赵绍琴医案选自《赵绍琴临证验案精选》）

2. 思考讨论

（1）试分析本案诊断为阴虚感冒的依据。

编者按：在辨治外感证时需注意患者的素体状况。该患者形体消瘦，素体阴虚，暮春患感，感邪后邪从热化，故见发、微恶风、头痛、干咳无痰等风热之证；久病之体，阴液素亏，阴虚生内热，心烦口渴，尿少且黄；阴虚津少，津不上乘，故口干；舌红绛且形瘦、两脉细弦小数，均为阴虚内热之象。

（2）试从本案的治疗特点论述虚体感冒治疗原则。

编者按：虚体感冒，当扶正祛邪，在解表药中酌加扶正之品以达邪，不应强发其汗。本案首用养阴疏化，仿加减葳蕤汤，方中玉竹滋阴生津以助汗源；豆豉、薄荷、前胡解表宣肺散邪；白薇、山栀、芦根清热养阴，清而能透；全方滋阴以养其津，疏卫兼以退热。解表而不伤阴，滋阴而不留邪。

（3）你是如何认识本案四诊“改用丸药，以善其后”的?

编者按：本案四诊“改用丸药，以善其后”，一是符合“急则治其标，缓则治其本”的原则，二是通过丸药缓缓图之。赵绍琴认为，患者素体阴虚，暮春患感，正合《素问·金匮真言论》“冬不藏精，春必病温”之意，其形瘦干咳，舌瘦且绛，故首用养阴疏化，终用养阴和胃之丸药，从根本上改善阴虚体质。

3. 拓展

吴鞠通《温病条辨·上焦》曰：“太阴温病，不可发汗。”即温病禁汗。

温病禁汗，其理有三：其一，温为阳邪，极易化热劫液，用汗法，反是以张其焰而劫其液；其二，温邪自口鼻而入，首先犯肺，肺与心同居上焦，用辛温发表将使其邪势更张，极易逆传心包，内迫营血；其三，汗为五液之一（汗为心液），属津液的一部分，误汗可伤阳，也可伤阴。吴鞠通所指的禁汗主要是指麻黄、桂枝类辛温发汗力强的药，因其可助热（逆传心包，内迫营血）、伤阴（汗为心液），但不是说温病初期辛温药绝对不能用，若表郁较甚时，选药时应用些发汗力较弱的辛温药（如新加香薷饮），据辨证灵活用药。

三、医案讨论

（一）吴佩衡医案

1. 医案

王某，男，42岁，某厂干部。

患者于昨夜发热，体温38.9℃，今晨来诊仍发热，头痛，颈项强直，肢体酸楚而痛，流清涕，心泛欲呕，食减而不渴，脉浮紧，舌苔薄白。此系风寒伤及太阳肤表所致。《黄帝内经》云：“其在皮者、汗而发之。”照仲景法，当以辛温发散以解表邪，拟麻黄汤加味主之。麻黄6g，桂枝10g，杏仁10g，法半夏6g，防风6g，甘草6g，生姜3片。嘱温服而卧，取汗自愈。

谁料病者家属畏忌麻黄一药之温，恐燥热伤津，自行将药中麻黄减除，服一碗，未得汗。见其烦躁，热势反增，体温升至39.7℃。继服第二碗，则头痛如裂，身痛如被仗，恶寒较昨日更甚，疑为药不对证，邀余急往诊视，脉来浮紧急促，苔白腻，呼痛呻吟，虽言失治，幸喜表寒证型未变，释明其意，即嘱仍用原方，万不能再去麻黄。经照方服药二次后，温覆而卧，少顷汗出热退，表邪解，遂得脉静身凉而愈。

（现代中医名家吴佩衡医案选自《古今名医·外感热病诊治精华》）

2. 思考讨论

（1）试比较《伤寒论》中麻黄汤、桂枝汤、桂枝二麻黄一汤、桂枝麻黄各半汤的病证特点、用药特点及量效关系。

（2）本案为何不用麻黄后“热势反增”？从案例中你得到什么启示？

（二）许叔微医案

1. 医案

尝记一亲戚病伤寒、身热、头痛、无汗、大便不通已四五日，予讯之，见医者治大黄、朴硝等，欲下之。予曰：“子姑少待，予为视之。脉浮缓，卧密室中，自称甚恶风。”予曰：“表证如此，虽大便不通数日，腹又不胀，别无所苦，何遽便下？大抵仲景法，须表证罢方可下，不尔，邪乘虚入，不为结胸，必为热利也。”予桂枝麻黄各半汤与之，继以小柴胡，漐漐汗出，大便亦通而解。仲景云：“凡伤寒之病，多从风寒得之，始表中风寒，入里则不消矣。拟欲攻之，当先解表，乃可攻之。若表已解而内不消，大满大坚，实有燥屎，自可徐下之，虽四五日不能为祸也。若不宜下而便攻之，内虚邪入，协热遂利，烦躁之变，不可胜数，轻者因笃，重者必死矣。”大抵风寒入里不消，必有燥屎，或大便坚秘，须是脉不浮，不恶风，表证罢，乃可下，故大便不通虽四五日不能为害，若不顾表而使便下之，遂为协热利也。

（古代中医名家许叔微医案选自《古今名医医案赏析》）

2. 思考讨论

（1）许叔微用桂枝麻黄各半汤的辨证要点是什么？继以小柴胡汤的理由？

（2）你对“伤寒下不厌迟”是如何理解的？

（三）黄吉赓医案

1. 医案

金某，女，16岁。初诊：2009年9月16日。

主诉：发热4日，伴咽痛。

病史：发热4日，体温达39℃，昼低夜高，伴咽痛、鼻塞流涕。曾服阿司匹林及头孢菌素类抗生素不效。现诊：发热，伴恶寒，咽痛，鼻塞流涕，胸闷，纳减，口干喜冷饮，神疲乏力，大便正常，苔淡黄腻，质暗红，脉细数。

诊断：中医诊断为感冒（风热型）；西医诊断为上呼吸道感染。

辨证：外感风热，卫表失和。

治法与方药：疏风解表，和解少阳。

处方：金银花15g，连翘15g，柴胡30g，黄芩30g，竹沥半夏20g，紫苑15g，枳壳9g，桔梗9g，生甘草9g，陈皮9g，郁金15g，炙鸡内金10g，茯苓15g，苍耳子9g，生谷芽15g，麦芽15g。4剂。

二诊：热退2日，纳增，口干多饮，苔薄腻微黄，质暗红，脉小弦滑。热病后气阴不足。转拟：益气养阴，扶正固表。玉屏风散1包，每日2次，生脉饮1支，每日2次。

（全国师承指导教师黄吉赓医案选自《黄吉赓肺病临证经验集》）

2. 思考讨论

（1）本案一诊的组方和用药特点是什么？

（2）试分析本案二诊时转方的意义。

（四）章次公医案

1. 医案

徐女，3 日来恶寒发热，头痛骨楚，而温温欲吐，舌苔白腻。用此方辛温解表以退热，芳香化浊以镇呕。

紫苏叶 5g，川羌活 9g，生姜 2 片，川桂枝（后下）5g，白芷 5g，陈皮 5g，藁本 9g，荆芥穗 5g，姜半夏 9g，六神曲 6g。

二诊：胃肠型感冒与肠伤寒在难于肯定之际，用发汗剂可以得其梗概。今药后热已退净，两日未再升，非肠伤寒也。胃呆，大便难，食后有泛恶现象，以此法调其肠胃。姜半夏 9g，茯苓 9g，陈皮 5g，佩兰梗 5g，生枳实 9g，薤白 9g，白豆寇 5g，谷芽、麦芽各 9g，六神曲 9g，佛手 5g。

（现代中医名家章次公医案选自《章次公博采众方医案补注》）

2. 思考讨论

（1）为什么发汗法可鉴别胃肠型感冒与肠伤寒？

（2）本案一诊和二诊的症状及处方有何变化？试从病机及组方用药加以分析。

四、临床拓展

1. 感冒辨证首要区分邪实与体虚

外邪侵犯人体是否发病，一在于卫气之强弱，正气不足或卫外功能低下，肺卫调节疏懈，常是关键原因；二与感邪的轻重有关，若正能御邪，虽六淫外袭亦不发病。此即《素问·刺法论》所说："正气存内，邪不可干。"《灵枢·百病始生》曰："风雨寒热不得虚，邪不能独伤人。"而素体亏虚，卫外不固，反复感邪，每致缠绵难愈，虚体感冒临床表现以肺卫不和与正虚症状并见。

2. 根据症状分析病邪及兼夹

感冒属外感疾病，六淫入侵，从皮毛、口鼻而入，导致卫表不和。尤以风邪为主因，常可兼夹寒、热、暑、湿、燥等病邪，因致病因素不同、临床特点各异，可以结合恶寒发热之轻重、汗出、咽痛、口渴、分泌物等情况，结合舌脉辨别。

3. 感冒治疗需要知常达变

感冒的治疗原则是解表达邪，具体应用时要掌握辛温与辛凉、宣肺与肃肺，以及祛邪与扶正。寒热杂见者当温清并施，对有并发症和夹杂症者应适当兼顾。

4. 感冒预后一般较好，慎防传变

普通感冒属轻浅之疾，病在卫表，一般无传变，只要能及时而恰当地治疗，可以较快痊愈。但老人、婴幼儿、体弱或感受时邪较重者，可见逆传心包（如并发肺炎、流感的肺炎型和中毒型）的传变过程，当以温病辨治原则处理。

【复习思考题】

1. 感冒的病因病机和诊治原则是什么？
2. 治疗感冒常用的中成药有哪些？如何辨证选用？使用注意点有什么？
3. 时行感冒病的防护措施有哪些？

（余小萍）

第二节 咳 嗽

一、知识要点

（一）概念

咳嗽是指肺失宣降，肺气上逆作声，咳吐痰液而言，为肺系疾病的主要证候之一。分别言之，有声无痰为咳，有痰无声为嗽，一般多为痰声并见，难以截然分开，故以咳嗽并称。

（二）病因病机

咳嗽的病因分为外感和内伤。外感咳嗽为六淫之邪侵袭肺系；内伤咳嗽为饮食、情志、久病体虚，致脏腑功能失调，内邪干肺。病位在肺，与脾、肝有关，久则及肾。咳嗽的主要病机为邪犯肺系，肺气上逆。外感咳嗽属于邪实；内伤咳嗽属邪实与正虚并见，病理因素主要为“痰”与“火”。外感咳嗽、内伤咳嗽可互相影响。咳嗽病因病机示意图如下所示（图 1–3）。

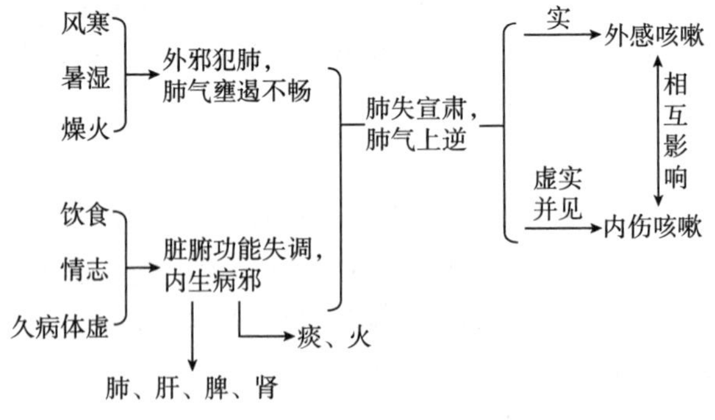

图 1–3 咳嗽病因病机示意图

（三）辨证要点

咳嗽首辨外感内伤。外感咳嗽，多为新病，起病急，病程短，常伴肺卫表证。内伤咳嗽，多为久病，常反复发作，病程长，可伴见他脏兼症。外感咳嗽以风寒、风热、风燥为主，均属实；内伤咳嗽中的痰湿、痰热、肝火多为邪实正虚，阴津亏耗咳嗽则属虚，或虚中夹实。本病要与哮病及喘病相鉴别。咳嗽诊断辨证思路如图 1–4。

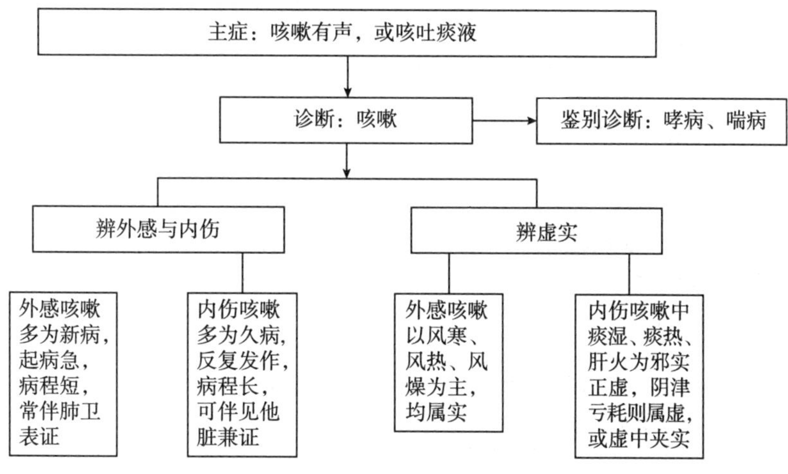

图 1–4　咳嗽诊断辨证思路示意图

（四）治疗

外感咳嗽属于邪实，治以祛邪利肺。内伤咳嗽多属邪实正虚，标实为主者，治当祛邪止咳；本虚为主者，当补虚养正。治疗应从整体出发，注意治脾、治肝、治肾等。咳嗽常见证治简表如下所示（表 1–2）。

表 1–2　咳嗽常见证治简表

分类	证名	症状	证机概要	治法	代表方	常用药
外感咳嗽	风寒袭肺证	咳嗽声重，气急，咽痒，咳痰稀薄色白；舌苔薄白，脉浮或浮紧	风寒袭肺，肺气失宣	疏风散寒，宣肺止咳	三拗汤合止嗽散	麻黄、杏仁、桔梗、前胡、甘草、陈皮、金沸草、紫菀、百部
	风热犯肺证	咳嗽频剧，气粗或咳声嘶哑，喉燥咽痛，咳痰不爽，痰黏稠或黄，咳时汗出；舌苔薄黄，脉浮数或浮滑	风热犯肺，肺失清肃	疏风清热，宣肺止咳	桑菊饮	桑叶、菊花、薄荷、连翘、前胡、牛蒡子、杏仁、桔梗、浙贝母、枇杷叶
	风燥伤肺证	干咳，连声作呛，咽痒干痛，唇鼻干燥，无痰或痰少而黏连成丝，难咳，或痰中有血丝，口干；舌质红干而少津，苔薄白或薄黄，脉浮数或小数	风燥伤肺，肺失清润	疏风清肺，润燥止咳	桑杏汤	桑叶、薄荷、豆豉、杏仁、前胡、牛蒡子、南沙参、大贝母、天花粉、梨皮、芦根

续表

分类	证名	症状	证机概要	治法	代表方	常用药
内伤咳嗽	痰湿蕴肺证	咳嗽反复发作，咳声重浊，痰多，因痰而嗽，痰出咳平，痰黏腻或稠厚成块，色白或带灰色，每遇早晨或食后则咳甚痰多，进甘甜油腻食物加重；舌苔白腻，脉象濡滑	脾湿生痰，上渍于肺，壅遏肺气	燥湿化痰，理气止咳	二陈平胃散合三子养亲汤	制半夏、陈皮、茯苓、苍术、厚朴、杏仁、佛耳草、紫菀、款冬花
	痰热郁肺证	咳嗽气息粗促，或喉中有痰声，痰多质黏厚或稠黄，咳吐不爽，或有热腥味，或吐血痰，胸胁胀满，咳时引痛；舌质红，苔薄黄腻，脉滑数	痰热壅肺，肺失肃降	清热肃肺，豁痰止咳	清金化痰汤	黄芩、山栀、知母、桑白皮、杏仁、浙贝母、瓜蒌、海蛤壳、竹沥、半夏、射干
	肝火犯肺证	上气咳逆阵作，咳时面赤，常感痰滞咽喉而咳之难出，量少质黏，或如絮条；症状随情绪波动而增减；舌红或舌边红，舌苔薄黄少津，脉弦数	肝郁化火，上逆侮肺	清肺泄肝，顺气降火	黛蛤散合泻白散	桑白皮、地骨皮、黄芩、山栀、牡丹皮、青黛、海蛤壳、甘草、苏子、竹茹、枇杷叶
	肺阴亏耗证	干咳，咳声短促，口干咽燥，或痰中带血丝，或声音逐渐嘶哑；舌质红，少苔，脉细数	肺阴亏虚，虚热灼肺	滋阴润肺，化痰止咳	沙参麦冬汤	沙参、麦冬、花粉、玉竹、百合、甘草、川贝母、桑白皮、杏仁、地骨皮

二、医案分析

（一）方和谦医案

1. 医案

张某，女，72岁。初诊：1997年11月3日。

患者咳嗽1个月。患者1个月前因外感风寒而咳嗽，经治疗外感已愈，仍咳嗽阵作，伴口干、咽干、咽痒，少许白痰质黏不易咯出。到呼吸科就诊，诊断为“急性支气管炎”，予以抗生素（具体药名不详）及急支糖浆等中成药治疗，咳嗽改善不明显，同时还出现大便干，2～3日一行，纳少，烦躁，无发热。近2～3日出现痰中带有血丝，故来中医门诊欲求中药治疗，以改善咳嗽和咯血。患者精神显焦躁，面色微红，语音沙哑，时可闻阵咳，喉中有痰鸣。肺部听诊：可闻及散在干鸣音。舌质红，薄黄苔，脉象细数。

辨证分析：患者初起发病正值深秋外感风寒，为凉燥袭肺，继之燥邪伤损肺阴，则见咳嗽阵作、口干、咽干、咽痒、痰量不多但质黏不易咯出等症。肺阴受损，有生热之趋，可见烦躁、便干；热伤肺络，则见痰中带有血丝。面红、音哑、舌红、苔黄、脉细数均为阴虚内热之象。患者因外感风寒而致咳嗽，外感表证已解，咳嗽仍不止，并伴有一系列燥邪伤肺之象。西医诊断：急性支气管炎。辨证：燥邪伤肺，痰阻肺络。

治法：养阴润燥，化痰止咳。拟止嗽散与二陈汤合方化裁。

处方：天冬 6g，百合 10g，陈皮 10g，桔梗 10g，白前 10g，炙紫菀 10g，炙甘草 10g，太子参 15g，北沙参 15g，茯苓 10g，鱼腥草 15g，清半夏 10g，炙桑皮 15g，南藕节 15g。6 剂，水煎服，每日 1 剂。

二诊：1997 年 11 月 17 日，患者述上方共服用 12 剂。现咳嗽基本控制，时有几声干咳，口干、咽干、咽痒均已除，已无咯血，语音清晰，大便正常，纳食恢复正常。舌质嫩红，薄白苔，脉平。方师言效不更方，辨证立法同前，仍拟前方去天冬、百合，加炙杷叶 6g，嘱再服 12 剂，以巩固疗效。

（国医大师方和谦医案选自《方和谦医案医话集》）

2. 思考讨论

（1）本案是外感咳嗽还是内伤咳嗽，为什么？

编者按：一般外感咳嗽多属新病，发病急，病程短，多兼有寒热、头痛、鼻塞等肺卫症状，属于邪实。内伤咳嗽多是宿疾，常反复发作，迁延不已，兼见他脏病证，多属于邪实正虚。

本案患者为老年女性，脏腑功能渐弱，外感经治虽愈，但正气损伤，加上燥邪最易伤阴，出现气阴两虚、阴虚内热，故证见面红、音哑、舌红、苔黄、脉细数等，痰湿内生，蕴而化热，故痰白质黏不易咳出。目前咳嗽已 1 月，表证已除，以脏腑功能损伤为主，由外感咳嗽转为内伤咳嗽，治疗上急则治标清肺化痰，宣肺止咳。

（2）本案为何以止嗽散为主方进行组方遣药？

编者按：止嗽散为治疗表邪未尽、肺气失宣所致咳嗽，组方以紫菀、百部、桔梗、白前、荆芥、陈皮及甘草为主要配伍，药物温润平和，重在治肺，兼解表邪，具有宣利肺气、疏风止咳之功效。本案患者来诊时虽外证已愈，但肺失宣降，咳嗽频作，故去疏风解表之荆芥，而选择用桔梗、白前宣降肺气，紫菀、陈皮润肺化痰止咳，根据患者燥邪伤肺，气阴两伤，虚火灼伤肺络，故而大量使用益气养阴之剂，佐以少量清肺之品。肺之宣发肃降功能正常，气机条达，则咳嗽自愈。

（二）徐经世医案

1. 医案

梅某，女，61 岁。初诊：2009 年 3 月 27 日。

感冒后咳嗽胸闷 3 个月余。患者素体虚弱，经常嗳气，纳呆，心悸，失眠，头晕，易于外感，兹因 3 个月前从外地回来出现感冒，咳嗽。以夜间为重，胸闷，干咳少痰，咽似有物咳之不出，咽之不下，嗳气频作，曾多方治疗，效果不佳。故来门诊请徐老诊治。察其舌淡暗，苔白滑，脉象虚弦。病属外感引发内伤咳嗽，系肝气横逆，上犯肺胃，浊邪上升所致，拟予宣肺止咳，降逆和胃，疏肝理气。予旋覆代赭汤加减。

处方：煨葛根 25g，代赭石 15g，姜竹茹 10g，远志 10g，炙桔梗 10g，姜半夏 12g，橘红 10g，绿梅花 29g，枣仁 30g，炒丹参 15g，檀香 6g，甘草 5g。15 剂，水煎服，每日 1 剂。

二诊（2009年5月15日）：药后感觉好转，胸闷咳嗽改善，刻下以恶风畏寒、咽痒咳嗽、口苦、睡眠欠安为主症。舌淡暗，苔白滑，脉弦缓。拟益气固表，宣肺理嗽为治。予玉屏风散合杏苏散加减。

处方：生黄芪25g，防风10g，炙桔梗10g，蝉蜕5g，首乌藤25g，苏叶5g，杏仁10g，枣仁30g，炒川连3g，谷芽25g，甘草5g。15剂，水煎服，每日1剂。药后诸症悉除，病告痊愈。

（国医大师徐经世医案选自《当代名老中医典型医案集第二辑内科分册》）

2. 思考讨论

（1）试分析本案辨证依据。

编者按：患者素体虚弱，脏腑功能虚衰，感冒后咳嗽不愈，痰少，为肺失宣降、肺气上逆之候；嗳气频作，为胃气上逆之候；胸闷，咽似有物咳之不出、咽之不下，为气机不畅，滞塞于中上二焦，与痰湿相凝结；结合脉象虚弦，考虑为肝失疏泄，气机失常，上犯肺胃，痰浊上扰；气滞血瘀，故舌淡暗、苔白滑为痰湿内蕴之象，故辨证为肝气横逆，上犯肺胃，浊邪上升。

（2）结合本案，试述如何理解“五脏六腑皆令人咳”。

编者按：《素问·咳论》曰：“五脏六腑皆令人咳，非独肺也。”其明确咳嗽主脏在肺，还涉及其他脏腑。肺外合皮毛，内为五脏华盖，易受内、外之邪侵袭而致宣肃失司，肺气上逆，发为咳嗽。本案起病因于外感，外邪首先犯肺，肺气祛邪外达而致咳嗽；加之年老脾虚而生痰湿，痰浊干肺，肺失宣降。肝气不疏，肝火犯肺，气火炼液为痰，灼伤肺津亦可加重咳嗽，所以本案病位在肺，涉及肝脾（胃），应宣肺止咳，降逆和胃，疏肝理气，综合调治而取效。

三、医案讨论

（一）薛伯寿医案

1. 医案

罗某，男，57岁。初诊：2007年3月2日。

剧烈咳嗽反复难愈，身体困倦乏力，时有恶寒、头痛、鼻塞。查胸部X线诊示右肺大面积阴影，考虑右肺重度肺炎，遂住北京大学第三临床医院治疗，未能控制。咳嗽日渐加重，咳吐大量黄白黏痰，继之痰中带血，复查胸片提示右肺炎症、支气管扩张。近20天咳嗽更甚，剧咳难忍，痰中夹血丝，夜间出汗，乏力，口淡无味，面色浮红，形体消瘦，舌质偏红，舌苔黄厚腻，根部灰腻，脉弦滑。证属痰热壅肺证，治以宣肺涤痰：

冬瓜仁12g，生薏苡仁12g，桃仁8g，芦根15g，炙麻黄6g，杏仁9g，生石膏（先煎）15g，甘草10g，厚朴8g，黄连8g，法半夏9g，瓜蒌15g，前胡10g，生黄芪18g，防风8g。7剂。

二诊（2007年3月9日）：药进3剂咳嗽即大减，痰中带血消失，偶有咳嗽气短、口苦，时有心烦急躁，睡眠差，既往饮酒伤肝，时有肝区胀满不适。面色转正常，舌淡红，苔黄厚腻减退，根部灰腻消失，脉弦细、关脉略滑，治以调肝脾、清痰热。拟方：柴胡 10g，黄芩 10g，法半夏 9g，全瓜蒌 15g，黄连 6g，杏仁 9g，厚朴 9g，茯苓 12g，生甘草 10g，枇杷叶 10g。7 剂善后调理。

（国医大师薛伯寿医案选自《中国中医基础医学杂志》）

2. 思考讨论

（1）试分析本案首诊的组方用药特点，其中包含哪几个基本方？

（2）本案二诊时病机、处方发生了什么变化？

（二）熊继柏医案

1. 医案

卢某，男，55 岁，长沙市人。初诊：2004 年 11 月 17 日。

诉半月前患感冒，现咳嗽气喘，半月不愈。咳痰较多，口渴，咽痒，时见鼻塞。诊见舌苔薄黄，脉滑数。辨证：痰热郁肺。治法：宣泻肺热，平喘止咳。主方：麻石止嗽散。

炙麻黄 5g，杏仁 10g，生石膏 18g（另包先煎），桑白皮 20g，葶苈子 10g，炙紫菀 15g，百部 10g，白前 10g，陈皮 10g，荆芥 10g，川贝 10g，桔梗 10g，甘草 6g。7 剂，水煎服。

二诊（2004 年 11 月 26 日）：诉咳喘显减。舌苔薄黄腻，脉滑。再拟麻石止嗽散加减：炙麻黄 5g，生石膏（另包先煎）20g，杏仁 10g，川贝 10g，桑白皮 30g，葶苈子 10g，炙紫菀 15g，百部 10g，白前 10g，陈皮 10g，桔梗 10g，法半夏 8g，甘草 6g。10 剂，水煎服。病遂愈。

（国医大师熊继柏医案选自《熊继柏临证医案实录》）

2. 思考讨论

（1）试分析本案的病因病机。

（2）试分析本案所用麻石止嗽散的组方意义及适应证。

（三）周仲瑛医案

1. 医案

王某，男，35 岁。初诊：2003 年 1 月 14 日。

患者自 1999 年开始咳嗽，迁延至今不愈，X 线胸片示慢性支气管炎，咽部炎症常见发作，目前咳嗽不畅，咳痰不多，质黏色白，舌苔薄黄，舌质暗红，脉细弦滑。证属陈寒伏肺，肺气不宣。

处方：蜜炙麻黄 5g，杏仁 10g，桔梗 3g，生甘草 3g，法半夏 10g，陈皮 6g，浙贝母 10g，前胡 10g，紫菀 10g，款冬花 10g，佛耳草 12g，泽漆 12g，炙百部 10g。7 剂，常法煎服。

二诊（2003 年 1 月 21 日）：咳嗽稍能舒畅，胸闷减轻，咳痰稍爽，色白，舌苔薄黄，脉小滑兼数。原方改蜜炙麻黄6g，桔梗5g，加挂金灯5g，炒苏子10g。14剂。

三诊（2003年2月11日）：咳嗽减不能平，迁延不愈，咽痒，咳痰黏白，喷嚏不多，怕冷，口不干，疲劳，苔薄，脉细滑。守前意，增其制。处方：蜜炙麻黄6g，炙桂枝10g，法半夏10g，细辛3g，五味子3g，炒白芍10g，淡干姜3g，炙紫菀10g，炙款冬花10g，炒苏子10g，炙僵蚕10g，炙甘草3g，厚朴5g，广杏仁10g。7剂。

四诊（2003年2月18日）：咳嗽基本缓解，跑路较急时稍有咳喘，胸不闷，咳痰较利，痰白，微有怕冷，舌苔淡黄，脉细弦兼滑。2月11日方改炙麻黄9g，加桔梗5g，陈皮6g。14剂。

五诊（2003年3月11日）：咳嗽基本向愈，晨起有一二声咳嗽，痰不多，微有形寒，二便正常，舌苔淡黄薄腻，脉弦兼滑。2月11日方改炙麻黄9g，加桔梗6g，陈皮6g，茯苓10g，以善后。7剂。

六诊（2003年3月18日）：咳嗽稳定，痰白量少不多，舌苔淡黄，脉小弦滑。2月11日方改炙麻黄9g，去泽漆，加潞党参10g，焦白术10g，桔梗5g，陈皮6g，茯苓10g，以培土生金，补脾温肺而治本。

（国医大师周仲瑛医案选自《国医大师周仲瑛临证医案精选》）

2. 思考讨论

（1）本案辨证为“陈寒伏肺，肺气不宣”的依据是什么？

（2）请与首诊处方对比，分析三诊处方如何体现“守前意，增其制”治法？

（四）邹云翔医案

1. 医案

陆某，男，55岁。

一年来舌苔灰黑，口干不欲多饮，咳嗽痰多，有时为黄稠痰，少寐，大便多溏，脉象轻取弦数、重取沉细无力。观以前所服之方，多属清化痰火，疗效平平。此证肺热多痰是标，舌苔多津液，舌质不绛，口干而不欲多饮，脉象重取沉细无力，知非实热，脾肾阳虚，是病之本。其舌苔之灰黑色，应属水极火化。治当温脾肾之阳，稍用清上之品以反佐之。

处方：肉桂粉（吞服）3g，制附片3g，炮姜3g，炒潞党参9g，炒白术9g，炙黄芪12g，炒熟地黄6g，炒山药12g，米炒南沙参9g，夏枯草3g，炒子芩1.5g，熟枣仁18g，煅龙齿15g，法半夏6g，炒秫米（煎汤代水煎药）30g。

服药五剂，灰黑之苔大减，再服十剂，灰黑之苔基本消失，其余诸症亦随之好转，后以温养脾肾、培土生金法善其后。

（现代中医名家邹云翔医案选自《新医药学杂志》）

2. 思考讨论

（1）本案灰黑苔病机特点是什么？为何单用清化痰火效不显？

（2）试分析本案培土生金法的临床意义。

（五）李济仁医案

1. 医案

左某，女，50 岁。初诊：2010 年 12 月 2 日。

主诉：咳嗽伴痰多 2 月余。

病史：患者自述 2 个月前外感后咳嗽迁延不愈，当地医院诊断为"间质性肺炎"，用西药泼尼松等治疗，效果不显，遂寻求中药治疗。刻诊：咳嗽明显，痰多、色白、泡沫状，无恶寒发热，平素胃脘胀满，嗳气频频，纳差，大便干，2～3 日一行，舌质淡红，苔薄白，脉细弦。

西医诊断：间质性肺炎。

中医诊断：咳嗽。辨证：痰湿内蕴，肺卫气滞。

治法：化痰祛湿，宣肺降气。

处方：黄芪 60g，炒黄芩 12g，川贝母（研末分吞）10g，北杏仁（打）12g，炙冬花 12g，炙兜铃 10g，姜半夏 12g，桑白皮 15g，全瓜蒌（打）12g，干薤白 12g，广木香（后下）12g，台乌药 15g，淡全蝎 8g，川厚朴 12g。14 剂，水煎服，每日 1 剂，早晚饭前服用。

嘱其平素多饮水，起居有时，忌劳累，忌生冷、油腻、辛辣之品。

二诊（2010 年 12 月 16 日）：病史同前，药后痰量较前减少，色白，伴泡沫，较前质稀，仍时咳嗽，胃脘胀满，嗳气频频，纳少，夜寐安，大便干，肛门排便无力，2～3 日一行，口干，眼干涩，时觉目胀，舌质暗红，苔薄白，脉细弦。守 2010 年 12 月 2 日方，去桑白皮，加炙麻黄 15g，炒葶苈子（打）12g，牛蒡子 12g，以增降气平喘化痰之力。14 剂，水煎服，每日 1 剂，早晚饭前服用。

三诊（2010 年 12 月 30 日）：病史同前，药后咳痰减少，胃脘时胀满稍减，仍有嗳气，口干口苦，大便干，2～3 日一行。舌质淡红，苔薄白，脉细弦。守 2010 年 12 月 2 日方去川厚朴，改全瓜蒌（打）15g，加炒葶苈子（打）15g，火麻仁（打）20g，代赭石 15g（先煎）。14 剂，水煎服，每日 1 剂，早晚饭前服用。

四诊（2011 年 1 月 13 日）：药后咳嗽、咳痰缓解，胃脘胀满、嗳气好转，纳差同前，大便稍干，舌质淡红，苔薄白，脉细弦。守 2010 年 12 月 30 日方加陈皮 12g，行气、和胃，以助纳运。水煎服，每日 1 剂，早晚饭前服用。

（国医大师李济仁医案选自《李济仁临床医案及证治经验》）

2. 思考题

（1）试分析本案辨病辨证的依据。

（2）试述本案中用大剂量的黄芪及瓜蒌薤白半夏汤的意义。

四、临床拓展

1. 抓住咳嗽咳痰特点，准确辨证

如咳嗽时作、白天多于夜间，咳而急剧，声重，咽痒，或咳声嘶哑，则咳者多为外感风寒或风热；咳声粗浊者多为风热或痰热伤津所致；早晨咳嗽阵发加剧、咳嗽连声重浊、痰出咳减者，多为痰湿或痰热咳嗽；午后、黄昏咳嗽加重，或夜间时有咳嗽、咳声轻微短促者，多属肺燥阴虚；夜卧咳嗽较剧烈、持续不已、少气或伴气喘者，为久咳致喘的虚寒证。咳而痰少者，多属燥热、气火、阴虚；痰多者，多属湿痰、痰热、虚寒；痰白而稀薄者，多属风、属寒；痰黄而稠者，属热；痰白质黏者，属阴虚、燥热；痰白清稀透明呈泡沫者，属虚、属寒；咳吐血痰者，多为肺热或阴虚；咳痰有热腥味或腥臭气者，为痰热；咳痰味甜者，属痰湿；咳痰味咸者，属肾虚。

2. 咳嗽分外感内伤，注意兼夹转化

咳嗽虽有外感、内伤之分，但两者常相互影响。外感咳嗽如迁延失治，邪伤肺气，更易反复感邪，而致咳嗽屡作，肺气受伤，逐渐转为内伤咳嗽。如因湿邪困脾，久则脾虚而致积湿生痰，转为内伤之痰湿咳嗽。内伤咳嗽，久病肺虚，卫外不强，易受外邪引发或加重，如此反复日久，则肺脏更加虚损。

3. 注意审证求因，切勿见咳止咳

咳嗽是人体祛邪外达的一种病理表现，治疗绝不能单纯见咳止咳。外感咳嗽必须采用宣肃肺气、疏散外邪治法，因势利导，邪祛则正安；忌用敛肺、收涩的镇咳药，误用则致肺气郁遏不得宣畅，不能达邪外出，邪恋不去，反而久咳伤正。内伤咳嗽必须注意调护正气，即使虚实夹杂，亦当标本兼顾；忌用宣肺散邪法，误用每致耗损阴液，伤及肺气，正气愈虚。

【复习思考题】

1. 为什么说“咳不止于肺，亦不离于肺”？
2. 咳嗽的辨证要点是什么？

（刘征堂）

第三节 哮 病

一、知识要点

（一）概念

哮病，又称哮证，是以喉中哮鸣有声、呼吸困难，甚则喘息不能平卧为主症的反复发作性肺系疾病。古籍中称之为“喘鸣”“呷嗽”“哮吼”“上气”等。

（二）病因病机

哮病的发生乃宿痰内伏于肺，复因外邪侵袭、饮食不当、情志刺激、体虚病后等诱因引触，以致痰阻气道，气道挛急，肺失肃降，肺气上逆。病理因素以痰为主，痰的产生责于肺不能布散津液，脾不能转输精微，肾不能蒸化水液，以致津液凝聚成痰，伏

藏于肺，成为哮病发生的“宿根”。哮病发作时以邪实为主，由于体质差异及诱因不同而有寒与热和虚与实之分；缓解期因寒痰伤及脾肾之阳，痰热耗灼肺肾之阴，可由实转虚，表现肺、脾、肾等脏气虚弱之候；大发作时喘哮持续不解，表现为邪实与正虚并见。哮病病因病机示意图如下所示（图 1–5）。

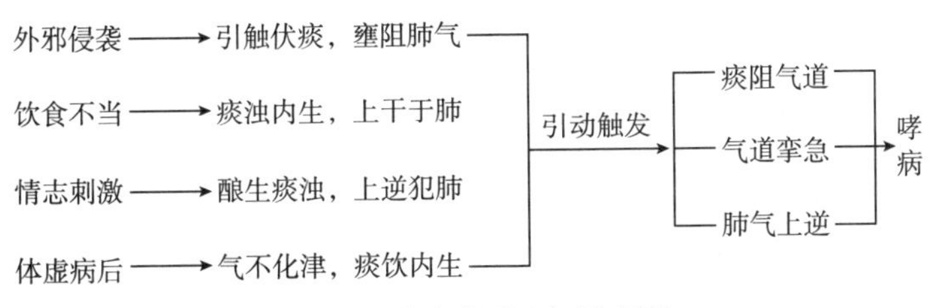

图 1–5　哮病病因病机示意图

（三）辨证要点

哮病总属邪实正虚之证，发时以邪实为主，当分寒哮、热哮，也可见寒包热、风痰、虚哮等兼症。未发时以正虚为主，应辨阴阳之偏虚，肺、脾、肾三脏之所属。若久发正虚、虚实错杂者，当按病程新久及全身症状辨别其主次。本病需要与喘证、支饮等病相鉴别。哮病诊断辨证思路示意图如下所示（图 1–6）。

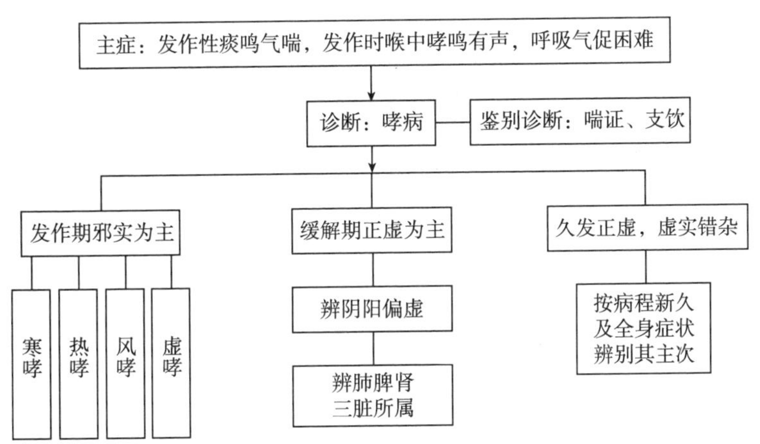

图 1–6　哮病诊断辨证思路示意图

（四）治疗

基本治疗原则是发时治标、平时治本。发时攻邪治标，祛痰利气，寒痰宜温化宣肺，热痰当清化肃肺，寒热错杂当温清并施，表证明显兼以解表，属风痰者当祛风涤痰。反复日久，正虚邪实者又当攻补兼顾；平时扶正治本，分别采取补肺、健脾、益肾等法，以减轻症状或减少其发作。哮病常见证治简表如下所示（表 1–3）。

表 1–3 哮病证治简表

分期	证名	症状	证机概要	治法	代表方	常用药
发作期	寒哮	呼吸急促，喉中哮鸣有声，胸膈满闷如塞；咳不甚，咳吐不爽，痰稀薄色白，面色晦滞带青，口不渴或渴喜热饮，天冷或受寒易发，形寒畏冷；初起多兼恶寒、发热、头痛等表证；舌苔白滑，脉弦紧或浮紧	寒痰伏肺，遇感触发，痰升气阻	温肺散寒，化痰平喘	射干麻黄汤	射干、麻黄、干姜、细辛、紫菀、款冬花、半夏、五味子、大枣
	热哮	气粗息涌，咳呛阵作，喉中哮鸣，胸高胁胀，烦闷不安；汗出口渴喜饮，面赤口苦，咳痰色黄或色白，黏浊稠厚，咳吐不利，不恶寒；舌质红，苔黄腻，脉滑数或弦滑	痰热壅肺，肺失清肃，肺气上逆	清热宣肺，化痰定喘	定喘汤	麻黄、黄芩、桑白皮、杏仁、半夏、款冬花、苏子、白果、甘草
缓解期	肺虚证	喘促气短，语声低微，面色㿠白，自汗畏风；咳痰清稀色白，多因气候变化而诱发，发前喷嚏频作，鼻塞流清涕；舌淡苔白，脉细弱或虚大	肺虚不能主气，气不化津，痰饮蕴肺	补肺益气	玉屏风散	黄芪、白术、防风
	脾虚证	倦怠无力，食少便溏，面色萎黄无华；痰多而黏，咳吐不爽，胸脘满闷，恶心纳呆；或食油腻易腹泻，每因饮食不当而诱发；舌质淡，苔白滑或腻，脉细弱	脾虚中气不足则气短难息	健脾益气	六君子汤	党参、白术、茯苓、甘草、陈皮、半夏
	肾虚证	平素息促气短，动则为甚，呼多吸少；咳痰质黏起沫，脑转耳鸣，腰酸腿软，心慌，不耐劳累；或五心烦热，颧红，口干；或畏寒肢冷，面色苍白；舌淡苔白质胖，或舌红少苔，脉沉细或细数	久病肾虚，摄纳失常，气不归元	补肾纳气	金匮肾气丸或七味都气丸	肉桂、附子、熟地黄、山茱萸、怀山药、牡丹皮、泽泻、茯苓

二、医案分析

（一）周仲瑛医案

1. 医案

刘某，女，32 岁。初诊：2000 年 6 月 21 日。

哮喘起于幼年，难以控制，发时喘哮痰鸣，咳嗽，喷嚏，多涕，胸闷，口干，恶心，时有烦热，面部痤疮密集，常有脓头，皮肤瘙痒时作，二便正常，苔黄质红，脉细滑。证乃风痰伏肺，肺热内蕴。

处方：蜜炙麻黄 5g，杏仁 10g，炙射干 10g，桑白皮 10g，炒黄芩 10g，炙僵蚕 10g，蝉蜕 5g，广地龙 10g，苍耳草 10g，苍耳子 10g，法半夏 10g，知母 10g，南沙参 12g，苦参 10g。14 剂。

二诊（2000 年 7 月 5 日）：哮喘发作减轻，但未绝对稳定控制，遇空气浑浊环境则胸闷，面部痤疮有所消退，痰白，口干，舌红苔薄黄，脉细滑。肺热阴伤。方用：原方加炒苏子 10g，炙乌贼骨 12g，天花粉 10g。14 剂。

三诊（2000年7月19日）：哮喘进一步减轻，但偶见闷咳，胸闷，痰黏色白，夜晚常有感冒症状，鼻塞流涕，苔黄薄腻质红，脉细滑。风痰伏肺，肺热内蕴。原方去地龙、苍耳草、苦参，加炒苏子10g，北沙参10g，以资巩固。

（国医大师周仲瑛医案选自《辽宁中医杂志》）

2. 思考讨论

（1）结合本案分析“宿根”在本案发病中的作用机制。

编者按：哮病的“宿根”即伏痰积于肺中，在气候、饮食、情志、劳累等诱因作用下即可引动伏痰而导致哮病的发作。首先是外邪侵袭（风寒、风热、花粉、烟尘等）未能及时表散，邪蕴于肺，壅阻肺气，气不布津，聚液生痰。其次是饮食不当，脾失健运，饮食不归正化，痰浊内生。最后是体虚病后，肺肾两虚，气虚则气不化津，阴虚则热蒸津液也可成痰。

本案患者哮喘起于幼年，虽经治疗，但仍然反复发作，究其原因实与“风痰伏肺”有关。此次因风邪而起，痰随气升，肺气壅实，升降失司，而致哮喘发作，痰从热化，痰热蕴肺，肺失清肃，故见喘哮痰鸣，咳嗽，胸闷，苔黄舌质红，脉细滑，口干、烦热表明已有化热之势。

（2）本案为何要用僵蚕、蝉蜕、地龙等虫类药？

编者按：本案见有鼻塞、喷嚏、多涕、遇空气浑浊则胸闷、发病迅速、皮肤瘙痒时作等“风邪致病”的特点，需要加强疏散风邪之功效，而虫类药具有疏风通络之功效，药证相合，病势得以缓解。

（二）晁恩祥医案

1. 医案

患者，男，31岁。主因反复定期发作喘憋6年，加重半年，于2003年12月来我处求治。该患者有支气管哮喘病史6年，每年发作1～2次，每次发作延续2个月左右。其发病特点为起病急，遇冷空气、异味、感冒或运动后突然加重，喘促哮鸣，胸憋，呼吸困难，难以平卧，极为痛苦。往年哮喘每到5～10月必发，10月以后状如常人。今年病情明显加重，自5月始反复大发作，重时喘憋欲死。多次急诊抢救，经住院治疗后缓解。但与往年不同，10月以后仍未自行缓解如常人。刻下：患者仍有胸憋感，无咳嗽咳痰，运动后及遇冷、异味等则喘促哮鸣，舌质淡苔薄白，脉弦。听诊双肺偶闻哮鸣音，无湿性啰音。诊断为支气管哮喘缓解期，证属肺肾亏虚。治以调理肺肾，扶正固本。

处方：炙麻黄8g，杏仁10g，紫菀10g，苏子、苏叶各10g，地龙10g，五味子10g，蝉蜕8g，前胡10g，太子参15g，黄精10g，淫羊藿10g，菖蒲10g，肉苁蓉10g，枸杞子10g，山茱萸10g。10剂，水煎服。服药后诸症尽消，状如常人，未再发作。

次年4～5月特来就医预防用药。查舌淡苔薄，脉弦，拟以扶正固本，调理肺肾。上方去杏仁、菖蒲、肉苁蓉、淫羊藿，加女贞子、菟丝子、麦冬各15g。调服20剂。随访5～10月哮喘未复发。

（国医大师晁恩祥医案选自《中华中医药杂志》）

2. 思考讨论

（1）本案缓解期治以扶正固本，如何调理肺肾？

编者按：本案患者有哮喘病史 6 年，久病伤正，肺肾亏虚，因肺虚卫外不固，则更易受外邪的侵袭而诱发；肾亏阳虚水泛为痰，或阴亏虚火灼津成痰，上干于肺，加之肾虚摄纳失常，则进一步影响肺气之宣降。虽属哮病缓解期，但缓解后状与常人不同，属风痰留恋。治以扶正固本，调理肺肾。方用炙麻黄、杏仁、紫菀、苏子、苏叶、地龙、五味子、蝉蜕、前胡疏风理肺平喘；太子参、黄精、淫羊藿、菖蒲、肉苁蓉、枸杞子、山茱萸调补肺肾。药后未发作。

（2）试分析本案患者临床表现中是否有“风邪致病”的特点？

编者按：其一，本案临床特点为定期发作，与季节有关，多发于春秋季节，而春季在五脏对应于肝，在六气对应于风；其二，发病迅速，骤发骤止，反复发作，发作时痰鸣气喘，与风邪“善行而数变”的特点相似；其三，患者遇冷空气、异味、感冒或剧烈运动后突然加重等诱因，皆为风邪致病的特点。

三、医案讨论

（一）王烈医案

1. 医案

患者，女，12 岁。初诊：2016 年 1 月 19 日。

既往于当地某医院诊断为哮喘 5 年，平素易感冒，伴喘促，常于晨起时流涕、喷嚏，时鼻塞。此次因受寒外感后发病 10 日，病起表现为鼻痒、流涕，继则出现咳嗽、喘促。除上述主症外，无其他不适。家长自述患儿对海鲜类食物过敏。五官科诊为鼻鼽，儿科以哮喘治疗，病情未见明显好转，为求根治而至本院。就诊时患儿咳嗽、喘促，多于活动后及夜间加重，晨起喷嚏、鼻塞、流涕，食纳尚可，夜卧不宁，大便略干，每日一行，小便略黄。检查：神疲，面色㿠白，鼻孔处色红，流清涕，口唇红，咽部略红，舌苔薄黄，舌质淡红，脉数无力。心音正常，双肺可闻及少许哮鸣音。腹部平软，肝脾未触及。诊为过敏性鼻炎和支气管哮喘。辨证：鼻性哮喘，发作期，寒热夹杂。治用散寒清热，利鼻止哮，化痰平喘。

处方：鹅不食草 15g，细辛 2g，麻黄 5g，全蝎 3g，苏子 25g，地龙 25g，前胡 25g，白屈菜 10g，杏仁 5g，射干 25g，黄芩 25g，川芎 25g，白鲜皮 25g。水煎服，2 日 1 剂，每日 3 次。服用 8 天后，哮喘缓解，晨起仍有鼻塞，流涕，余症可。

二诊处方：改服黄芩 25g，川芎 25g，黄芪 25g，白术 25g，白芷 25g，通草 15g，白木通 8g，防风 15g，乌梅 15g，细辛 3g，甘草 5g，苍耳子 10g，辛夷 10g，五味子 5g。水煎服，鼻息通畅，无涕。临床所见亦较平稳。

三诊处方：上方减细辛、白木通、通草，加白果 8g，紫草 5g，续服。经系统治疗 16 日，患儿无咳，无涕，偶有鼻塞，一般状态可。

四诊处方：黄芪 25g，补骨脂 20g，百合 25g，赤芍 20g，黄芩 20g，苍耳子 5g，五味子 5g，乌梅 5g，甘草 3g。水煎服，2 日 1 剂。治疗 16 日，患儿已无症状，疗效巩固。

五诊处方：黄芪 25g，百合 25g，玉竹 25g，补骨脂 20g，牡蛎 20g，女贞子 20g，大枣 10 枚，五味子 5g，太子参 5g。连服 1 个月，其中第 1 周前方加山药 20g，第 2 周加熟地黄 20g，第 3 周加何首乌 20g，第 4 周加海螵蛸 20g。

服用 4 周后休药。分别于 3 个月、1 年后复查，鼻鼽与哮喘未作。

（国医大师王烈医案选自《时珍国医国药》）

2. 思考讨论

（1）鼻鼽与哮病在病因病机上有何联系?

（2）本案为何辨为“寒热错杂”？

（3）试分析本案用药特点及多次复诊中调整用药的意义。

3. 拓展

简述王烈教授治疗小儿鼻性哮喘经验的学术经验。

（二）洪广祥医案

1. 医案

患者某，女，13 岁。初诊：1999 年 4 月 11 日。

反复发作性喉鸣喘息 7 年，再次发作 10 天。患者闻及花粉、烟、灰尘等均可诱发，冬春季节明显，发作时伴鼻痒、喷嚏、咳嗽、咳痰等。近两年一直用“普米克气雾剂”治疗但仍时有发作。此次因 10 天前受凉后诱发，外院静脉滴注抗生素、氨茶碱、地塞米松等治疗 5 天，效果不明显。刻诊：咳嗽阵作，咯白色泡沫痰，量多易咯出，鼻塞，胸闷喘息有声，夜间明显影响睡眠，口不干苦，纳差，大便正常，舌质淡暗，苔白腻，脉浮紧滑。查体：两肺可闻及多量哮鸣音。诊断：支气管哮喘急性发作期，中医诊断为哮病（外寒里饮证）。治当散寒化饮，宣肺平喘。方用小青龙汤合麻黄附子细辛汤加减：

处方：生麻黄 10g，桂枝 10g，白芍药 10g，法半夏 10g，细辛 3g，干姜 10g，五味子 10g，生甘草 6g，熟附子 10g。水煎服，每日 1 剂，分 2 次服。

1 剂症状减轻，5 剂咳喘缓解，共 14 剂病情若除。

（国医大师洪广祥医案选自《中华中医药杂志》）

2. 思考讨论

（1）本案患者无明显畏寒之象，为何要用细辛、干姜、附子等?

（2）结合本案简述“病痰饮者，当以温药和之”的临床应用。

3. 拓展

简述洪广祥教授温法治疗哮病的学术经验。

（三）黄吉赓医案

1. 医案

王某，男，53 岁。初诊：2008 年 9 月 15 日。

哮鸣 10 年，甚则不能平卧，加重半月余。呛咳时作，喉痒且毛，每天痰 40 ～ 50 口，中等大、白泡黏痰，难以咳出，胸闷，慢步则喘，夜哮不能平卧 2 次，气雾剂吸入 2 下可平卧，汗多，纳可，口干饮不多，喜冷，夜尿 3 ～ 4 次，苔薄微淡黄、稍胖、齿印、暗红，脉小弦。方选射干麻黄汤合小柴胡汤加味。

处方：射干 15g，炙麻黄 6g，桑白皮 9g，黄芩 15g，紫菀 15g，款冬花 15g，前胡 12g，半夏 15g，柴胡 15g，枳壳 9g，桔梗 9g，甘草 9g，泽漆 60g，炙苏子 15g，桃仁 12g，杏仁 12g，麻黄根 12g，莱菔荚 30g，沉香（后下）5g，黄连 3g，吴茱萸 2g，海螵蛸 30g，丹参 15g，郁金 15g。

另备特布他林、舒弗美、万托林、爱全乐临时急用。服药后 2 天即起效，特布他林、舒弗美未使用，咳嗽、痰量明显减少，胸闷亦减，夜哮可两枕而卧，唯喘仍剧，原方泽漆减为 30g。1 周后，偶咳，痰少，清晨哮鸣，气雾吸入即平，喘亦减，原方泽漆减为 20g 续服。

（全国师承指导教师黄吉赓医案选自《辽宁中医杂志》）

2. 思考讨论

（1）初诊处方中泽漆用至 60g，试分析中药泽漆临床使用的适应证及禁忌证是什么？

（2）分析本案中使用射干麻黄汤的依据是什么？

四、临床拓展

1. 寒热虚实间的兼夹与转化

小儿、青少年阳气偏盛者，多见热哮，但久延而至成年、老年，阳气渐衰，每可转从寒化，表现寒哮。寒痰冷哮久郁可化热。虚实之间也可在一定条件下互相转化。一般而言，新病多实，发时邪实，久病多虚，平时正虚，但实证与虚证可以因果错杂为患。如寒痰日久耗伤肺脾肾的阳气，可以转化为气虚、阳虚证；痰热久郁耗伤肺肾阴液，可转化为阴虚证。虚证属于阳气虚者，因肺脾肾不能温化津液，而致津液停积为饮，兼有寒痰标实现象；属于阴虚者，因肺肾阴虚火炎，灼津成痰，兼有痰热标实现象。

2. 缓解期综合治疗

哮病缓解期经过适当治疗，是减少哮病复发或减轻发作症状或根治哮病的重要措施。充分抓住哮病缓解期肺、脾、肾三脏虚弱及宿痰内伏的病机特点，合理使用调补肺、脾、肾和祛痰方药，以及运用冬病夏治法都是哮病治疗的重要环节。

3. 虫类祛风通络药的应用

本案为痰伏于肺，易被外感风邪触发，具有起病多快、病情多变等风邪“善行而数变”的特性，治当祛风解痉，特别是虫类祛风药擅长走窜入络，搜剔逐邪，可祛肺经伏邪，增强平喘降逆之功效，且大多具有抗过敏、调节免疫功能的作用，对缓解支气管痉挛、改善缺氧现象有显著疗效，选僵蚕、蝉衣、地龙、露蜂房等。

【复习思考题】

1. 治疗哮病的基本原则是什么?
2. 哮病反复不愈,发作加剧会演变产生哪些变证?

（沈若冰）

第四节 肺 胀

一、知识要点

（一）概念

肺胀是多种慢性肺系疾病反复发作、迁延不愈，导致肺气胀满、不能敛降的一种病证。临床以喘息气促、咳嗽咳痰、胸部膨满、胸闷如塞，或唇甲发绀、心悸浮肿，甚至出现喘脱、昏迷为主要表现。《灵枢·胀论》曰："肺胀者，虚满而喘咳。"

（二）病因病机

肺胀的发生，多因久病肺虚，痰浊潴留，而致肺不敛降，气还肺间，肺气胀满。每因复感外邪诱使病情发作或加剧。病位首先在肺，继则影响脾、肾，后期于心。病理因素主要为痰浊、水饮与血瘀，且可互为影响，兼见同病。病理性质多属标实本虚，但有偏实、偏虚的不同，且多以标实为急。感邪偏于邪实，平时偏于本虚。肺胀病因病机示意图如下所示（图 1–7）。

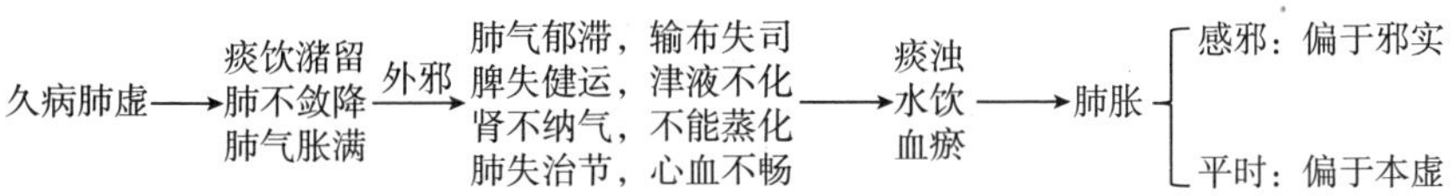

久病肺虚 → 痰饮潴留 / 肺不敛降 / 肺气胀满 —外邪→ 肺气郁滞，输布失司 / 脾失健运，津液不化 / 肾不纳气，不能蒸化 / 肺失治节，心血不畅 → 痰浊 / 水饮 / 血瘀 → 肺胀 { 感邪：偏于邪实 / 平时：偏于本虚 }

图 1–7 肺胀病因病机示意图

（三）辨证要点

肺胀辨证以虚实为纲。一般感邪发作时偏于标实，平时偏于本虚。标实为外邪、痰浊、瘀血，早期以痰浊为主，渐而痰瘀并重，并可兼见气滞、水饮错杂为患。本虚为肺、脾、肾三脏虚损，早期以气虚或气阴两虚为主，后期气虚及阳，或可出现阴阳两虚，甚或阴竭阳脱。本病要注意与哮病、喘证相鉴别。肺胀诊断辨证思路示意图如下所示（图 1–8）。

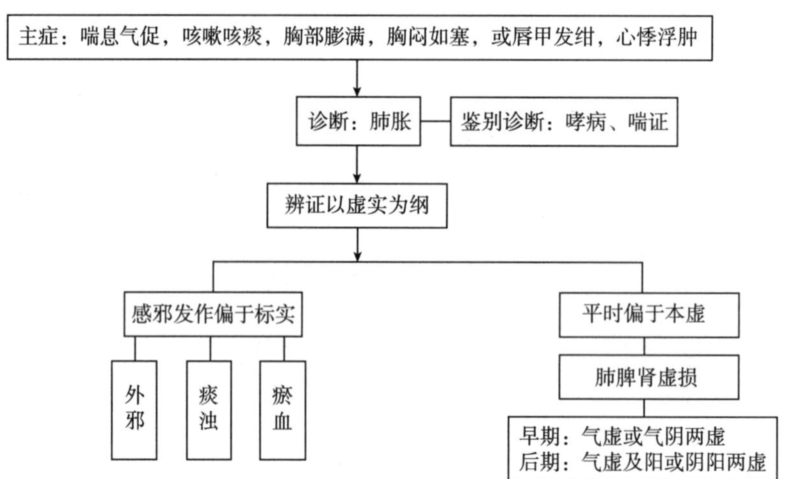

图 1-8　肺胀诊断辨证思路示意图

（四）治疗

肺胀治疗根据标实和本虚之不同，标实者，以外邪、痰浊、水饮、瘀血等为突出表现。根据病邪的性质，采取祛邪宣肺（辛温、辛凉）、降气化痰（温化、清化）、温阳利水（通阳、淡渗）、活血祛瘀之法，甚或开窍、息风、止血等法。本虚者，应补养心肺，益肾健脾，或气阴兼调，或阴阳兼顾。正气欲脱当扶正固脱，救阴回阳。虚实夹杂者，应扶正与祛邪共施，根据标本缓急，扶正与祛邪有所侧重。肺胀常见证治简表如下所示（表 1-4）。

表 1-4　肺胀常见证治简表

证名	症状	证机概要	治法	代表方	常用药
外寒里饮证	咳逆喘满不得卧，气短气急，咳痰白稀，呈泡沫状，胸部膨满，恶寒，周身酸楚，或有口干不欲饮，面色青暗；舌体胖大，舌质暗淡，舌苔白滑，脉浮紧	痰饮阻遏，肺气壅滞，肺失宣降，肺气上逆	温肺散寒，降逆涤痰	小青龙汤	麻黄、桂枝、干姜、细辛、半夏、甘草、五味子、白芍
痰浊阻肺证	咳嗽痰多，色白黏腻或呈泡沫，短气喘息，稍劳即著，怕风汗多，脘痞纳少，倦怠乏力；舌暗，苔薄腻或浊腻，脉滑	肺虚脾弱，痰浊内生，上逆干肺，肺气壅塞，失于宣降	化痰降逆	苏子降气汤合三子养亲汤	苏子、苏叶、半夏、当归、前胡、厚朴、肉桂、甘草、生姜、大枣、白芥子、莱菔子
痰热郁肺证	咳逆喘息气粗，痰黄或白，黏稠难咯，胸满烦躁，目胀睛突，或发热汗出，或微恶寒，溲黄便干，口渴欲饮；舌质暗红，苔黄或黄腻，脉滑数	痰浊郁而化热，痰热壅肺，肺气郁闭，清肃失司，肺气上逆	清肺泻热，降逆平喘	越婢加半夏汤	麻黄、石膏、半夏、生姜、甘草、大枣

续表

证名	症状	证机概要	治法	代表方	常用药
痰蒙神窍证	咳逆喘促日重，咳痰不爽，表情淡漠，嗜睡，甚或意识朦胧，谵妄，烦躁不安，入夜尤甚，昏迷，抽搐；舌质暗红或淡紫，或紫绛，苔白腻或黄腻，脉细滑数	心主神明，痰迷心窍，蒙蔽神机	涤痰开窍	涤痰汤合安宫牛黄丸或至宝丹	半夏、茯苓、橘红、胆南星、竹茹、枳实、甘草、菖蒲、人参
痰瘀阻肺证	咳嗽痰多，色白或呈泡沫，喉间痰鸣，喘息不能平卧，胸部膨满，憋闷如塞，面色灰白而暗，唇甲发绀；舌质暗或紫，舌下瘀筋增粗，苔腻或浊腻，脉弦滑	肺虚脾弱，痰浊内生，瘀阻脉络，上逆干肺，肺气壅塞，失于宣降	涤痰祛瘀，泻肺平喘	葶苈大枣泻肺汤合桂枝茯苓丸	葶苈子、大枣、桂枝、茯苓、丹皮、芍药、桃仁
阳虚水泛证	面浮，下肢肿，甚或一身悉肿，脘痞腹胀，或腹满有水，尿少，心悸，喘咳不能平卧，咳痰清稀，怕冷，面唇青紫；舌胖质暗，苔白滑，脉沉虚数或结代	肺脾肾阳气衰微，气不化水	温阳化饮利水	真武汤合五苓散	附子、桂枝、茯苓、白术、猪苓、泽泻、生姜、白芍
肺肾气虚证	呼吸浅短难续，咳声低怯，胸满短气，甚则张口抬肩，倚息不能平卧，咳嗽，痰如白沫，咳吐不利，心慌，形寒汗出，面色晦暗；舌淡或暗紫，苔白润，脉沉细无力	肺肾两虚，肺不主气，肾不纳气	补肺纳肾，降气平喘	补虚汤合参蛤散	半夏、干姜、茯苓、甘草、厚朴、五味子、黄芪、陈皮、人参、蛤蚧
肺脾两虚证	咳嗽，痰白泡沫状，少食乏力，自汗怕风，面色少华，腹胀，便溏；舌体胖大、齿痕，舌质淡，舌苔白，脉细或脉缓或弱	肺脾两虚，肺不主气，脾失健运，痰浊内生，上干于肺	补肺健脾，降气化痰	六君子汤合玉屏风散	人参、白术、茯苓、炙甘草、陈皮、半夏、黄芪、防风、白术

二、医案分析

（一）黄吉赓医案

1. 医案

井某，女，51岁，工人。初诊：2008年9月17日。

主诉：反复咳痰30余年，加重1周。

病史：咳痰30余年，加重1周。刻下：呛咳阵作，痰多，日盈百口，色黄，黏稠难以咳出，胸部膨满，喘息气促不得卧，纳差，口干饮多喜温，汗多，苔淡黄腻、少津，舌质暗红，脉细弦滑。胸部X线摄片示：慢性支气管炎继发感染，肺气肿，肺源性心脏病。

诊断：中医诊断为肺胀；西医诊断为慢性阻塞性肺疾病（重度）急性加重、肺源性心脏病。

辨证：外感风热之邪，引动伏饮，痰热壅盛，肺气郁闭，血行不畅；标实本虚之证。

治法及方药：急则治标，宜清热宣肺，化痰平喘，活血逐瘀。

射干 15g，炙麻黄 5g，桑白皮 10g，前胡 9g，白前 15g，黄芩 30g，柴胡 30g，半夏 30g，紫菀 15g，款冬花 10g，枳壳 9g，桔梗 9g，生甘草 9g，炙苏子（包煎）15g，丹参 15g，桃仁 10g，杏仁 10g，郁金 15g，生谷芽 15g，麦芽 15g，全蝎粉（分 2 次吞服）3g。7 剂。

二诊：上方连服 7 剂，咳痰减半，痰色转白，每日 20 余口；胸闷气促，动则尤甚，纳平，口干多饮，舌苔微黄腻，舌质暗红少津，脉细弦。痰热稍化，肺气、肺阴不足，瘀血阻络，转拟标本兼治，益气生津，清化痰热，平喘化瘀。原方增入太子参 15g，麦冬 15g，南沙参 15g，茯苓 15g。续服 14 剂。

中药连服 2 周，咳痰渐平。

（全国师承指导教师黄吉赓医案选自《黄吉赓肺病临证经验集》）

2. 思考讨论

（1）试述本案病情加重的病因病机。

编者按：本案患者年过五旬，咳痰 30 余年，久病肺脾肾亏虚，肺不主气，肾不纳气，见喘息气促不得卧。汗多，纳差，苔淡少津，脉细为肺脾两虚。肺虚卫外不固，易感外邪，引动伏饮，痰热壅盛，肺气郁闭，呛咳阵作，痰多，色黄，黏稠难以咳出，胸部膨满，苔黄腻，弦滑。久病气虚痰阻，血行不畅，故舌质暗红。四诊合参，标实本虚，以标实为主。

（2）试分析本案的处方特点。

编者按：黄教授治以射干麻黄汤合小柴胡汤加减，因为痰热，故去生姜、细辛、五味子；方中重用黄芩、柴胡、半夏，合以桃仁、丹参、郁金活血，枳壳、桔梗化痰理气，宽胸利膈。药后诸症显减，此乃治痰先治气，气顺痰自消，气行血也行；治痰饮者，理气活血为助，早期运用，可助肺气宣发，气机升降正常，防止病情迁延；后期运用，使气血流通，脏腑功能维持正常。

（二）谢海洲医案

1. 医案

李某，女，43 岁，北京市市民。初诊：1996 年 10 月 9 日。

病史：患者 6 年前始发咳喘，咳吐痰多，色白质稀，呈泡沫状，胸闷气促，易感外邪，感即病发、咳喘日甚，3 年后感心悸，动则尤甚，胸部膨满，胀闷如塞，双下肢浮肿，在某院摄胸部 X 线片、查心电图，诊为肺源性心脏病。半年前又发胸部闷痛，如任重物，疼痛彻背，呼吸不畅，上腹饱胀，经某院查心电图、胸部 X 线片，诊为肺心病、冠心病。

诊查：望之呼吸困难，张口抬肩，动则益甚，面部虚浮，色显晦暗，口唇发绀，上肢浮肿，按之凹陷，吐痰量多稀白，胸部望之膨满，击之鼓音，自感胸闷如窒，痛牵背部；舌红暗，苔腻微黄，脉沉细弱。

辨证：该病由肺气虚弱，痰浊壅肺，反复感邪诱发，致使肺脾同病，痰瘀互结，潴留于肺，肺气不能敛降，而成肺胀。病久及心，痰瘀阻遏，心阳不宣，而为胸痹。证属肺心气虚，痰浊壅肺，胸阳不展，心脉弊阻。

治法：益气化痰平喘，通阳化瘀止痛。

处方：杏仁 10g，冬瓜仁 12g，桑白皮 12g，地骨皮 12g，炙百部 12g，桔梗 12g，鱼腥草 15g，生黄芪 30g，葶苈子 10g，五加皮 3g，云茯苓 30g，三七粉（包煎）3g，赤芍药 15g，薤白 9g，丹参 15g，川芎 9g，枳壳 10g，红茜草 10g。水煎服，每日 1 剂。

二诊（1997 年 3 月 1 日）：守方 3 月，咳喘减轻，浮肿有退，胸闷痛有缓，咳痰量少，舌红苔腻干，脉沉弱。前方有效，标证不显，原方损益，加天冬、麦冬各 10g，天花粉 15g，生地黄、熟地黄各 10g，以滋阴化痰；苍术、白术各 10g，藿香、佩兰各 10g，厚朴 10g，益气化痰湿，加强扶正。

三诊（1997 年 5 月 26 日）：诸症显减，舌质红苔薄白，脉复神强，嘱再服 1 月以资巩固。

（全国师承指导教师谢海洲医案选自《谢海洲临床经验辑要》）

2. 思考讨论

（1）试分析本案首诊处方配伍特点。

编者按：本案本虚标实，痰、瘀、水饮交阻是其标，肺脾气虚是其本。发作期以标实为主（痰浊、血瘀、水饮、气结），治疗攻补兼施以攻为主，清热化痰、活血化瘀、利水消肿、通阳散结与理气宽胸药物，诸药合用。方中用桑白皮、地骨皮、鱼腥草泻肺清热，止咳平喘；杏仁、冬瓜仁、炙百部化痰以平喘；黄芪补脾肺之气，益气化瘀且行水消肿；葶苈子、五加皮、茯苓泻肺行水消肿；薤白通胸阳，散结滞，行气开痹；桔梗、枳壳一升清阳，一降浊阴，配伍极具巧思；丹参、三七、红茜草、川芎、赤芍活血化痰，为“痰瘀同治”之法。

（2）结合本案谈谈肺胀为什么可以转为胸痹？还可产生哪些变证？

编者按：生理上，心脉上通于肺，肺气辅佐心脏治理、调节心血的运行，病理上两者相互影响。本案久患咳喘，肺气虚弱，痰浊壅肺，反复感邪诱发，致使肺脾同病，痰瘀互结，潴留于肺，肺气不能敛降，而成肺胀。肺胀表现为咳嗽咳痰，胸闷气喘，呼吸困难，望之胸部望之膨满。病久由肺及心，心主血脉功能失职则口唇发绀，舌红暗。严重则痰瘀阻遏，心阳不宣，而为胸痹，胸闷如窒，痛牵背部。

该患者久病肺脾肾功能失调，水饮泛溢肌肤则为水肿，出现下肢浮肿，按之凹陷。若饮停胸胁、腹部则为悬饮、鼓胀；痰瘀郁滞，气不摄血，见咳吐泡沫血痰，或吐血、便血而变生血证；痰迷心窍，肝风内动，见谵妄昏迷、震颤、抽搐等；如喘逆剧甚、心慌、神昧、汗出、肢冷、脉微欲绝者，乃阴阳消亡之喘脱危候，或转变为厥脱证。

三、医案讨论

（一）娄多峰医案

1. 医案

毛某，女，44 岁，农民。初诊：1979 年 4 月 20 日。

主诉：咳喘，吐痰，反复发作 15 年，加重伴双下肢水肿 3 年。

病史：15 年前，因产后触风寒，随见咳喘、胸闷。此后每因外感则发，1 年 2 ～ 6 次，用抗生素及氨茶碱等药，数周可止，近 3 年发作频繁，逐渐加重，甚则心悸，下肢水肿。1 个月前咳喘复作，住院后用上述西药，治疗 20 余天，难以缓解，来邀会诊。此时患者咳喘胸闷，张口抬肩，夜不能眠，咳吐痰涎量多质稠色黄，小便量少。检查：神志清楚，面部虚浮，颧红，唇发绀，下肢轻度浮肿，依床而息，脉滑数，舌质暗红，苔黄腻。体温 37.5℃，脉搏 94 次 / 分，呼吸 22 次 / 分，血压 72/52mmHg。听诊：两肺布满湿性啰音。X 线透视：慢性支气管炎、肺气肿并发肺心病。

诊断：肺胀（饮热壅肺）。肺气肿并发肺心病。

治疗：宣泄肺热，化痰逐饮。麻杏石甘汤加味。

处方：炙麻黄 9g，生石膏 30g，炒杏仁 9g，瓜蒌皮 24g，紫菀 24g，车前子 18g，葶苈子 12g，苏子 12g，寸冬 15g，陈皮 12g，桔梗 9g，甘草 6g。水煎服，3 剂，每日 1 剂。

二诊（4 月 24 日）：服上方 3 剂，小便增多，诸症有减，脉仍滑数，舌暗红。效不更方，继服 3 剂。

三诊（4 月 27 日）：服上方 3 剂，咳喘胸闷大减，已能平卧，吐痰量少质稀色淡白。睡眠尚可，小便清长，下肢、颜面肿全消，脉象和缓。自述病去八九。上方去车前子，加黄芪 20g、茯苓 18g 继服。

四诊（5 月 4 日）：服上方 6 剂，诸症悉除，体温 36.8℃，心率 82 次 / 分，血压 112/68mmHg，要求出院，嘱以人参蛤蚧散善后。

1980 年春节报知：坚持用药 1 月，已 10 个多月未发作。

（国医大师娄多峰医案选自《中国当代名医医案医话选》）

2. 思考讨论

（1）试分析本案用麻杏石甘汤加味治疗的辨证依据是什么？患者下肢水肿、小便量少为何不用逐水药？

（2）分析本案以人参蛤蚧散善后的意义。

（二）李辅仁医案

1. 医案

患者，男，84 岁。患慢性咳喘性气管炎 30 余年，诊断肺心病 7 年。几乎一年四季发作，影响生活和工作，平均每年住院达 4 ～ 6 次。临床表现：喘息，咳嗽，甚者难于平卧。咯大量泡沫痰，胸闷憋气，心悸，且易患感冒。2年前，李师用射麻平喘汤。

处方如下。

（1）射干10g，炙麻黄3～10g，杏仁10g，生石膏30g，桑白皮15g，苏子5～10g，葶苈子10g，白芥子5g，苏梗、桔梗各10g，橘红10g，鱼腥草15g，金银花20g，炙紫菀15g，甘草3g。水煎服，每日1剂。

（2）咳喘丸缓治方：冬虫夏草50g，百合50g，百部50g，鱼腥草30g，云茯苓50g，款冬花30g，前胡50g，桑皮30g，炒远志30g，半夏30g，南沙参50g，炙紫菀50g，杏仁30g，泽泻50g，川贝母30g，浙贝母30g，枸杞子50g，金银花50g，丹参50g。共研极细末，过箩去渣，水泛为丸。

每日早晚各服6g，病情明显缓解，生活质量改善，很少感冒。两年以来仅住过1次医院。

（国医大师李辅仁医案选自《国医大师验案良方》）

2. 思考题

（1）试分析咳喘丸缓治方的组方用药特点。

（2）从案中两张处方的交替使用及患者2年后病情的变化，谈谈你对肺胀病机变化及治疗的认识。

（三）洪广祥医案

1. 医案

患者，男，58岁。初诊：2001年2月28日。

患者反复咳嗽咳痰16年，动则气喘5年。每年冬季因病情较重常需入院接受治疗。由于反复发作病情逐渐加重。近又犯病多天，西药治疗效果不显，遂要求中医药治疗。症见咳嗽频作，咳痰不畅，痰黏稠如胶，胸部憋闷，喉间吼鸣，倚息不能平卧，动则气喘加重，痰出后咳嗽及喘憋均减轻，大便不畅，口干口黏，脘腹饱胀，汗出烦热，口唇暗紫，舌质红暗，舌苔白黄厚腻，脉弦滑近数，重按无力，右关弦滑特甚。证属痰浊壅肺，气壅血瘀，郁久化热，肃降失常。治拟涤痰除壅，利气平喘。方以皂荚丸、蠲哮汤（经验方）、千缗汤加减：小牙皂6g，法半夏10g，生姜10g，葶苈子30g，牡荆子15g，海浮石20g，小青皮15g，广陈皮15g，生大黄10g，黄芩10g，桃仁10g，礞石20g。7剂，水煎服，每日1剂。

二诊：服药后咳出大量浊痰，大便通畅，咳喘憋闷显著改善，烦热汗出已除，能平卧入睡。原方再加桔梗30g以加大排痰力度。7剂，水煎服。

三诊：患者痰浊壅肺证候已趋缓解，唯动则气喘仍见明显，略有咳嗽咳痰，体倦乏力，气短难续，脘腹饱胀，胃纳差，怯寒肢冷，面色无华，唇暗舌暗，苔微腻，脉虚弦滑，右关弦滑明显，右寸细滑。此乃气阳亏虚，痰瘀伏肺，脾虚失运。方用补元汤（经验方）合苓桂术甘汤、香砂六君子汤调理：生黄芪30g，西党参30g，白术15g，炙甘草10g，全当归10g，广陈皮15g，升麻10g，葫芦巴10g，补骨脂15g，桂枝10g，茯苓30g，广木香10g，西砂仁6g，法半夏10g，川芎10g。7剂，水煎服，每日1剂。

四诊：服药后阳虚气弱证候改善，脾虚失运之症显著减轻，继续进原方加减调理，以稳定病情，阻断发展。

（国医大师洪广祥医案选自《中华中医药杂志》）

2. 思考讨论

（1）试分析皂荚丸、蠲哮汤、千缗汤各处方的组成、适应证，以及在本案中的应用意义。

（2）试分析三诊处方的方义。

四、临床拓展

1. 活血化瘀是肺胀的重要治法

痰瘀互结是肺胀的常见病机。肺、脾、肾三脏输布，气化功能失调而化生为痰。聚积生痰，痰阻气滞，气滞血运受阻，致使气滞血瘀，故痰为瘀之初。瘀血阻络，津液运化输布不均，或津液停而成痰，故瘀血也可致痰湿。肺胀临床各种实证、虚证都可兼有瘀血。在本病的治疗中，合理地使用活血化瘀法对提高临床疗效具有重要意义。

2. 痰蒙神窍证急当开闭防脱

“三宝”是肺胀痰蒙神窍证的常用药物，“三宝”中安宫牛黄丸适于高烧不退、神志昏迷的患者，紫雪丹适于伴有惊厥、烦躁、手脚抽搐者，至宝丹对昏迷伴发热、神志不清患者更为适用。开闭应及早进行，如正气虚弱明显，可于汤药中加人参或加服独参汤防止外脱。

3. 加强平时调治，审因论治

由于本病患者多是中老年人，病程缠绵，病情迁延，久病体衰，更易反复受邪，而临床表现多不一致，或轻或重，或表或里，或寒或热，但均属本虚标实之证，治当扶正祛邪，攻补兼施。不发之时针对痰瘀病机，平时加强本病的调治，通过对肺、脾、肾三脏的调治以达到调节气血津液运行的目的，从而减少或杜绝痰瘀的产生，此为治本之法。

【复习思考题】

1. 肺胀与哮病、喘证如何鉴别？
2. 试述肺胀的主要病理因素之间如何转化。
3. 如何理解“脾阳虚则积湿为痰，肾阳惫则蓄水成饮”？

（沈若冰）

第二章 心（脑）系病证

第一节 心 悸

一、知识要点

（一）概念

心悸是指患者自觉心中悸动、惊惕不安，甚则不能自主的病证。临床一般多呈发作性，每因情志波动或劳累过度而发作，且常伴胸闷、气短、失眠、健忘、眩晕、耳鸣等。明代虞抟《医学正传·惊悸怔忡健忘证》曰：“怔忡者，心中惕惕然动摇而不得安静，无时而作者是也；惊悸者，蓦然而跳跃惊动，而有欲厥之状，有时而作者是也。”

（二）病因病机

心悸多因体虚劳倦、七情所伤、感受外邪、药食不当，导致气、血、阴、阳亏损，心神失养；或气滞、瘀血、痰浊、水饮邪阻心脉，心神失宁而发病。病位在心，与肝、脾、肾、肺密切相关。病理性质有虚实两端，虚实之间可以相互夹杂或转化。实证日久，病邪伤正，可分别兼见气、血、阴、阳亏损；虚证也可因虚致实，如阴虚者常兼火盛或痰热；阳虚者易夹水饮、痰湿；气血不足者，易见气滞、血瘀、痰浊。心悸病因病机示意图如下所示（图 2–1）。

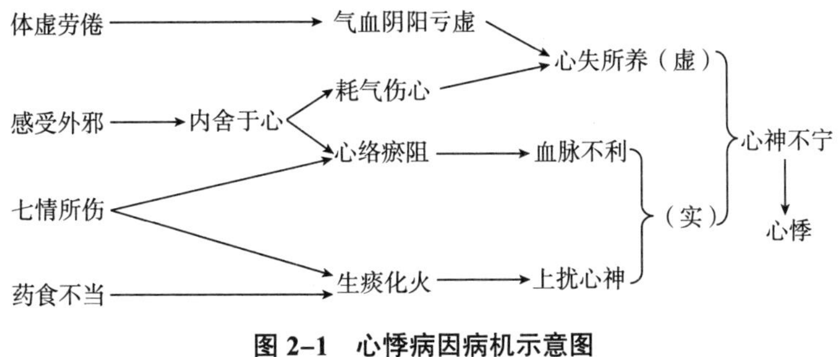

图 2–1　心悸病因病机示意图

（三）辨证要点

辨证当分清虚实。虚者分气血阴阳亏虚，实者多指痰饮、瘀血、火邪。悸而善惊易恐、坐卧不安为心胆虚怯；悸而头晕、面色不华为心血不足；心悸不宁、心烦少寐为阴虚火旺；心悸胸闷、形寒肢冷为心阳不振；悸而眩晕，甚则喘逆为水饮凌心；心悸不安、闷痛时作为心血瘀阻；心悸而烦、痰多泛恶为痰火扰心。心悸需与奔豚鉴别。心悸诊断辨证思路示意图如下所示（图 2-2）。

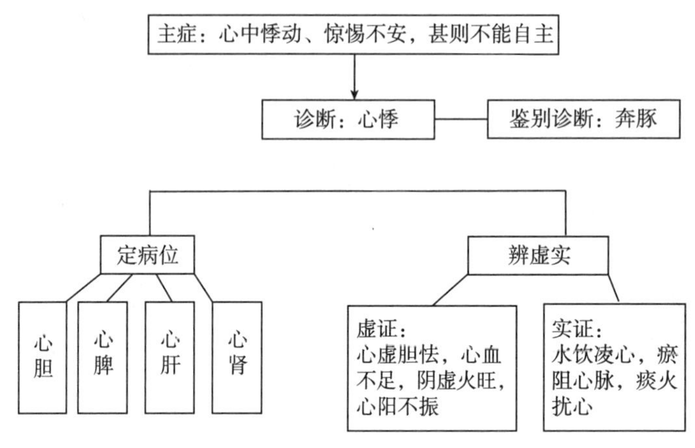

图 2-2　心悸诊断辨证思路示意图

（四）治疗

心悸治疗分虚实。虚证分别予补气、养血、滋阴、温阳；实证则祛痰、化饮、清火、行瘀。虚实夹杂者，当相应兼顾，使邪祛正安。由于心悸均有心神不宁的病理特点，常配以养心安神或重镇安神药物。心悸常见证治简表如下所示（表 2-1）。

表 2-1　心悸病证治简表

证型	症状	证机概要	治法	代表方剂	常用药
心虚胆怯证	心悸不宁，善惊易恐，坐卧不安，不寐多梦而易惊醒，恶闻声响，食少纳呆；苔薄白，脉细略数或细弦	气血亏损，心虚胆怯，心神失养，神摇不安	镇惊定志，养心安神	安神定志丸	龙齿、远志、茯神、人参、茯苓、石菖蒲
心血不足证	心悸气短，头晕目眩，失眠健忘，面色无华，倦怠乏力，纳呆食少；舌淡红，脉细弱	心血不足，心失所养，心神不宁	补血养心，益气安神	归脾汤	黄芪、人参、白术、炙甘草、熟地黄、当归、龙眼肉、茯神、远志、酸枣仁、木香
阴虚火旺证	心悸易惊，心烦失眠，五心烦热，口干，盗汗，思虑劳心则症状加重，耳鸣腰酸，头晕目眩，急躁易怒；舌红少津，苔少或无，脉象细数	肝肾阴虚，水不济火，心火内动，扰动心神	滋阴清火，养心安神	天王补心丹合朱砂安神丸	生地黄、玄参、麦冬、天冬、当归、丹参、人参、炙甘草、黄连、朱砂、茯苓、远志、枣仁、柏子仁、五味子、桔梗

续表

证型	症状	证机概要	治法	代表方剂	常用药
心阳不振证	心悸不安，胸闷气短，动则尤甚，面色苍白，形寒肢冷；舌淡苔白，脉象虚弱或沉细无力	久病体虚，损伤心阳，心阳不振，无以温养心神	温补心阳，安神定悸	桂枝甘草龙骨牡蛎汤合参附汤	桂枝、附片、人参、黄芪、麦冬、枸杞子、炙甘草、龙骨、牡蛎
水饮凌心证	心悸眩晕，胸闷痞满，渴不欲饮，小便短少，下肢浮肿，形寒肢冷，伴恶心、欲吐、流涎；舌淡胖，苔白滑，脉象弦滑或沉细而滑	脾肾阳虚，水饮内停，上凌于心，扰乱心神	振奋心阳，化气行水，宁心安神	苓桂术甘汤	泽泻、猪苓、车前子、茯苓、桂枝、炙甘草、人参、白术、黄芪、远志、茯神、酸枣仁
瘀阻心脉证	心悸不安，胸闷不舒，心痛时作，痛如针刺，唇甲青紫；舌质紫暗或有瘀斑，脉涩或结或代	血瘀气滞，心脉瘀阻，心阳被遏，心失所养	活血化瘀，理气通络	桃仁红花煎合桂枝甘草龙骨牡蛎汤	桃仁、红花、丹参、赤芍、川芎、延胡索、香附、青皮、生地黄、当归、桂枝、甘草、龙骨、牡蛎
痰火扰心证	心悸时发时止，受惊易作，胸闷烦躁，失眠为梦，口干苦，大便秘结，小便短赤；舌红，苔黄腻，脉弦滑	痰浊停聚，郁久化火，痰火扰心，心神不安	清热化痰，宁心安神	黄连温胆汤	黄连、山栀、竹茹、半夏、胆南星、全瓜蒌、陈皮、生姜、枳实、远志、菖蒲、酸枣仁、生龙骨、生牡蛎

二、医案分析

（一）林钟香医案

1. 医案

吴某，女，48岁。初诊：2006年4月22日。

主诉：心悸伴胸闷不适半年余，加重3天。

病史：患者半年前因感冒发烧后出现心悸心慌伴胸闷不舒等症状，至仁济医院查心电图示：室上性心动过速，查柯萨奇病毒抗体试验阳性，当时拟诊为病毒性心肌炎，经西药普罗帕酮、辅酶Q_{10}等治疗后症情尚稳定。3天前因琐事与邻居发生纠纷后，心悸、胸闷不舒症状明显加重，遂于今日来我院门诊就诊。刻诊：心悸心慌伴胸闷不舒，烦躁，夜寐不安，常因恶梦而惊醒，烘热汗出，伴纳呆食减，口干口苦，小便可，大便干，舌尖红苔黄腻，脉滑数。

西医诊断：病毒性心肌炎后遗症。

中医诊断：心悸。证属痰热内扰，心脉失和。

治疗：清热疏肝，化痰定悸。方以丹栀逍遥散合黄连温胆汤加减。

处方：柴胡12g，牡丹皮15g，栀子9g，川连3g，姜半夏9g，茯苓15g，枳实10g，竹茹10g，炒白芍10g，川朴10g，当归15g，炙远志10g，青蒿20g，苦参15g，炙甘草9g，连翘15g。7剂，水煎服。

二诊：服药胸闷心悸等症情已明显好转，但仍有心烦不寐、纳差等，上方再加淡豆豉15g以清心除烦，再服7剂。

三诊：药后诸症均得以明显改善。再以逍遥散加减以善其后。方如下：当归15g，赤芍、白芍各10g，茯苓12g，炒白术10g，柴胡9g，制香附12g，川芎9g，炙甘草9g，鸡血藤15g。

（现代中医名家林钟香医案选自《江西中医药》）

2. 思考讨论

（1）试分析本案的病因病机。

编者按：女性，48岁。《素问·阴阳应象大论》云："年四十，而阴气自半。"体虚易感外邪，半年前因感冒发烧后出现心悸、心慌伴胸闷不舒等，为热病后期余邪扰动心神之症。本次发病因情志不舒，肝气郁结，进而化火扰心，出现心慌烦躁、夜寐不安、多梦易惊、轰热汗出、口干口苦、大便干结等；肝木克土，脾失健运，产生痰浊，阻于胸膈胃脘，则纳呆食减，胸闷不舒；舌尖红、苔黄腻、脉滑数为痰热内蕴之象。四诊合参，中医诊断为心悸，病机为肝气郁结，化火生痰，痰热内扰，心神不安，病位在心，涉及肝、脾，病理性质偏于邪实。

（2）试述本案用丹栀逍遥散的意义。

编者按：心悸病位在心，与肝的疏泄功能失调有关，因心属火，肝属木，肝与心之间为母病及子的关系。本病起于与邻居纠纷，肝郁化火，灼津炼液为痰，痰火扰心，壅遏气血，心脉阻滞，脉道不通则心神受扰。又因为女子以肝为先天，以血为用而又多气少血，故以逍遥散疏肝健脾，养血和营以善其后，而使血和肝宁而病缓。

（二）印会河医案

1. 医案

姜某，女，56岁。初诊：1990年10月29日。

病史：心悸、气短27年，稍动即甚，脘痛胁胀，尿少肢肿，腰膝酸软，头目眩晕，步履维艰。红细胞沉降率51mm/h。心电图：风湿性心脏病，心房纤颤，超声心动图检查：风湿性心脏病，二尖瓣狭窄，左心房、右心房和右心室扩大，肺动脉高压。西医诊断为风湿性心脏病，联合瓣膜病变，心力衰竭Ⅲ度，心房纤颤。心脏内科给予强心、利尿、扩血管，激素等维持治疗。近2个月来肢凉畏寒，冷汗淋漓，纳差，便溏。诊查：两颧暗赤，肢冷多汗，唇发绀，舌暗淡少苔，脉虚细结代。

辨证：心肾阳虚，水气不化。

治法：温阳化水。

处方：熟附片（附子）24g，茯苓30g，白芍15g，白术12g，桂枝12g，炙甘草10g，煅龙骨、煅牡蛎各15g，沙参15g，麦冬12g，五味子10g，龙胆1g，泽泻30g，灶心土120g，煎汤代水。

二诊（1990年11月5日）：浮肿稍减，尿量增加，食纳增进，原方去龙胆、沙参，加冬瓜皮30g，西洋参6g，熟附片由24g增至30g。

三诊（1990 年 11 月 19 日）：汗已转温，溲多，浮肿消退，憋气减轻，能步行入诊室，睡眠差，原方加黄连 6g，桑椹 30g，炒枣仁 15g。

四诊（1990 年 12 月 3 日）：汗量减少，手足回暖，浮肿消失，食纳睡眠增进，心悸气短减轻，行走自如，有时易感冒，脉细较规则，舌少苔，原方加黄芪 30g，防风 9g。上法共治疗 4 个月，体力和心功能恢复满意，西医心脏内、外科医师认为已能进行换瓣膜手术。

（现代中医名家印会河医案选自《实用中医内科杂志》）

2. 思考讨论

（1）本案辨证为"心肾阳虚，水气不化"，试分析其依据。

编者按：患者老年女性，患病 27 年，正气亏虚，气虚无力推动血行，血滞为瘀，则心悸，唇紫，舌暗，脉结代；血不利则为水，则脘痛胁胀，尿少肢肿；气虚及阳，脾失温运，则纳差，便溏；心肾阳虚，肢冷多汗，动则气短加重，头目眩晕，步履维艰；肾主骨、生髓充脑，肾虚则腰膝酸软；舌淡、少苔、脉虚细为阳虚之象。综合分析，本证辨证为心肾阳虚，水气不化，病理性质本虚标实。

（2）本案辨证为心肾阳虚，治疗应温阳利水，试分析其处方配伍，用龙胆 1g，灶心土 120g 意义何在？

编者按：本病辨证为心肾阳虚，治疗应温阳利水，取真武汤合苓桂术甘汤加减。附子温肾暖土助阳，桂枝温阳化气利水；泽泻、茯苓、白术、灶心土健脾利湿；沙参、麦冬、五味子故取生脉散，固本养心；白芍、五味子、甘草酸甘化阴，滋阴养心，防止温阳利水太过伤阴；五味子、龙骨、牡蛎敛汗安神。该方用少量龙胆健胃醒脾，清代张锡纯《医学衷中参西录》曰："龙胆，味苦微酸，性寒，色黄属土，为胃家正药。其苦也，能降胃气，坚胃质；其酸也，能补胃中酸汁，消化饮食，凡胃热气逆，胃汁短少，不能食者，服之可开胃进食。"胃"传化物而不藏"，以通为补，苦以降逆，此药正顺应了胃的生理特征。另用灶心土 120g，质重而性温燥，有温脾暖胃、降逆止呕、燥湿止泻之功效。两者合用加强温中降逆之功效。

三、医案讨论

（一）曹鸣高医案

1. 医案

罗某，男，63 岁。初诊：1976 年 10 月 15 日。

主诉：胸闷心悸 2 年，加重 3 个月。

病史：2 年前发现动脉硬化症，时感胸闷心悸，倦怠乏力。今年间发心绞痛，在当地医院经心电图检查，诊断为冠心病、房性早搏，经治效果不显。3 个月前因受惊恐刺激，心悸心慌加重，九月来宁在某医院检查，诊断为阵发性房颤，伴室内差异性传导，更觉倦怠乏力，胸闷，气短心悸，惕惕不安，头晕，少寐多梦，食少，颜面及四肢麻木，面色㿠白，语声低微，精神萎靡；舌质红，苔黄腻，脉沉细数无力，至数模糊不清。

辨证：花甲之年，元气衰退，思虑过度，营血暗耗；复加惊恐，心无所倚。神无所归，气乱于中，心阳衰微，脉络痹阻，内外合因，以致心悸神摇，不能自主。

治法：振奋心阳，流通血脉。

处方：潞党参 9g，熟附片（附子）3g，紫丹参 12g，川桂枝 3g，川芎 4.5g，全当归 9g，鸡血藤 15g，桃仁泥 9g，大麦冬 12g，朱茯神 15g，炙甘草 4.5g。

二诊：药后面部及四肢麻木明显减轻，心悸亦减，精神大振；苔黄腻，脉仍细数不匀。治从原法。原方去桃仁，加仙灵脾 9g。

三诊：诸症续有好转，夜能安寐，心悸未发，四肢颜面麻木消失，纳食亦香，略感下肢无力。苔黄微腻，脉转弦滑，至数已匀。心电图复查示房颤消失，心律齐，心率 62 次 / 分。继予心肾同治，以善其后。处方：潞党参 9g，朱麦冬 9g，紫丹参 12g，全当归 9g，川断肉 12g，桑寄生 15g，朱茯神 15g，制首乌 12g，炒川芎 4.5g，灵磁石 20g，北五味 4.5g，炙甘草 3g。

用上方调治半个月，心悸房颤未发作，乃回原籍。翌年 4 月 28 日来信云："我是从事西药研究的，过去对中医认识不足，不意几十剂中药竟能收到如此满意的效果。"至 1980 年 3 月又来信，谓身体健康，脉搏、心电图等均正常。

（现代中医名家曹鸣高医案选自《中国现代名中医医案精华》）

2. 思考讨论

（1）试分析本案"脉沉细数无力，至数模糊不清"的病机。

（2）本案哪些药物的使用能体现"少火生气"的特点？

（二）袁金声医案

1. 医案

来某，女，65 岁。初诊：1991 年 5 月 10 日。

冠心病史 5 年，合并心律失常，心电图示：室性早搏（二联律，三联律），发作时心悸胸闷难忍，且反复发作，曾住院治疗，疗效不显。近日心悸加剧，服用抗心律失常西药治疗未效，遂来诊。诊见：精神萎靡，闭目懒睁，体质肥胖，唇色暗紫，心悸胸闷，夜间尤甚，动则加剧，面色萎黄，全身乏力，食少纳呆，下肢浮肿，便溏不爽，小便少；舌质淡而瘀滞，苔白厚腻，脉结代，时呈二联律、三联律，细弱无力。证属心气亏虚兼脾气不足，致心失所养，湿困脾阳，脾失健运。施以养心复脉，健脾利湿之法。宗炙甘草汤加减。

处方：炙甘草 18g，桂枝 9g，党参 15g，生姜 3 片，大枣 12 枚，藿香 15g，佩兰 15g，薏苡仁 10g，茯苓 15g，陈皮 10g，法半夏 l0g，龙骨（先煎）20g、牡蛎（先煎）20g，丹参 15g，郁金 15g，广木香 10g。5 剂，水煎服，每日 1 剂。

二诊（10 月 17 日）：心悸胸闷症明显减轻，舌质淡，白厚腻苔退为薄腻，脉象较前律齐，二联律、三联律减少，前方炙甘草易为 24g。继调 10 剂。

三诊（10 月 30 日）：心悸大为好转，但上楼或劳累时，尚感心悸、短气，纳食可，大小便调；舌质淡，苔薄白，脉细弱，偶见结代，但未见二联律、三联律。脉已得复，继投炙甘草汤合四君子汤加减以补心气，益脾气，继调 10 剂。

（全国师承指导教师袁金声医案选自《贵阳中医学院学报》）

2. 思考讨论

（1）试分析本案诊断为“心气亏虚兼脾气不足”的依据。

（2）炙甘草汤功效是什么？本案使用的依据是什么？

（三）严世芸医案

1. 医案

朱某，女，53 岁。初诊：2003 年 9 月 7 日。

主诉：胸闷心悸、头晕伴心烦 1 个月。

病史：1 个月前出现胸闷心悸、头晕。查心电图提示：avf 导联 ST 段下移 0.66mv。刻下：胸闷心悸，头晕，心烦欲哭，情绪不佳，腿酸软，手麻，颈项强，耳鸣，剑突下作胀，阵热汗出，怕冷，手足欠温，脉弦细，苔薄白。

诊断：更年期综合征，心悸。辨证：阴阳失调，心神不宁。

治法：调补阴阳，养心定志。二仙汤合柴胡加龙骨牡蛎汤加减。

处方：仙灵脾 12g，仙茅 15g，巴戟天 12g，柴胡 12g，黄芩 15g，牡丹皮 12g，甘草 6g，制川军 6g，地鳖虫 12g，桃仁、枣仁各 12g，川芎 15g，当归 15g，生龙骨、生牡蛎各 30g，赤芍 15g，枳壳 15g，桔梗 6g，葛根 15g，半夏 12g，茯苓 15g，桂枝 10g，淡豆豉 12g，山栀 12g。

此例患者时值更年期，情绪变化，出现胸闷心悸，伴有阵热汗出、怕冷、手足欠温、心烦等阴阳失调的症状。严师用“二仙汤”调补阴阳，合柴胡加龙骨牡蛎汤养心定志，并与血府逐瘀汤、丹栀逍遥散等方合用，患者服药 1 个月后情绪稳定，继续调整治疗 3 个月后诸症均除。

（全国师承指导教师严世芸医案选自《上海中医药杂志》）

2. 思考讨论

（1）本案为何选二仙汤合柴胡加龙骨牡蛎汤加减治疗？

（2）处方 23 味药中蕴含了哪几个方剂的组合？试说明其组成、功效。

（四）朱良春医案

1. 医案

患者，男，28 岁。患者素日工作劳累，兼之睡眠不足，经常头眩、耳鸣、心悸怔忡，近日心悸加剧。刻下：150 次 / 分，口干，心烦，夜眠不宁，舌质红，苔薄，脉细疾数。心电图检查提示室上性心动过速。西医诊断：室上性心动过速。中医诊断：心悸。证属肝肾阴虚，水不济火，君火妄动，上扰心神。治宜滋阴降火，宁心安神。处方：苦参 20g，生地黄 20g，黄连 5g，丹参 15g，功劳叶 15g，玉竹 12g，麦冬 10g，生牡蛎（先煎）30g，炒枣仁 30g，炙甘草 8g。

服药 5 剂，诸症皆有好转，心悸明显缓解，心率 94 次 / 分，自觉安适；舌质略淡，苔薄，脉细数。效不更方，继服 5 剂，心率降至 80 次 / 分。嘱患者注意劳逸结合，并以杞菊地黄丸善后之。

（国医大师朱良春医案选自《中医研究》）

2. 思考讨论

（1）患者经常头眩、耳鸣，与心悸之间有关系吗？

（2）本案中朱良春教授以苦参为君药，试述其功效主治及常用剂量，分析此处的主要作用。

四、临床拓展

1. 诊断要抓住主症以别轻重

心悸有惊悸与怔忡的区别，注意其鉴别。惊悸发病，多与情绪因素有关，可由骤遇惊恐、忧思恼怒、悲哀过极或过度紧张而诱发，多为阵发性，病来虽速，病情较轻，实证居多，病势轻浅，可自行缓解，不发时如常人。怔忡多由久病体虚、心脏受损所致，无精神等因素亦可发生，常持续心悸，心中惕惕，不能自控，活动后加重，每属实证，或虚中夹实，病来虽渐，病情较重，不发时亦可兼见脏腑虚损症状。惊悸多见于自主神经功能失常所致功能性心律失常；怔忡多见于器质性心律失常，临床以风湿性心脏病、冠心病、病毒性心肌炎多见。

2. 辨证与辨病相结合

辨证与辨病相结合，可以提高辨证的准确性。如功能性心律失常所引起的心悸，常表现为心率快速型心悸，多属心虚胆怯、心神动摇；冠心病引起的心悸，多为气虚血瘀，或痰瘀交阻而致；风湿性心脏病引起的心悸，以心脉瘀阻为主；病毒性心肌炎引起的心悸，多由邪毒内侵，内舍于心，常呈气阴两虚、瘀阻络脉证。

3. 心律失常的急危重症及处理

一般说多源性室性早搏、频发室性早搏、两个室性早搏联发及早搏落在前一个心动周期的 T 波顶点上，均被认为是危险征象，必须严密观察及时处理。对重症心律失常患者，应采用综合疗法，同时优选给药途径，如温阳益气、活血化瘀、养阴复脉等治法，联合应用抗心律失常药、心脏电复律、经导管射频消蚀、安装起搏器等，中西医结合治疗取长补短，协同作用，有助于疗效的提高。

【复习思考】

1. 试述临证如何辨别心悸的虚证和实证。

2. 如何理解心悸与“心脏之气不得其正”的关系？

（严冬）

第二节　胸　痹

一、知识要点

（一）概念

胸痹是指以胸部闷痛不适，甚则胸痛彻背、喘息不得卧为主症的一种疾病，轻者仅感胸闷不适，呼吸欠畅，重者则胸痛，严重者心痛彻背，背痛彻心，持续不解，面色苍白，大汗淋漓。古籍中有称“心痛”“厥心痛”“真心痛”“卒心痛”等。

（二）病因病机

胸痹的发生多与寒邪内侵、饮食不当、情志失调、久坐少动、年老体虚等因素有关，其病机总属本虚标实，在本为气血阴阳的亏虚，在标为气滞、血瘀、寒凝、痰浊，往往相互兼夹，病位在心，与肝、脾、肾诸脏密切相关，病机关键为心脉痹阻。胸痹病因病机示意图如下所示（图 2–3）。

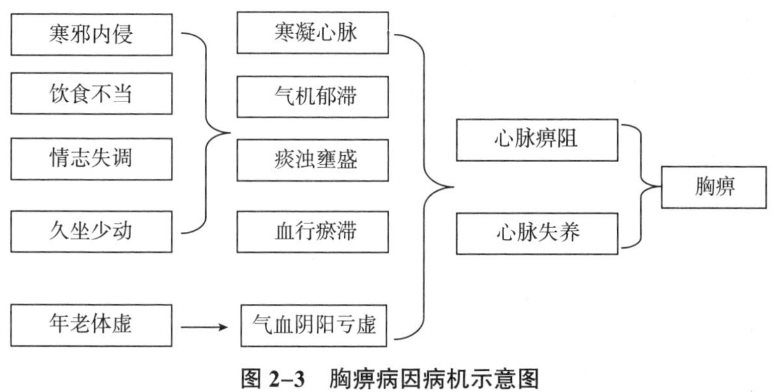

图 2–3　胸痹病因病机示意图

（三）辨证要点

根据胸痛部位、性质、诱因、持续时间和缓解方式等明确胸痹诊断，辨证应分清虚实及轻重缓急，标实主要有气滞、痰浊、血瘀、寒凝不同，本虚又有阴阳气血亏虚之别。疼痛持续时间短多为轻症，疼痛持续时间长、反复发作甚至数日不解者为重症或危候。若发作时伴汗出肢冷、气不得续、唇甲青紫等多属危重症。本病应与悬饮、胃痛、真心痛相鉴别。胸痹诊断辨证思路示意图如下所示（图 2–4）。

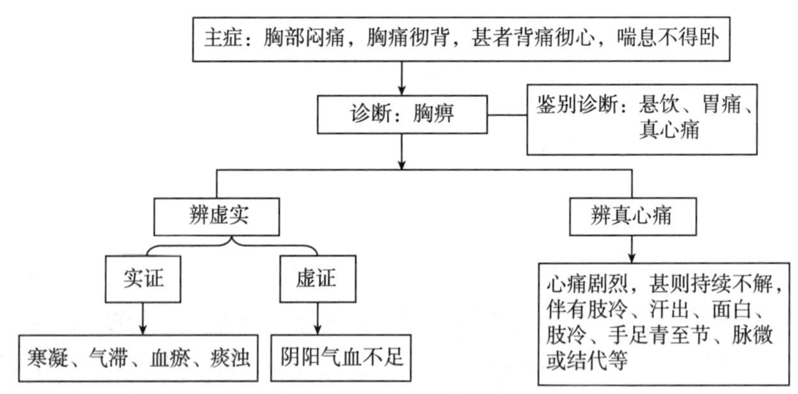

图 2-4　胸痹诊断辨证思路示意图

（四）治疗

胸痹心痛多是急危重症，临症应衷中参西，症状发作时当急则治其标，常以芳香温通、辛温通阳、活血化瘀、宣痹涤痰为法；病情稳定后再缓图其本，常以益气养阴、温阳补气、养血滋阴、补益肝肾等为法。治标儿重活血通脉，固本当重补益心气，必要时根据虚实标本的主次，兼顾同治。胸痹常见证治简表如下所示（表 2-2）。

表 2-2　胸痹常见证治简表

证名	症状	证机概要	治法	代表方	常用药
心血瘀阻证	心胸疼痛，如刺如绞，痛有定处，入夜为甚，甚则心痛彻背，背痛彻心，痛引肩背，可因暴怒，劳累而加重；舌质暗红或紫暗，瘀斑，舌下瘀筋，苔薄，脉弦涩或结、代、促	血行瘀滞，心脉不通	活血化瘀，通脉止痛	血府逐瘀汤	川芎、桃仁、红花、赤芍、柴胡、桔梗、枳壳、牛膝、当归、生地黄、降香、郁金
气滞心胸证	心胸满闷，隐痛阵发，痛无定处，时欲太息，遇情志不遂时容易诱发或加重；苔薄或薄腻，脉细弦	情志抑郁，气滞心胸，血脉不和	疏调气机，和血舒脉	柴胡疏肝散	柴胡、枳壳、白芍、香附、陈皮、川芎、甘草
痰浊痹阻证	胸闷重而心痛微，遇阴雨天而易发作或加重；舌体胖大且边有齿痕，苔浊腻或白滑，脉滑	痰浊盘踞，胸阳失展，气机痹阻，脉络阻滞	通阳泄浊，豁痰宣痹	瓜蒌薤白半夏汤合涤痰汤	瓜蒌、薤白、半夏、胆南星、竹茹、人参、茯苓、石菖蒲、陈皮、枳实、甘草
阴寒凝心证	卒然心痛如绞，心痛彻背，喘不得卧，多因气候骤冷或骤感风寒发病或加重；苔薄白，脉沉细或沉细	素体阳虚，寒凝气滞，心阳不振	辛温散寒，振通心阳	枳实薤白桂枝汤合当归四逆散	桂枝、细辛、薤白、瓜蒌、当归、芍药、枳实、厚朴、甘草
心气不足证	心胸隐痛，时作时休，心悸气短，动则益甚；倦怠乏力，声息低微，面色㿠白，易汗出；舌质淡红，舌体胖且边有齿痕，苔薄白，脉虚细缓或结代	心气不足，阴血亏耗，血行瘀滞	益气通脉，鼓动心阳	生脉散合人参养荣汤	人参、黄芪、炙甘草、桂枝、麦冬、五味子、熟地黄、当归、白芍、白术、茯苓、陈皮、炒远志

续表

证名	症状	证机概要	治法	代表方	常用药
心肾阴虚证	心痛憋闷，虚烦不寐，心悸盗汗，腰酸膝软，头晕耳鸣，口干便秘；舌红少津，苔薄或剥，脉细数或促代	心肾阴虚，心失所养，阴虚火旺，血脉不畅	滋阴清火，养心和络	天王补心丹合炙甘草汤	生地黄、玄参、天冬、麦冬、人参、炙甘草、茯苓、柏子仁、酸枣仁、五味子、远志、丹参、当归、芍药、阿胶、桂枝
心阳虚衰证	心悸而痛，胸闷气短，自汗，动则更甚，面色㿠白，神倦怯寒，四肢欠温或肿胀；舌质淡胖，边有齿痕，苔白或腻，脉沉细迟	阳气虚衰，心阳不振，命门火衰，血行瘀滞	温补阳气，振奋心阳	参附汤合右归饮	人参、附子、炙甘草、熟地黄、山药、山茱萸、枸杞子、杜仲、菟丝子、肉桂、当归、鹿角胶

二、医案分析

（一）孟澍江医案

1. 医案

张某，女，55 岁。初诊：1987 年 11 月 11 日。

病史：患冠心病已 5 年余，常因受寒或情绪激动而引发；发时，每含硝酸甘油片即在数分钟内而缓解。此次因受寒而发，已有 3 日。心绞痛呈缩窄痛，或呈明显的压痛，位在胸骨后或左前胸，可反射到左肩左臂，形寒肢冷；脉沉迟，苔白微腻。

辨证：气滞血瘀兼痰浊阻于经脉，经络不通，胸阳不振，引起心痛。

治法：温经散寒，通阳活血，祛痰理气。

处方：全瓜蒌 12g，薤白 6g，细辛 3g，川芎 8g，生蒲黄 15g，姜黄 6g。

二诊：服前方药 5 剂，胸痛即获缓解，但自觉胸中有冷气，此胸阳不振也。仍守原方加味。处方：前方加高良姜 3g。

三诊：前方又服 10 剂，痛势基本趋于平定，但胃纳仍差，不思饮食，仍属胃阳未复。于是在前方中加山楂 12g，大枣 5 枚。

再服药 5 剂，痛势全消。其后，即使有诱发因素而小有发作，痛势亦较轻微。再嘱其按前方间日服药 1 剂，服 10 剂后，病告痊愈。

（现代中医名家孟澍江医案选自《中国现代名中医医案精粹》）

2. 思考讨论

（1）本案为何“常因受寒或情绪激动而引发”？

编者按：患者女性，55 岁，患冠心病已 5 年余，正气亏虚、胸阳不振是发病基础，受寒或情绪激动是发病之因。正虚易受邪侵，此次因受寒而发，寒凝心脉，气血运行不畅，不通则痛，表现为心绞痛呈缩窄痛，或呈明显的压痛，位在胸骨后或左前胸，可反射到左肩左臂，形寒肢冷、脉沉迟、苔白为寒证。胸阳不振，心主血脉功能失职，血行不畅，当情志刺激，肝气郁滞，又进一步加重血行瘀滞，不通则痛，发为胸痹。

（2）本案为何用川芎、生蒲黄活血药?

编者按：瘀血阻滞心脉是胸痹心痛重要的病理机制，往往贯穿始终，瘀血的形成多由气阳不足或气阴两虚而致，也可由寒凝、痰浊、气滞发展而来，加之本病反复发作，迁延日久，多表现为气虚血瘀或痰瘀交阻、气滞血瘀等夹杂证候。本案辨证属寒凝心脉证，虽瘀血征象不显，但因寒主收引，心主血脉，寒凝则气血运行不畅，气滞血瘀痹阻心脉，又会加重病情。一诊时，方中用细辛、薤白以辛通胸阳；姜黄辛温，行气活血，通经止痛；瓜蒌化痰散结；川芎、蒲黄行气活血，通络止痛；全方共奏辛温散寒、理气活血、通脉止痛之功效。现代药理学证实川芎、瓜蒌有扩张冠状动脉、增加血流量的作用，蒲黄、细辛亦有扩张血管、降低外周阻力、增加心排血量的作用。

（二）张伯臾医案

1. 医案

韩某，男，54岁。

有冠心病史5年，1981年因急性心肌梗死住院治疗半年。出院后常因受寒、劳累或情绪变动诱发心绞痛，痛时以左胸为主，甚则牵引左胁左背作痛。心电图示：V4～V6 T波倒置、aVLT波双相。诊时痛苦面容，面色晦滞，左胸刺痛，夜间尤甚，心悸气短，舌紫暗，边尖略红，苔薄，脉细涩。证系心脉瘀阻，不通则痛。拟活血化瘀，行气止痛。

处方：桃仁12g，红花6g，赤芍、川芎各9g，当归12g，炙乳香、没药各6g，失笑散（包煎）12g，桂枝4.5g，枳壳、桔梗各9g。4剂。

二诊：药后，胸痛昼日已减少，夜间仍旧发作，心悸胸闷，脉舌如前，再依原法续治。原方去失笑散，改用生蒲黄（包煎）12g，炒枣仁12g。7剂。

三诊：投用化瘀通脉，4日来胸痛未发作，但胸闷心悸，神疲乏力，面仍晦滞，舌暗红，脉细。脉络渐通，虚象显露。再予养心通络法。药用：桃仁、赤芍、白芍、川芎各9g，炙生地黄、当归各12g，丹参、黄芪各15g，甘草6g，桂枝3g，炒枣仁12g，桔梗9g。10剂。

后再按上方增损，又服10余剂，心痛基本消失，心电图复查：除前壁陈旧性心肌梗死外，其余无异常。

（现代中医名家张伯臾医案选自《辽宁中医杂志》）

2. 思考讨论

（1）试分析本案三诊处方变化及意义。

编者按：本案病情凶险，心绞痛剧烈，张氏初诊用血府逐瘀汤理气活血、化瘀止痛，但尚嫌病重药轻，故加失笑散、乳香、没药重在化瘀止痛。二诊胸痛白天已减少，夜间仍发作，病情稍为减轻，原方去失笑散，改用生蒲黄活血、酸枣仁养心安神。三诊时心络渐通，胸痛明显缓解，出现邪衰正亏，故减乳香、没药、红花等攻伐药，而加用黄芪、生地黄、桂枝、甘草补益心气而助血行。体现急则治其标，缓则治其本的诊治思路。

（2）本案例既往心肌梗死病史，临床属高危重症，若失治误治可能出现哪些转归，当给予如何处理?

编者按：本病案既往心肌梗死病史，若失治误治可能出现以下转归：心血瘀阻，气机不畅，可发展为真心痛，心痛剧烈，甚则持续不解，伴汗出、肢冷、面白、唇紫、手足青至节、脉微或结代。严重者可发展为心阳欲脱，症见四肢厥冷，大汗淋漓，呼吸微弱，精神萎靡，脉微欲绝，应予参附汤回阳救逆。心血瘀阻，气机不畅，影响水液代谢，瘀水互结，症见胸闷痛、动则气短、心悸、不能平卧、汗出乏力、面浮肢肿等，治以益气温阳，化瘀利水，予真武汤加减。心血瘀阻，新血不生，日久转为气血不足证，症见胸痛隐隐、时作时止、面色无华、心悸气短等，治以补气养血，予八珍汤加减。

三、医案讨论

（一）邓铁涛医案

1. 医案

侯某，男，65岁，病案号0065917。

患者因大便时突发压榨性胸闷痛，持续不缓解于2001年2月1日入院。诊见：神疲，气短，面色苍白，胸闷痛，纳差，睡眠差。检查心肌酶谱及动态心电图提示急性广泛前壁心肌梗死。中医诊断：胸痹，真心痛（心阳不振）；西医诊断：冠心病，急性心肌梗死。中医治以益气温阳。西医以抗凝、扩冠、利尿等抗心衰处理。患者间有神志异常，躁动，应答不切题。镇静剂及对症处理疗效不明显。2月22日请邓教授会诊：间发胸闷痛，狂躁，发作后不知所言，气促，舌暗红，苔黄浊，脉细略数。证属痰火上扰。急则治标，以礞石滚痰丸清泻痰火，开窍醒神。处方：礞石20g，沉香12g，大黄（后下）6g，黄芩15g，芒硝（冲）10g。2剂，水煎服，每天1剂。

二诊（2月24日）：胸闷减，大便溏，每天1次。神志异常缓解，咳嗽，面色淡白无华、晦滞，鼻准头无光泽，舌嫩，苔薄，脉左细右弦。证属气阴两虚，治以益气养阴，活血除痰。处方：党参24g，茯苓、白术各15g，橘红、枳壳各6g，黄芪、五爪龙各30g，竹茹、胆南星、红枣、紫菀、百部各10g，石斛20g，三七末（冲）1.5g。2剂。

药后患者神志正常，胸闷除，行冠脉造影术示：前降支近段99%狭窄，TIMI 0级。经PTCA（经皮冠状动脉成形术）后残余狭窄45%，TIMI 3级。精神稳定，无胸闷痛。以原方调理1周后出院。门诊仍以邓教授冠心方加减，随访10月一般情况良好。

（国医大师邓铁涛医案选自《新中医》）

2. 思考讨论

（1）本案诊断为真心痛（心阳不振），为何用礞石滚痰丸治疗?

（2）试分析一诊、二诊用药不同之处，说明理由。

（二）颜德馨医案

1. 医案

周某，男，68岁。患冠心病心绞痛，心肌梗死。胸闷心痛，痛彻项背，入夜频发，甚则日发10余次，反复住院，遍用中西药，旋复旋愈，脉沉细，舌紫苔薄。此乃心气不足，血行无力，证属气虚夹瘀之胸痹，治当益气活血，方用益心汤：黄芪、党参各15g，丹参15g，葛根、川芎、赤芍各9g，山楂、决明子各30g，石菖蒲4.5g，降香3g，三七参粉、血竭粉各1.5g。服药一周，胸闷已除，痛势亦缓，上方加入参粉1.5g吞服，1周后，心绞痛未发，病情好转，原方去三七参粉、血竭粉，续服3月余而停药。随访5年，病情稳定。

（国医大师颜德馨医案选自《中国中医药现代远程教育》）

2. 思考讨论

（1）试分析本案例一诊处方中运用丹参、三七参等大量活血药的依据。

（2）服药一周后症状明显缓解，二诊为何加用人参粉？

（三）陈可冀医案

1. 医案

哈某，男，43岁，内蒙古呼和浩特人。初诊：2003年10月28日。

患者1年前因阵作胸闷痛在安贞医院行冠状动脉造影示：左冠状动脉前降支、回旋支狭窄90%以上，冠状动脉腔内成形术（PTCA）并安装支架3枚。两个月后再次出现心绞痛，于北京另外一大医院就诊考虑支架内再狭窄引起，再次行冠状动脉造影，证实此结果，予球囊扩张并再次安装支架3枚。以后经常出现腹胀、久坐明显、得矢气好转，平时口服单硝酸异山梨酯、阿司匹林、硫酸氢氯吡格雷、比索洛尔、辛伐他汀等，症情好转不明显。现仍有胸闷痛，食纳可，二便调。既往有高脂血症史10年，吸烟30余年。查体：舌暗，边有齿痕、苔根部白厚腻、脉沉细；血压120/70 mmHg，心率62次/分。中医诊断：胸痹，阳虚血瘀痰阻；西医诊断：冠状动脉粥样硬化性心脏病，不稳定型心绞痛，PTCA+2次支架术后，心功能Ⅱ级，高脂血症。治疗原则：温阳化痰活血。血府逐瘀汤加减：桃仁10g，赤芍10g，白芍10g，金铃子10g，红花12g，全当归12g，川芎10g，柴胡10g，枳壳10g，桔梗10g，藿香5g，佩兰15g，乌药10g，生甘草10g。水煎分服，每日2次。

二诊（2004年4月8日）：患者胸背及肩胛部闷痛不适，畏寒喜暖，胸胁胀满，嗳气，二便调，查体：舌暗，苔黄腻，脉沉弦。以良附丸与逍遥散加减：荜拨10g，良姜10g，元胡12g，檀香10g，白芍12g，柴胡12g，红花12g，丹参30g，生黄芪30g。

三诊（2004年4月28日）：背痛缓解，胃脘堵胀，嗳气好转，背仍畏寒，查舌紫暗，苔腻不明显，脉沉弦。上方荜拨、良姜加至12g，另加赤芍15g，玫瑰花12g，以加强温通行气活血之功效。半年后其妻因乏力、月经紊乱请陈老师诊治，问及其夫目前状况，非常高兴，诉一直坚持服用陈老师的处方，维持症情稳定。

（中国科学院院士陈可冀医案选自《中西医结合心脑血管病杂志》）

2. 思考讨论

（1）血府逐瘀汤的适应证是什么？试分析本案为何首诊用此方治疗？

（2）二诊时为何换良附丸与逍遥散加减治疗？

（四）周仲瑛医案

1. 医案

患者，女，56 岁。初诊：2005 年 2 月 21 日。

患者近来常感心胸闷疼、烦躁，服药（冠心七味片）后症状有所减轻。近来凌晨前有闷疼现象，右半颈臂、腰腿疼，偶有麻感。今测血压 153/90mmHg。心电图示：心肌供血不足（2003 年 12 月 12 日，江苏省人民医院）。既往患有冠心病 10 年余，高血压 3 年余，平素血脂偏高。舌暗红，苔黄腻。脉细沉取兼滑。辨证：气阴两虚，心经郁热，痰瘀阻络。处方：功劳叶 10g，葛根 20g，太子参 10g，大麦冬 10g，丹参 15g，川芎 10g，山楂肉 15g，熟酸枣仁 20g，黄连 3g，炙甘草 3g，知母 10g，瓜蒌皮 12g，娑罗子 10g，罗布麻叶 20g。7 剂，水煎服，早晚各 1 次。

（国医大师周仲瑛医案选自《环球中医药》）

2. 思考讨论

（1）试分析本案的辨证依据。

（2）胸痹心痛多属"阳微阴弦"，本案为何运用功劳叶、知母等具清热功用的药物？

四、临床拓展

1. 诊断首先要抓住胸痹临床表现 5 要点

胸痹主症虽多为当胸闷痛，但临床表现往往复杂多变，欲明确诊断首先要抓住临床表现五要点。一是部位：典型者为膻中及左胸膺部，也可窜及肩背、左上臂内侧、咽喉、胃脘部等，其特点是部位多较广泛而非局限。二是性质：有闷痛、灼痛、绞痛、刺痛、隐痛等不同，但也可仅表现为不适感而无明显疼痛，临床切不可拘泥于此。三是诱因：胸痹症状发作多有诱因，多数在劳作当时即刻发生，或由于饱餐、寒冷刺激、情绪激动所诱发，也有部分安静状态下发病者。四是持续时间：胸痹发作时作时止，具有反复发作特点，一般持续几分至十数分钟。五是缓解方式：轻者经休息即可缓解，稍重者需含服芳香温通类药物。

2. 辨证要辨别虚实，分清标本，识别危急重症

本病属本虚标实，发作期多以标实为主或虚实夹杂，缓解期多以本虚为主。本虚以阳气不足，阴精亏损为主；标实以气滞、阴寒、痰浊、血瘀为主，临床各有侧重或兼夹，气滞者胸闷重而痛轻，易走窜，兼见胸胁胀满，善太息，憋气，苔薄白，脉弦；阴寒者多绞痛难忍，尤其是感寒或寒冷季节容易发生或加重，伴畏寒肢冷，舌苔白滑，脉沉迟；痰浊者多窒闷而痛，同时伴有气短喘促，肢体困重，苔浊腻，脉弦滑；血瘀者胸部刺痛，固定不移，夜间多发，舌紫暗或有瘀斑瘀点，脉细涩或结代。若疼痛剧烈，持续不解，伴汗出肢冷，面色苍白，唇甲青紫，脉散乱或微细欲绝，服药后难以缓解，甚则有心脱、心衰之虞者，属真心痛之危候。

3. 胸痹治疗应灵活运用通与补

胸痹病理性质为本虚标实，心脉闭阻与正气内虚常同时并见，并且互为因果，治疗本着“补其不足，泻其有余”的原则，常用通法与补法。通法适用于实证，急性发作期用治标之法，包括芳香温通法、宣痹通阳法、活血化瘀法等。此外，辛温散寒、泄浊豁痰等亦属于通法。补法适用于虚证，病情缓解期用治本之法，包括温阳补气、益气养阴、滋阴益肾等。临证是先通后补，先补后通或通补兼施，按虚实主次缓急而施治。注意“通”法不局限于活血化瘀法，且活血化瘀药、芳香温通药大多辛温走窜，不宜过用久服，以免耗气伤阴，用药要补而不滞，滋而不腻，逐邪而不伤正。

4. 尤当重视胸痹病症预防

胸痹虽多于中老年发生，气阳亏虚、胸阳不展是发病之本，但长期嗜食肥甘、烟酒成癖或消渴，或眩晕者多因痰浊、血瘀之变而致心脉痹阻，胸痹心痛发作，故临证尤当重视胸痹病症预防，非当胸痛发作之时才急治其标，而当积极调摄生活，杜绝不良嗜好，控制消渴、眩晕之证，以使气机调畅，胸阳得展，所谓“未病先防，既病防变”。

【复习思考题】

1. 胸痹的基本病机是什么？如何理解“阳微阴弦”？

2. 简述胸痹的诊断要点和辨证依据。

3. 通法和补法是胸痹治疗中的大法，请举例说明在胸痹治疗中如何应用以通为补、通补结合？

（方祝元）

第三节 心衰

一、知识要点

（一）概念

心衰是以心悸、活动后气喘、肢体水肿为主症的一种病证，是多种慢性心系疾病反复发作、迁延不愈的最终结局，少数也可能是急性心系疾病导致的心体受损、心用不支的危重状态。古籍中有“心水”“心胀”“喘证”等相关描述。

（二）病因病机

本病的病因可溯源于久患心之诸病，如胸痹、真心痛、心悸等，心用过度，日久不复，导致心体受损，心用（气阳）耗竭不支，使气血津液运行不利，奉养无权，每可因复感外邪、劳倦太过、情志刺激、妊娠分娩或过食咸寒等诱发或加重。病理性质总属本虚标实，气阳亏虚为本，瘀水互阻为标，多沿循气（阳）亏虚→瘀血阻滞→水饮停蓄→阴阳俱损的规律发展演变，病位主要在心，涉及肺、肝、脾、肾诸脏。心衰病因病机示意图如下所示（图 2-5）。

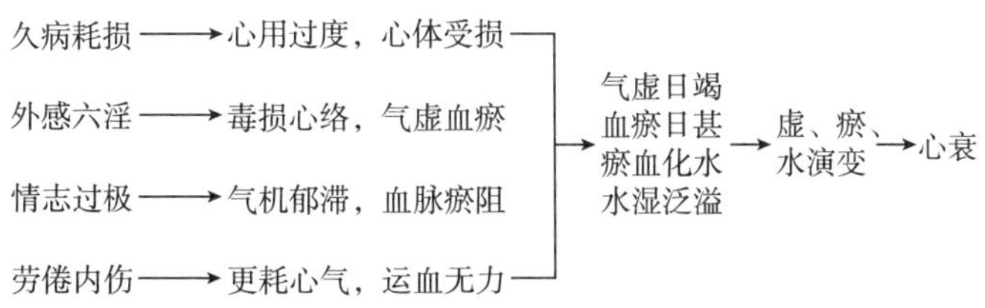

图 2–5　心衰病因病机示意图

（三）辨证要点

心衰临床辨治应衷中参西，特别是对基础病的认识最为关键，应了解久患心系疾病的具体病症，如胸痹、真心痛等，采取针对性的处理。辨证主要是辨标本虚实及轻重缓急。本虚需辨气、血、阴、阳及脏腑之异，标实则需明确血瘀、水饮程度，或交互为患。心衰发作有轻重缓急，轻者仅表现为气短乏力，重者则可喘息心悸，不能平卧，甚至有厥脱危候。本病要注意与喘证、鼓胀、水肿相鉴别。心衰诊断辨证思路示意图如下所示（图 2–6）。

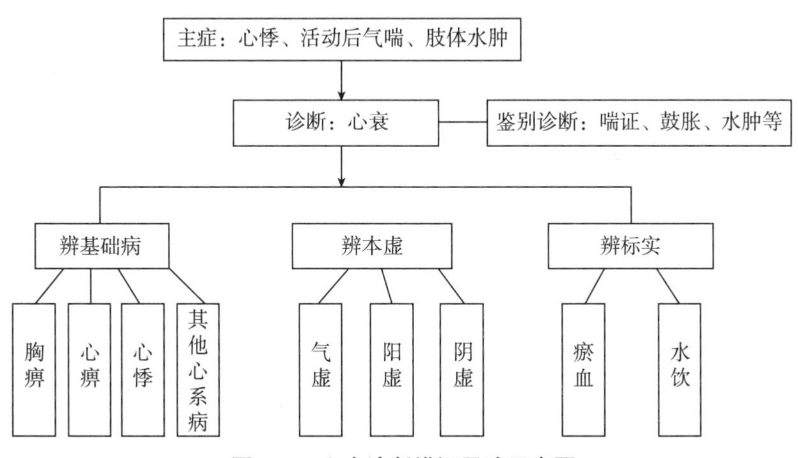

图 2–6　心衰诊断辨证思路示意图

（四）治疗

心衰治疗以益气温阳、活血利水为总体原则，同时积极干预基础心系疾病。早期多以心肺气虚为主，以补益心肺为要；中期可见气阴两虚、瘀血内阻之证，则应益气养阴，同时注重活血化瘀；后期气虚及阳，瘀水互阻，阴阳俱损，当根据本虚标实之程度，以温阳化气利水，兼活血助阴为法。心衰常见证治简表如下所示（表 2–3）。

表 2–3 心衰常见证治简表

证名	症状	证机概要	治法	代表方	常用药
气虚血瘀证	胸闷气短，活动后诱发或加重，心悸，间有闷痛；舌淡胖或淡暗有紫斑，脉沉细或涩、结代	心气不足，运血无力，血行瘀滞	补益心气，活血化瘀	保元汤合血府逐瘀汤	人参、黄芪、肉桂、生姜、甘草、当归、生地黄、桃仁、红花、川芎、牛膝
气阴两虚证	心悸气短，体瘦乏力，心烦失眠，口干颧红，腰膝酸软，尿少肢肿；舌暗红少苔，脉细数或虚数	气阴两虚，心失所养	益气养阴，活血化瘀	生脉散合血府逐瘀汤	人参、麦冬、五味子、当归、生地黄、桃仁、红花、川芎、牛膝
阳虚水泛证	心悸气短，动则尤甚，甚而端坐不得卧，形寒肢冷，神疲乏力，尿少肢肿，面色苍白或晦暗，口唇青紫；舌淡暗苔白，脉沉弱或沉迟	心肾阳虚，水湿泛滥	益气温阳，化瘀利水	真武汤	熟附子、生姜、桂枝、茯苓、白术、泽泻、猪苓、丹参、川芎、牛膝
阴竭阳脱证	心悸喘憋不得卧，呼吸气促，张口抬肩，烦躁不安，或淡漠，大汗淋漓，四肢厥冷，颜面发绀，唇甲青紫，尿少或无尿；舌苔胖而紫，脉沉细欲绝或浮大无根	心阴枯竭，阳无所依，阴竭阳脱	益气回阳固脱	四逆加人参汤	人参、熟附子、干姜、炙甘草

二、医案分析

（一）曹鸣高医案

1. 医案

陈某，女，58 岁。初诊：1981 年 3 月 13 日。

患慢性充血性心力衰竭、心房纤维颤动已数年。常服地高辛、氢氯噻嗪等药物。近来病情加重，心悸气短，动则尤甚，胸腹胀满，不能平卧，大便不实，小便极少。颧面发绀，口舌干燥，全身水肿，腰以下尤甚，两腿红肿光亮，发热作痒，舌质红，苔薄黄，脉弦数，心率 152 次 / 分、强弱不等。久病心脾交困，气阴交亏，水饮停积，气道闭塞，三焦决渎失司，水液不得下泄，证属本虚标实。治宜理气除满，利水祛饮。予宗金匮己椒苈黄丸。

处方：甜葶苈 10g，制锦纹 5g，川椒目 3g，防己 10g，广木香 6g，丹参 15g，泽兰、泽泻各 10g，带皮茯苓 15g，炙蟾皮 5g，大腹皮 10g，川牛膝 10g，紫降香 5g，车前子（包煎）12g。

二诊：药后心悸气短改善，饮食尚可，大便每日 2 次，两腿肿胀，以右为甚，小便较利，脉细弦，至数不匀。原方去牛膝、大腹皮，加苏木 10g，川芎 5g，万年青根 15g。

三诊：小便增多，腿肿晨退，心悸短气大减，舌苔右边光剥，质红。治从原意，原方去降香、川芎，加生地黄 15g，淡附片 3g。

四诊：病情明显好转，水肿晨起全退，夜间时有心慌，脘腹作胀，时欲太息，舌质偏红，苔剥，脉细数，至数不匀，心率 110 次 / 分，原方去苏木，生地黄加至 30g。

患者经治症状消失后，一度停药。不久病情又发，发作如前，心率 132 次 / 分，仍予初诊原方加减调治，服药后肿退，悸减，心率 108 次 / 分。以后继续服药，疗效巩固稳定。

（现代中医名家曹鸣高医案选自《江苏省中医院中医临床家》）

2. 思考讨论

（1）请分析本案为何选用已椒苈黄加味治疗？

编者按：心衰的水肿表现多以下肢水肿较为常见，也有患者表现为全身水肿。本案患者全身水肿，腰以下为甚，胀满不能平卧，心慌气短，动则尤甚，颧面发红，水气上凌，上下交困，气血逆乱，其势危急，但望其皮肤光亮，其皮薄泽，其色发红，焮热作痒，是湿热郁蒸与水相搏，淫溢肌肤之间，影响心肺之正常功能，颇似阳水之例，故选用已椒苈黄加味。

（2）本案三诊处方中均有活血化瘀之品，如泽兰、丹参、川芎等，结合心衰病理因素谈谈你对此的认识。

编者按：心衰临床以心悸、气喘、水肿为主症，其本虚多为心肾气阳亏虚，心主血，心之气阳不足，则血失之推动，脉失之温煦，血行不畅而成瘀。肾主水，肾之气阳亏虚则开阖失司，水行不利，泛溢肌肤。瘀血，水饮常交互为患，两者互相影响，共成心衰重要病理因素，正如清代唐宗海《血证论・汗血》曰："血与水本不相离……是水病而不离乎血者也……瘀血化水，亦发为肿，是血病而不离乎水者也。"因此，活血利水成为心衰重要的治疗原则，故本案在宗已椒苈黄利水之功的同时，三诊处方中均加用了不同的活血化瘀之品，如泽兰、丹参、牛膝、川芎、苏木等。

（二）唐蜀华医案

1. 医案

马某某，女，58 岁。初诊：2007 年 5 月 8 日。

患者一月来反复出现活动后胸闷气短，汗多，乏力，怕冷，易倦，夜间阵发性呼吸困难，咳嗽，咳吐白色泡沫样痰，量多，有时夹粉红色。以往经常浮肿，近服利尿剂好转。又诉近来左胸时或刺痛不适，每次发作约 10 分钟，可自行缓解，每月发作 3 ～ 4 次。上腹部略有痞胀，嗳气，大便日一行，质软溏，舌苔薄、质淡红，边多齿印，舌背青筋明显，脉细缓。20 天前住院诊断为：心功能不全，心律失常（Ⅰ度房室传导阻滞）。心脏彩超示：左心舒张功能减退。全胸片示：心影向左下扩大，肺动脉段膨出，肺瘀血。病属心衰，中医辨证属心肾阳气不足，饮邪内生，凌心犯肺。

处方：炙黄芪 60g，潞党参 15g，炒白术 15g，连皮苓 15g，炙桂枝 10g，仙灵脾 15g，葶苈子 15g，苏子 10g，车前子（包煎）15g，前胡 12g，桑白皮 10g，紫丹参 15g。10 剂，常法煎服。

二诊（2007 年 5 月 18 日）：胸闷气短明显好转，夜间阵发性呼吸困难已除，能平卧，咳嗽咳痰明显减少，易于咳出，无粉红色痰，精神体力改善。上腹仍有痞胀，嗳气为舒，苔脉如前。药既中的，守治勿懈。上方前胡加至15g，加白参3g，炒枳壳12g。7剂。

三诊（2007年5月28日）：活动后胸闷、气短十减其六，运动耐力改善，夜间能高枕入眠，咳嗽仍存，但咳痰明显减少，两胁肋或不适，大便日行、质溏，舌苔薄、质淡红、质嫩边有齿印，脉小缓。查体：心率68次/分，心律齐，心音略低，两肺未及明显干湿性啰音，下肢无水肿。仍属心、肺、脾、肾阳气不足，水饮初化，而宣降违和，健运不力，击鼓继进。去炙桂枝，加猪苓15g，陈皮10g，姜半夏10g。后共服药3月余，症情平妥。

（全国师承指导教师唐蜀华医案选自《江苏中医药》）

2. 思考讨论

（1）本案心衰患者，为何反复出现咳嗽咳痰？

编者按：心衰临床多见气短、呼吸困难、心悸、水肿等，病位在心，与肺、脾、肾相关。心肺同居上焦，肺朝百脉，辅心行血。本案患者年近六旬，平素乏力，易汗，肺气不足，卫外不固，易感外邪；上腹痞胀，嗳气为舒，胁肋不适，大便质溏，肝郁脾虚，运化失健，痰湿水饮内生而干肺；病程日久，肾阳不足，水湿不化故怕冷、水肿等，水饮凌心致心悸，上犯于肺亦可致咳嗽、咳痰等。

（2）试分析本案首诊处方配伍意义。

编者按：本案乃由心肺脾肾阳气不足、水饮内生所致。治疗予大剂量黄芪、党参、白术、仙灵脾补脾肺之气，助心行血且利水；桂枝通阳化气；前胡宣畅肺气；丹参养血活血；车前子、连皮苓淡渗利水；葶苈子、苏子、桑白皮泻肺平喘。

三、医案讨论

（一）施今墨医案

1. 医案

张某，女，30岁。自幼劳苦，生活条件亦差，患心脏病已近10年，未曾适当治疗。后来京工作1年，屡经医院诊治，病情未见好转。最近1个月又现浮肿，尤以下肢为甚，气短心慌，小便不利。舌润苔白腻，脉沉迟。病经十载，心气早亏，火衰水寒，遂见浮肿。拟强心健脾，温阳利水法为治。

处方：川桂枝5g，汉防己12g，绵黄芪20g，炒远志10g，赤茯苓12g，赤小豆25g，川厚朴5g，糠谷老15g，旱莲草10g，白通草5g，车前草10g，炙草梢5g，黑豆衣（热黄酒淋3次）12g。

二诊：服药2剂，症状如前。前方加附片6g，于术6g，金匮肾气丸（包煎）25g，滋肾丸（包煎）12g。

三诊：前方服6剂见效，小便增多，浮肿见消，去糠谷老、黑豆衣，加淡猪苓10g，冬瓜子12g，冬葵子12g。

四诊：又服6剂，小便增多，浮肿大减，只足跗仍肿，晚间尤甚，心跳、气短均见好，唯感胸闷，行动微喘。拟开肺气行水。处方：川桂枝10g，汉防己12g，赤茯苓12g，赤小豆25g，绵黄芪20g，炙麻黄3g，川附片6g，淡猪苓10g，野于术10g，炒远志10g，川厚朴5g，冬瓜子20g，冬葵子20g，车前草10g，旱莲草10g，炙草梢5g，金匮肾气丸（包煎）25g，滋肾丸（包煎）12g。

五诊：服药10剂，除两跗稍肿外，余无他症，拟服丸药巩固。金匮肾气丸20g，每日早晚各服10g，服1个月。

（现代中医名家施今墨医案选自《施今墨临床经验集》）

2. 思考讨论

（1）心衰诊治中利水是重要治则，本案中应用多种利水药，试述其异同。

（2）心衰有稳定期和发作期，其病机有何不同？本案中稳定期的治疗原则是什么？

（二）刘渡舟医案

1. 医案

孙某，男，53岁。初诊：1991年5月25日。

患者有风湿性心脏病史，近因外感风寒，病情加重。心悸，胸憋喘促，咳吐泡沫状白痰、量多。昼夜不能平卧，起则头眩。四末厥冷，腹胀，小便短少，腰以下肿，按之凹陷不起。食少呕恶，大便干结。视其口唇青紫，面色黧黑，舌白滑，脉结。西医诊断为风湿性心脏病，充血性心力衰竭，心功能Ⅳ级。刘老辨为心、脾、肾三脏阳虚阴盛而水寒不化之证。治当温阳利水，方用真武汤加味。

处方：附子10g，茯苓30g，生姜10g，白术10g，白芍10g，红参6g，泽泻20g。

二诊：服三剂后，小便增多，咳嗽锐减，心悸腿肿见轻。续用真武汤与苓桂术甘汤合方，温补心、脾、肾三脏，扶阳利水。处方：附子12g，茯苓30g，生姜10g，白芍10g，白术12g，桂枝6g，炙甘草10g，党参15g，泽泻15g，干姜6g。

三诊：服上方十余剂，小便自利，浮肿消退，心悸、胸闷等症已除，夜能平卧。唯觉口渴，转方用春泽汤：党参15g，桂枝15g，茯苓30g，猪苓20g，泽泻20g，白术10g。从此而病愈。

（全国师承指导教师刘渡舟医案选自《刘渡舟临证验案精选》）

2. 思考讨论

（1）本案证属阳虚阴盛而水寒不化之证，试分析其辨证依据。

（2）本案刘老先后应用真武汤、苓桂术甘汤、春泽汤等方，试分析其调方意义。

3. 拓展

清代程文囿《医述·杂证汇参》曰："阴盛阳虚，则水气溢而为饮，然而病变不同，治法有异。如脾、肾阳虚，膀胱气化不通者，取苓桂术甘汤、茯苓饮、肾气、真武等法，以理阳、通阳及固下益肾，转旋运脾为主。"

（三）朱良春医案

1. 医案

陈某，女，36岁。初诊：1987年9月16日。

主诉：咳喘、怔忡、足肿已经6年余。

病史：素有风湿性关节炎，经常发作，六年前自觉心悸气短，活动后更甚，其势日益加剧，胸闷如窒，有时刺痛，咳喘，有时痰中带血。入暮足肿，翌晨稍退。乃去医院检查，确诊为风湿性心脏病，二尖瓣狭窄。因之近数年来，经常服药休息，改调轻工作仍不能坚持正常上班。

检查：两颧紫红，呼吸较促，活动后则加剧。听诊：心尖搏动向左下移位，心尖区典型舒张期隆隆样杂音，EKG：二尖瓣型P波增宽>0.11s，左心室肥厚及劳损，红细胞沉降率（ESR）28mm/h，抗链球菌溶血素“O”（ASO）试验>800U。脉细数结代，苔薄腻，质紫暗，舌下瘀筋粗黑。

治疗：养心通脉，温阳利水，泄化痰瘀。

处方：生黄芪30g，炒白术、紫丹参、炙桑白皮、茯苓各15g，苏木、花蕊石各20g，桃仁、杏仁各10g，制附片8g，炙甘草6g，红参（另炖兑服）6g。7剂。

二诊：药后胸闷较舒，咳喘减缓，痰红已止，心悸怔忡趋定，足肿略消，舌质紫暗见化，脉细，偶见结代。此佳象也，效不更方，继进之。上方去花蕊石。7剂。

三诊：诸象续有好转，惟口微干，苔薄质衬紫，脉细，阳虚渐复，阴血暗耗，治宜兼顾之。上方去制附片，加麦冬、玉竹各10g，柏子仁15g。7剂。

四诊：口干已润，喘咳心悸趋定，精神渐振，足肿全消，舌质衬紫稍淡，脉细。病情已见稳定，续守前法巩固之。上方间日服1剂。14剂。

1988年9月随访：近半年来，颇感畅适，红细胞沉降率、ASO正常，能坚持正常工作。

嘱：切勿过劳，防寒保暖，以期巩固。

（国医大师朱良春医案选自《中医临床家朱良春》）

2. 思考讨论

（1）该患者素有风湿性关节炎病史，后发生咳喘、足肿等症状，结合本案试分析脉痹、心痹、心衰三者发病的关系。

（2）本案心衰复有外感，试述朱老遣方用药如何注重标本之不同。

四、临床拓展

1. 心衰诊断首要是明确基础病

心衰临床诊断首先判断是不是心衰，主要是根据活动后是否有气短乏力、心悸、肢体水肿等主要症状，同时排除引起此类症状的其他疾病；其次是明确引起心衰的基础心系疾病是什么，这关系到确定诊治原则和判断预后，如真心痛引起的危急情况，首先是针对心脉急性闭阻采取中西医结合急救方法，如胸痹心痛引起的要根据其本虚标实不同而采取针对性处理；最后要明确诱发或加重的因素，并积极去除，如合并外感风寒、饮食过咸等。

2. 心衰治疗益气温阳，活血利水，兼顾阴津

心衰的基本病机多遵循“虚、瘀、水”之恶性演变，其治疗遵循益气温阳、活血利水总的原则，在临床实际运用中要注重“益气贵运脾、温阳药可当、滋阴不可深、活血不宜凉、利水须长流、肺肾须兼匡”等几个要点。益气贵运脾：补益心气是治疗心衰的主法，但必须顾护脾运方能相得益彰。温阳药可当：心衰温阳之法不可或缺，但临床应用尤当精准辨证，注意疗程，用药忌鲁莽。滋阴不可深：基于阴阳互根，或基础疾病有阴虚或利尿、食少而伤阴等因素，在心衰治疗中亦需兼顾养阴，明代张景岳《景岳全书·新方八略引》曰：“善补阳者当于阴中求阳。”但阴虚仅是兼症而非本质，故宜选气清味薄之品以浅补。活血不宜凉：心衰之瘀血多为气阳虚衰不能温煦血脉所致，故活血当选用辛温、甘温之品而谨慎选择有凉遏之弊的凉血化瘀之药。利水须长流：心衰利水当选择益气利水、温阳利水、活血利水之品，而攻逐利水，虫药搜剔，取快不达，且每每伤正，利少弊多。肺肾须兼匡：心衰虽病位在心，但与肺、肾关系最为密切，肺为气之主，肾为气之根，肺为水之上源，肾为主水之脏，匡正肺肾之机对心衰治疗尤为重要。

3. 准确识别高危患者，积极抢救，综合治疗

心衰治疗中需注意准确识别高危患者，如真心痛导致的心衰，或在病程中突然出现喘甚，甚则端坐呼吸，汗出肢冷，神志烦躁或淡漠者，多为厥脱危象，此时应注意病症结合、中西医结合、积极抢救，以防阴竭阳亡。

4. 心衰病的预防

心衰是多种心系疾病日久不复所导致的，而心系疾病的产生又往往与消渴、眩晕头痛、肥胖、吸烟等相关，因此积极干预这些因素，防止或延缓“心体受损”是避免出现“心用不支”、防治心衰发生的关键，也是中医“上工治未病”的体现。

【复习思考题】

1. 结合《素问·水热穴论》谓：“水病，下为胕肿大腹，上为喘呼不得卧者，标本俱病。”谈谈你对心衰主要病机的认识。

2. 简述心衰的诊断思路和辨证要点。

3. 如何识别心衰之危急重症？

（蒋卫民）

第四节　不　寐

一、知识要点

（一）概念

不寐是经常不能获得正常睡眠为特征的一类病证，主要表现为睡眠时间及深度不足，轻者入睡困难，或寐而不酣，时寐时醒，或醒后不能再寐，重则彻夜不寐。

（二）病因病机

不寐病因有饮食不节、情志失常、劳倦、思虑过度、禀赋不足、病后及年迈体虚。病位在心，涉及脾、胃、肝、肾，尤以心、肾关系密切。病机重点总属阳盛阴衰，阴阳失交，水火不济。病理性质有虚实之别，实证有火旺、痰热，为邪气扰乱，心神不宁；虚证有血虚、阴虚之分，是阴血不足，心失所养。临床以虚者为多。不寐病因病机示意图如下所示（图 2-7）。

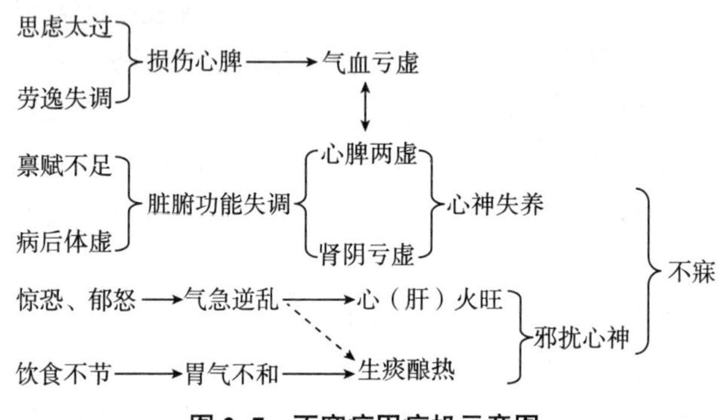

图 2-7　不寐病因病机示意图

（三）辨证要点

不寐辨证首分虚实。虚证多属阴血不足，心失所养，可见体质瘦弱，面色无华，神疲懒言，心悸健忘。实证为火盛扰心，可见心烦易怒，口苦咽干，便秘溲赤。次辨病位，主要病位在心，且与肝、胆、脾、胃、肾的阴阳气血失调相关。不寐诊断辨证思路示意图如下所示（图 2-8）。

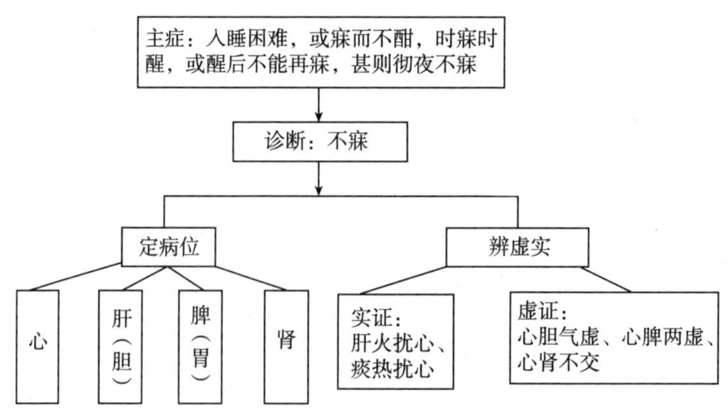

图 2-8　不寐诊断辨证思路示意图

（四）治疗

不寐治疗当以补虚泻实，调整阴阳。实证泻其有余，如疏肝泻热，清化痰热，消导和中；虚证补其不足，如益气养血，健脾补肝益肾。在辨证治疗基础上配合安神定志，如养血安神，镇惊安神，清心安神。不寐常见证治简表如下所示（表 2–4）。

表 2–4　不寐常见证治简表

分类	证型	症状	证机概要	治法	主方	常用药
实证	肝火扰心证	不寐多梦，甚则彻夜不眠，急躁易怒，伴头晕头胀，目赤耳鸣，口干而苦，不思饮食，便秘溲赤；舌红苔黄、脉弦而数	肝郁化火，上扰心神	疏肝泻火，镇心安神	龙胆泻肝汤	龙胆、黄芩、栀子、泽泻、车前子、当归、生地黄、柴胡、生龙骨、生牡蛎、灵磁石
	痰热扰心证	心烦不寐，胸闷脘痞，泛恶嗳气，伴口苦，头重，目眩；舌偏红，苔黄腻，脉滑数	湿食生痰，郁而化热，扰动心神	化痰清热，和中安神	黄连温胆汤	半夏、陈皮、茯苓、枳实、黄连、竹茹、龙齿、珍珠母、磁石
虚证	心脾两虚证	不易入睡，多梦易醒，心悸健忘，神疲食少，伴头晕目眩，四肢倦怠，腹胀便溏，面色少华；舌淡苔薄，脉细无力	脾虚血亏，心神失养，神不守舍	补益心脾，养血安神	归脾汤	人参、白术、甘草、当归、黄芪、远志、酸枣仁、茯神、龙眼肉、木香
	心肾不交证	心烦不寐，入睡困难，心悸多梦，伴头晕耳鸣，腰膝酸软，潮热盗汗，五心烦热，咽干少津，男子遗精，女子月经不调；舌红少苔，脉细数	肾水亏虚，不能上济于心，心火炽盛，不能下交于肾	滋阴降火，交通心肾	六味地黄丸、交泰丸	熟地黄、山萸肉、山药、泽泻、茯苓、丹皮、黄连、肉桂
	心胆气虚证	虚烦不寐，触事易惊，终日惕惕，胆怯心悸，伴气短自汗，倦怠乏力；舌淡，脉弦细	心胆虚怯，心神失养，神魂不安	益气镇惊，安神定志	安神定志丸、酸枣仁汤	人参、茯苓、甘草、茯神、远志、龙齿、石菖蒲、川芎、酸枣仁、知母

二、医案分析

（一）路志正医案

1. 医案

胡某，男，51 岁。初诊：2008 年 8 月 17 日。

患者于 2 年前因工作紧张，出现不寐，久治未见好转，近 1 周因外感不寐加重，求治中医。诊时症见夜难安寐，多梦易醒，晨起咳嗽少痰，肢体疲劳，四肢沉重，头昏蒙不清，胸脘满闷，大便稀溏、每日 3 ～ 4 次、不爽，平素喜甜食、冷饮，舌质暗，苔白厚腻，脉沉滑。治以芳香化浊，健脾祛湿，外治肌表之湿，内除体内之湿。

处方：竹节参 12g，藿梗（后下）10g，苏梗（后下）10g，厚朴花 12g，半夏 12g，炒苍术、炒白术各 15g，炒杏仁 10g，茯苓 30g，茵陈 12g，黄连 8g，砂仁（后下）

10g，草寇仁（后下）9g，陈皮 12g，车前草 18g，炒枳实 15g，六一散（包煎）20g，益智仁（后下）10g，生薏苡仁、炒薏苡仁各 30g，玉米须 30g，荷叶（后下）15g。

二诊：服上药 14 剂后，睡眠质量较前提高，头昏蒙减轻，四肢已感清爽，大便也见成形。既见效机，仍以前方加减，上方去车前草，加炒白术 15g。继服 14 剂。

患者已能入睡，睡眠时间延长，诸症亦缓，继如法调理，3 个月后诸症基本消除。

（国医大师路志正医案选自《世界中西医结合杂志》）

2. 思考讨论

（1）请分析本案“湿”从何来？

编者按：华岫云指出：“湿为重浊有质之邪，若从外而受者，皆由地中之气升腾，从内而生者，皆由脾阳之不运。”时值长夏，阴雨潮湿，外感时邪，必夹湿为患，湿邪外受，著于经络，渍于肌腠之间。华岫云又云：“如其人饮食不节，脾家有湿，脾主肌肉四肢，则外感肌躯之湿亦渐次入于脏腑矣。”湿邪入里，损伤脾胃，运化失司，内湿停聚，外湿与内湿相和，湿郁化热，内扰心神，导致“胃不和，则卧不安”。其症见夜不寐，多梦早醒，头昏蒙不清，身重困乏，胸闷脘痞，腹胀便溏，舌苔白腻或苔微黄腻，脉濡。患者平素喜甜食、饮冷水，嗜食肥甘，内湿已蕴，脾胃运化受阻，时值仲夏，暑湿正盛，感受暑湿，内外合邪，湿热内扰，神不得安。

（2）分析本案处方，如何体现“外治肌表之湿，内除体内之湿”？

编者按：湿淫肌表，内伤脾胃，宜芳香化浊，健脾祛湿：采取内外湿邪同治的方法，湿在表宜芳香化湿（藿香、苏梗）；在里宜健脾祛湿，脾气健，则湿邪尽祛，神自安，睡眠得以改善。方中选用燥湿（苍术、厚朴、黄连）、化湿（陈皮、半夏、竹节参）、利湿（茵陈、车前草、六一散）、渗湿（茯苓、生薏仁、炒薏仁）等诸多祛湿方法体现了路教授宗体质、审时令、辨病位、别病性、抓主症的灵活辩证思想。

（二）裘沛然医案

1. 医案

王某，女，35 岁。初诊：1983 年 3 月 13 日。

患病 7 日，始发高热，恶寒无汗，头痛骨楚，咳嗽气逆，胸痞纳少，舌苔薄腻，脉浮。经用发表法，3 日后寒热已退，咳嗽气逆较前略减，乃改服肃肺之剂，旋即咳嗽气平，惟精神萎顿，胸痞未除，患者自觉心中烦热不得入眠，苔黄质红，脉细数。此乃病邪犯表，太阳证罢，而余邪转入少阴，邪从热化，阴液受伤，肾水不能上承，心火无以下降，以致神不安舍，处以黄连阿胶汤加生地黄：黄连 9g，黄芩 9g，生白芍 9g，阿胶（烊化）6g，生地黄 15g，鸡子黄（冲）1 枚。2 剂。

二诊（3 月 15 日）：心中烦热已除，能入睡数小时，精神略振，唯胃纳欠佳，胸脘痞闷减而未除，再以前方出入：黄连 6g，黄芩 6g，生白芍 9g，阿胶（烊化）6g，制半夏 9g，党参 9g。3 剂。

三诊（3 月 18 日）：胸脘痞闷全除，胃纳转佳，安睡通宵，诸症悉除。

（国医大师裘沛然医案选自《中国医药学报》）

2. 思考讨论

（1）本案患者的少阴热化证是如何形成的？

编者按：患者感受外邪发热咳嗽，经治以后尚余胸痞烦热、彻夜不眠、舌红苔黄脉细数等，提示患者素体心肾阴虚，复感外邪，容易热化，形成少阴热化证。心属火，肾属水，肾水不足，不能上济心阴，而致心火独亢于上。即所谓心肾不交，水火不济。临床表现是“心中烦，不得卧”，除了心烦不寐外，伴有咽干口渴、舌红少苔、脉细数等。

（2）本案为何选用黄连阿胶汤而不用栀子豉汤治疗？

编者按：黄连阿胶汤中分别以黄连与阿胶代表方药功能的两个方面，一方面黄连为主，配伍黄芩清心火，除烦热；另一方面以阿胶为主，配伍芍药、鸡子黄滋肾阴，降心火。前者祛邪，后者扶正，共成泻心火、滋肾水、交通心肾、扶正祛邪之剂。黄连阿胶汤治阴虚火旺型虚烦不得眠。阴虚火旺，心肾不交，多见舌红赤少苔，治以育阴清热。栀子豉汤由栀子、豆豉组成，主治无形邪热扰于胸膈，病在气分，阴液未伤，多见舌苔薄黄，治以清宣郁热。

三、医案讨论

（一）何任医案

1. 医案

于某，男，65岁。初诊：1990年9月13日。

高血压失眠已历十载，头晕耳鸣，口干。临睡前均须服安眠药四片方能入睡，不胜其苦，近几日来，烦闷易怒，舌苔光，脉弦细而数。治以益肾清平为法，嘱停用安眠药。

处方：夏枯草18g，生地黄15g，山药12g，山萸肉9g，泽泻9g，牡丹皮9g，茯苓15g，灵磁石30g，枸杞子15g，甘菊9g，砂仁3g。7剂。

二诊（9月21日）：头晕耳鸣有所好转，两颞作痛，再循原意，加石楠叶12g。7剂。

三诊（9月30日）：夜寐趋安、头晕耳鸣、颞痛、烦闷均已渐愈，惟感口干，续以滋益平降，前方加麦冬12g。7剂。

四诊（10月10日）：夜寐已安、头晕耳鸣等症亦愈。原旨进，以资巩固。5剂。

（国医大师何任医案选自《浙江中医学院学报》）

2. 思考讨论

（1）本案的主方是什么？如何体现“益肾清平”的治疗方法？

（2）为何患者舌苔光，方中仍用砂仁？

（二）张泽生医案

1. 医案

姚某，男，54岁。入夏以来，夜间少寐，每晚仅能睡2～3小时，饮食不香。舌苔黄腻而厚，脉象小滑。痰浊中阻，胃气不和，扰于心神，拟从化痰和胃宁神立法：法半夏 6g，广陈皮 5g，炙远志 3g，炒枳实 6g，陈胆星 3g，炙甘草 3g，酸枣仁 12g，炒竹茹 5g，珍珠母 15g，北秫米 12g。

二诊：进半夏秫米汤合温胆法，夜寐颇酣，能熟睡 6 ～ 7 小时，舌苔黄腻亦化，惟能食而不知饥，仍以原法治之。原方加炒薏仁 12g，冬瓜子 12g。

（现代中医名家张泽生医案选自《张泽生医案医话集》）

2. 思考讨论

（1）半夏秫米汤、温胆汤为何可以用于治疗不寐？本案选用这两个方剂治疗的依据是什么？

（2）能体现“化痰和胃宁神”的方剂还有哪些？

（三）颜正华医案

1. 医案

黄某，女，29 岁。初诊：2002 年 1 月 24 日。

患者以不寐 1 年余为主诉求诊，因工作及家庭压力大引起，未做诊治。自诉彻夜难以入眠，每晚上睡眠不足 2 小时，梦多，但非噩梦。白天倦怠无力，但不影响工作，思虑多，心烦，畏寒，口中和，纳可，二便调，月经后期，面色偏白，舌质胖嫩而淡，苔薄白，脉细。证属素体不足，劳伤心脾，气血两虚。治宜益气补血，健脾养神，佐以柔肝疏肝。方用归脾汤加减。

处方：黄芪 15g，党参 15g，当归 15g，白术 15g，茯苓 15g，熟枣仁 15g，远志 6g，木香（后下）6g，石菖蒲 9g，夜交藤 30g，黄连 3g，柏子仁 20g，合欢皮 30g。每日 1 剂，水煎服。

二诊（1 月 31 日）：上方服用 7 剂后，半小时内入睡，每晚可睡 6 小时以上，梦少，思虑心烦消失，少许倦怠，面色舌脉同前。效不更方，再服 7 剂。

三诊（2 月 7 日）：睡眠已经完全正常，舌淡红稍暗，脉细。上方再服 7 剂巩固疗效后停药。4 个月后早孕来诊，称其睡眠佳，未见反复。

（国医大师颜正华医案选自《中医药学刊》）

2. 思考讨论

（1）请分析该案辨证为气血两虚的依据。

（2）试分析本案治疗用归脾汤加减处方意义。

（四）周仲瑛医案

1. 医案

李某，女，34 岁。初诊：2001 年 11 月 3 日。

因长期思虑太过而致失眠多年，近半年来加重，曾服多种中西药均无效。最近虽服强力安眠药亦仅能勉强入睡 4 ～ 5 小时，且眠而不酣，伴烦躁，焦虑，胸闷憋气，经行量少不爽，大便时秘，纳可，口干不重，苔淡黄腻，边尖暗红，脉细滑。证属肝郁化火，痰热内蕴，血府瘀阻，阴不涵阳，心肾不交。

处方：熟枣仁 30g，黑山栀 10g，牡丹皮 10g，丹参 10g，知母 10g，夏枯草 10g，法半夏 10g，醋柴胡 5g，炒玄胡 15g，桃仁 10g，红花 10g，川芎 10g，制香附 10g，川百合 12g，生地黄 12g，合欢皮 15g，川黄连 5g，肉桂（后下）2g，煅龙骨（先煎）25g，煅牡蛎（先煎）25g。7 剂。

二诊（11 月 10 日）：失眠略好转，临晚有困意，夜寐约 5 小时，多梦早醒，时轻时重，脉细弦，苔黄，质暗紫。上方加麦冬 10g，龙胆 6g，珍珠母（先煎）30g。7 剂。

三诊（11 月 17 日）：睡眠基本正常，夜半醒来一次，有梦不多，烦躁焦虑已平，苔薄黄，质暗红，脉细。再予清肝解郁，安神宁心。上方加赤芍 12g。10 剂。

（国医大师周仲瑛医案选自《跟周仲瑛抄方》）

2. 思考讨论

（1）本案涉及哪些病理因素？

（2）试述本案用肉桂的意义，是否可以用桂枝替代？

四、临床拓展

1. 调节情绪，防止恶性循环

不寐是由于难以忍受无法有效休息而带来的痛苦，患者对不寐有不同程度的恐惧和焦虑心理，进而导致对外界的适应能力及心理调节能力下降。若不良情志刺激难以排遣，或反复发生，则患者肝失疏泄，气血失调，阴阳逆乱，心神不宁的过程就一再发生。郁致不寐，不寐致郁，循环往复，最终病情顽固难愈。

2. 调整阴阳，注意药物配伍

不寐治疗宜“补其不足，泻其有余，调其虚实”，使气血调和，阴平阳秘，脏腑功能得以恢复正常。临床用药还需注意药物配伍。如补益心脾，应佐以少量醒脾运脾药，以防碍脾，如木香，以 3 ～ 5g 为宜；如滋阴降火，交通心肾，其引火归元的肉桂用量宜轻，一般用 1 ～ 3g；如益气镇惊，常须健脾，慎用滋阴之剂；如疏肝泻热，注意养血柔肝，以示“体阴用阳”之意；如清热化痰，不宜选用五味子、酸枣仁，以避酸收敛邪之弊。

3. 久病多瘀，运用活血化瘀

长期顽固性不寐，临床多方治疗效果不佳，伴有心烦，舌质偏暗。有瘀点者，临床辨证应从瘀论治，常选用血府逐瘀汤加减。

【复习思考题】

1. 试述不寐的辨证要点。

2.“胃不和则卧不安”有哪些临床表现？临床如何治疗？

（严冬）

第五节 头 痛

一、知识要点

（一）概念

头痛，指头部经脉绌急或失养、清窍不利所引起的以头部疼痛为特征的一种病证。古籍中又称“首风”“脑风”“头风”等。《素问·风论》云：“风气循风府而上，则为脑风。”

（二）病因病机

头痛之病因不外乎外感与内伤两类，外感多因六淫邪气侵袭，内伤多与情志不遂、饮食劳倦、跌仆损伤、体虚久病、禀赋不足、房劳过度等因素有关。基本病机可以归纳为不通则痛和不荣则痛。外感头痛多因外邪上扰清空，壅滞经络，络脉不通。内伤头痛，病变的脏腑主要在肝、脾、肾，多为虚实夹杂证，头痛病因病机示意图如下所示（图 2–9）。

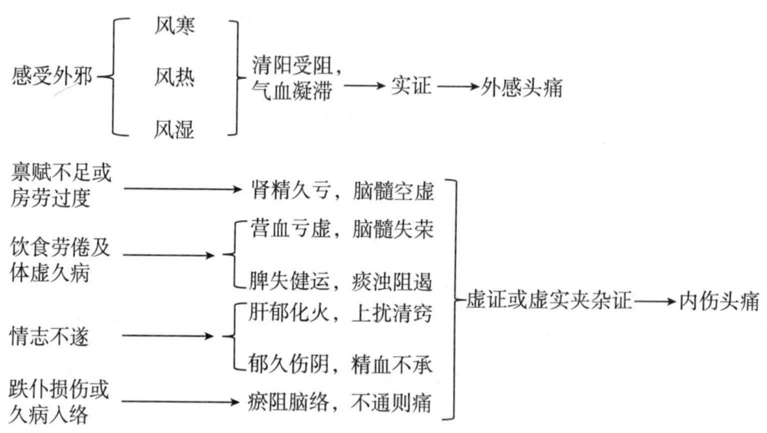

图 2–9 头痛病因病机示意图

（三）辨证要点

头痛首先辨外感、内伤。外感头痛一般起病较急，痛势剧烈，病程较短，多表现为掣痛、跳痛、灼痛、胀痛、重痛，痛无休止。风寒、风热、风湿头痛性质各不相同。内伤头痛多常起病较慢，痛势较缓，病程较长，表现为隐痛、空痛、昏痛，痛势绵绵，时轻时重，遇劳加重，时作时止。根据头痛的特点辨别肝阳、痰浊、瘀血头痛，以及血虚、气虚、肾虚头痛等。其次辨经络。太阳头痛，痛在脑后，下连于项；阳明头痛，在前额部及眉棱骨处；少阳头痛，在头之两侧，并连及于耳；厥阴头痛，多颠顶部位，或连目系；太阴、少阴头痛多以全头疼痛为主。本病要注意和眩晕、真头痛相鉴别。头痛诊断辨治思路示意图如下所示（图 2–10）。

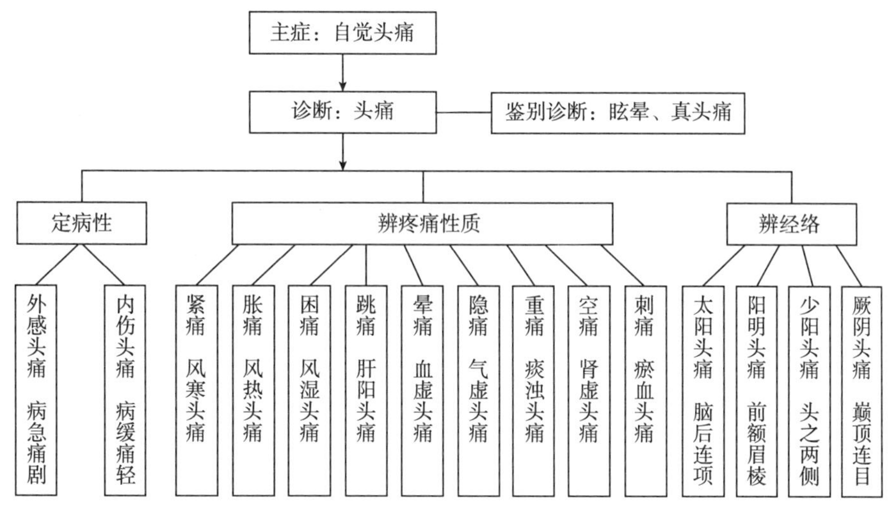

图 2–10 头痛诊断辨证思路示意图

（四）治疗

外感头痛治疗以祛风为主，兼以散寒、清热、祛湿。内伤头痛虚者以补养气血、益肾填精为主；实证当平肝、化痰、行瘀；虚实夹杂者，酌情兼顾并治。头痛的常见证治简表如下所示（表 2–5、表 2–6）。

表 2–5 外感头痛常见证治简表

分类	症状	证机概要	治法	代表方	常用药
风寒头痛	头痛时作，连及项背，呈掣痛样，时有拘急收紧感，常伴恶风畏寒，遇风尤剧，头痛喜裹，口不渴；舌淡红，苔薄白，脉浮或浮紧	风寒外袭，上犯头部，凝滞经脉	疏风散寒止痛	川芎茶调散	川芎、白芷、藁本、羌活、细辛、荆芥、防风
风热头痛	头痛而胀，甚则头胀如裂，发热或恶风，面红目赤，口渴喜饮，便秘尿赤；舌尖红，苔薄黄，脉浮数	风热外袭，上扰清窍，窍络失和	疏风清热和络	芎芷石膏汤	菊花、桑叶、薄荷、蔓荆子、川芎、白芷、羌活、生石膏
风湿头痛	头痛如裹，肢体困重，胸闷纳呆，小便不利，大便或溏；舌淡，苔白腻，脉濡	风湿之邪，上蒙头窍，困遏清阳	祛风胜湿通窍	羌活胜湿汤	羌活、独活、藁本、白芷、细辛、防风、蔓荆子、川芎

表 2–6 内伤头痛常见证治简表

分类	症状	证机概要	治法	代表方	常用药
肝阳头痛	头胀痛而眩，以两侧为主，心烦易怒，口苦面红，或兼胁痛；舌红，苔薄黄，脉弦数	肝失调达，气郁化火，阳亢风动	平肝潜阳	天麻钩藤饮	天麻、钩藤、石决明、山栀、黄芩、牡丹皮、桑寄生、杜仲、牛膝、益母草、白芍、夜交藤

续表

分类	症状	证机概要	治法	代表方	常用药
血虚头痛	头痛而晕，心悸怔忡，神疲乏力，面色少华；舌质淡，苔薄白，脉细弱	营血不足，不能上荣，窍络失养	滋阴养血	加味四物汤	当归、生地黄、白芍、首乌、川芎、菊花、蔓荆子、五味子、远志、酸枣仁
气虚头痛	头痛隐隐，时发时止，遇劳加重，纳食减少，倦怠乏力，气短自汗；舌淡，苔薄白，脉细弱	脾胃虚弱，中气不足，清阳不升，脑失所养	益气升清	益气聪明汤	黄芪、党参、炙甘草、升麻、葛根、蔓荆子、白芍
痰浊头痛	头痛昏蒙沉重，胸脘痞闷，纳呆呕恶；舌淡，苔白腻，脉滑或弦滑	脾失健运，痰浊中阻，上蒙清窍	化痰降逆	半夏白术天麻汤	半夏、陈皮、白术、茯苓、天麻、白蒺藜、蔓荆子
肾虚头痛	头痛且空，眩晕耳鸣，腰膝酸软，神疲乏力，少寐健忘，遗精带下；舌红，少苔，脉细无力	肾精亏虚，髓海不足，脑窍失荣	补肾填精	大补元煎	熟地黄、枸杞子、女贞、杜仲、川断、龟甲、山萸肉、山药、人参、当归、白芍
瘀血头痛	头痛经久不愈，痛处固定不移，痛如锥刺，或有头部外伤史；舌质紫暗，可见瘀斑、瘀点，苔薄白，脉细或细涩	瘀血阻窍，络脉滞涩，不通则痛。	活血化瘀	通窍活血汤	川芎、赤芍、桃仁、益母草、当归、白芷、细辛

二、医案分析

（一）曹颖甫医案

1. 医案

郑某，以头痛来就诊。予审其病状，则自腮门而下，牵掣右耳后，连右肩俱痛，诊其脉滑而濡。予曰："此必寒湿夹风，中于脑部，原有之饮邪，乃为风力吸而上僭。"细询其头痛始末，郑某云："自癸丑春日在京师剃发，以冷水淋之，出门更冒大风，因得此证。"又询其平素有痰与否，郑某曰："甚多，但近来更甚。"予曰："此证当以风为先务。仲景所谓先治客病，后治本病也。"书方：独活 6g，藁本 6g，天麻 12g，羌活 3g，荆芥 3g，防风 6g，僵蚕 9g。

明早来复诊，告予曰："痛已减三分之二，诊其脉，一如昨日。"予曰："未已也，随于原方中加细辛 3g，白芥子 2g，大戟末 3g。"方书毕，询其大解燥结与否。郑某曰："素为溏薄。"予曰："明日当得燥粪，得燥粪则病根可拔。"

其明日，郑某使人来告曰："今晨累下燥粪，色黑而坚。予因嘱来人传言，可五剂后再诊。"后五日，郑某来，头已不痛，二便通调，饭量增加矣。

（现代中医名家曹颖甫医案选自《曹颖甫医案》）

2. 思考讨论

（1）为何说本案头痛的治疗"当以风为先务"？

编者按：因“风为百病之长”“伤于风者，上先受之”“高颠之上，唯风可到”，故而“风邪”致病因素是头痛疾病发生发展的重要环节。本案患者原有痰饮于内，复感风湿于外，两湿相搏，内外交困，清阳不能上达颠顶，发为头痛。风邪不除，内蕴之痰湿阻遏愈甚，痛亦愈甚。故治疗以疏风为先，急则治其标矣，后图留饮。方中选择羌活，辛且温，善升散发表，具有解表散寒、除湿止痛之功效；方中防风，辛而微温，有辛散祛风解表之功效，又能胜湿止痛，两者合用，共奏祛风散寒、除湿止痛之功效。

（2）为何说“得燥粪则病根可拔”？

编者按：水气为外风所摄，与内湿相搏，上阻清窍，发为头痛。大便溏薄者，乃痰涎之旁溢。以温化痰饮之品散寒化痰，另以大戟攻逐痰饮，则湿邪祛而水气行。得燥粪是谓饮邪得除，气机复畅，头痛缓解。

（二）周仲瑛医案

1. 医案

孙某，女，62 岁。初诊：1999 年 10 月 20 日。

诉头痛月余，近来发作较频，多在午后或夜晚，痛在右侧头角，心烦耳鸣，平素喜荤食，舌苔薄，舌质暗，脉细弦。查血脂：总胆固醇（TC）8.12 mmol/L，甘油三酯（TG）1.81 mmol/L，低密度脂蛋白胆固醇（LDL–C）5.25 mmol/L。辨为肾虚肝旺，痰瘀阻络，治以滋肾养肝，息风化痰，活血化瘀。

处方：天麻 10 g，白蒺藜 15 g，菊花 10 g，枸杞子 10 g，制首乌 12 g，制黄精 12g，炙僵蚕 10g，海藻 12g，桑寄生 15 g，夏枯草 10g，山楂肉 15g，炙女贞子 10g，墨旱莲 10g。14 剂，水煎服。

二诊：患者诉头痛缓解，发作次数亦减少，诸症皆有减轻。舌质暗红，舌苔薄黄，脉细弦。服药已效，守法继进。处方：原方另加泽泻 15g。7 剂，水煎服。

三诊：头痛偶作，疼痛不显，余无特殊不适，原方 7 剂巩固治疗。后随访未有再发。

（国医大师周仲瑛医案选自《福建中医药》）

2. 思考讨论

（1）本案为何出现肾虚肝旺，痰瘀阻络的病机？

编者按：本案老年患者，肾虚可致肾精不能上充髓海，头窍失养，不荣则痛；亦可因水不涵木，肝阳偏亢，肝风内生，上扰清窍，从而引发头痛。加之患者平素喜荤食，故更易导致脾失健运，生痰生湿，病程日久则瘀象亦显，风、痰、瘀三者之间相互兼杂。本案基本病机为肝肾阴阳失调，阴虚与阳亢互为因果，本虚和标实兼夹。

（2）分析本案首诊处方思路。

编者按：结合本案病机特点，肾虚肝旺，痰瘀阻络，治以滋肾养肝，息风化痰，活血化瘀。药用枸杞子、制何首乌、制黄精、桑寄生、炙女贞子、墨旱莲滋补肝肾治其本；泽泻利水泻热；天麻、白蒺藜、菊花、夏枯草平肝熄风；海藻、僵蚕化痰，再配伍山楂活血化瘀。诸药合用，紧扣病机，故而效验。

3. 拓展

周老治疗头痛的学术经验。周老在头痛的致病因素中尤其注重风邪，认为无论是外风还是内风，均易夹寒、湿、热、痰、饮、瘀、火、毒等病理因素。因此，在育阴潜阳的基础上，常合并化痰祛瘀。

三、医案讨论

（一）杨博良医案

1. 医案

蒋某，女，头痛偏于左半，心悸不寐，太阳穴脉络作痛，素体阴伤，水不涵木，乃其本病；脉形浮滑带数，外风引动，疾所来也。当以平肝熄风，理气化痰。

处方：桑叶4.5g，池菊4.5g，石决（先煎）30g，炙生地黄9g，法半夏4.5g，橘白、橘络各3g，羌活1.2g，川芎2.5g，酒黄芩3g，炒白芍6g，怀山药（盐水炒）6g，朱茯神9g，黑芝麻9g，鲜荷叶半张。

二诊：生育过多，气血并亏，每逢阴雨，客气触动内风，风阳上扰，头痛或偏于左，或偏于右，疼痛不堪。此属水不涵木，血虚生风。治风当先治血，养血必先理气，气和风熄，疾自能痊。仍宗前意，更进一筹！

处方：枯大生地黄（炙）12g，全当归4.5g，白芍（土炒）6g，玄参9g，丹参4.5g，石决明（先煎）30g，炒杞子4.5g，池菊6g，法半夏4.5g，橘白、橘络各3g，朱茯神9g，益智仁6g，泽泻4.5g，黑芝麻30g，鲜荷叶（煎代）半张。

（现代中医名家杨博良医案选自《杨博良医案》）

2. 思考讨论

（1）何谓“水不涵木”？临床有哪些表现？

（2）前后二诊方药有何变化，体现了什么样的诊疗思维？

3. 拓展

孟河医派治疗头痛的学术思想。

（二）熊继柏医案

1. 医案

患者，女，40岁，干部。初诊：2005年4月8日。

左侧偏头痛反复发作5年。劳累及工作紧张则发作。刻下症见：左侧偏头痛，连及左肩疼，忧郁、紧张，疼痛甚则寐差，纳尚可，二便调，舌质淡红，苔薄白，脉弦。中医诊断：头痛。辨证分析：患者偏头痛反复发作5年，可知此病为内伤头痛。左侧偏头痛，连及左肩疼，忧郁，紧张，脉弦。中医辨证属肝经络阻之头痛。治疗：疏肝祛风，通络止痛。方用散偏汤合天麻止痉散加减。

柴胡10g，白芷20g，白芍20g，川芎20g，白芥子15g，法半夏10g，香附10g，甘草 6g，天麻 15g，全蝎 5g，蜈蚣 1 条，僵蚕 15g。

服药 7 剂，头痛减轻，守上方续服 1 个月，头痛缓解。随诊 3 年，未再复发。

（国医大师熊继柏医案选自《中华中医药杂志》）

2. 思考讨论

（1）止痉散常用于风中经络之痉厥，为何可用于本案治疗头痛？

（2）本案使用散偏汤的依据是什么？白芷的临床常用量为 3 ～ 10g，本案中为何用 20g？

3. 拓展

川芎在头痛中的应用。

（三）路志正医案

1. 医案

张某，男，43 岁。初诊：1977 年 5 月 20 日。

头痛历时十三载，1973 年以来病情加重。每日晨起七时发作，自颈项上行过颠顶至前额发胀疼痛，颈项活动受限，至夜间九时虽不服药痛亦自止。平素喜静，视物不清，神疲体倦，纳差，少腹寒冷，腰酸背痛，夜寐多梦易醒。曾经多法治疗罔效，舌质淡，脉虚弱无力。本病当责之脾肾阳虚。拟投温阳通络饮，图治其本。方用太子参、炙黄芪、熟地黄各 15g，炒白术、菟丝子、怀山药、当归各 12g，川芎 9g，川附片 6g（先煎），细辛 3g，蜈蚣 3 条。每日 1 剂，水煎服。

5 剂药后颠顶疼痛缓解，余症如故。上方加丹参 15g，僵蚕 9g，再进 5 剂。其后又经 4 次诊治，诸症减轻，疗效满意。宗上方略有加减，调治 2 月，头痛得愈。

（国医大师路志正医案选自《中国中医药现代远程教育》）

2. 思考讨论

（1）本案为何晨起七时发作，夜间九时虽不服药痛亦自止？

（2）本案辨证为脾肾阳虚，为何配伍当归、熟地黄、怀山药养阴之品？

（四）颜德馨医案

1. 医案

刘某，女，42 岁。初诊：1991 年 8 月 6 日。

患偏头痛 18 年，每于气候变化或劳累时诱发，月经前后加剧，做脑电图、脑血流图、X 线摄片等检查均正常。就诊时适值经期，头痛剧作，右侧颞部跳痛，痛连目眶，患者精神萎顿，面色暗滞，经来不畅，色暗夹块，伴有腹痛，舌紫苔薄白，脉沉涩。证属邪风久羁入络，血瘀阻于清窍。治宜祛风活血。

处方：羌活 9g，川芎 9g，生地黄 15g，赤芍药 9g，桃仁 9g，当归 9g，红花 9g。每日 1 剂，水煎服。

5 剂后经来见畅，色也较鲜，旋即腹痛减轻，头痛小安，惟脉沉涩未起，舌紫未退，宿瘀久伏之证，原方加石楠叶 9g，露蜂房 9g，乌梢蛇 9g，全蝎粉 1.5g，蜈蚣粉

1.5g，研末和匀另吞。

再服1周，头痛即止，脉沉涩也起，舌紫见淡。随访1年，病未再发。

（国医大师颜德馨医案选自《中国中医药现代远程教育》）

2. 思考讨论

（1）本案为何用桃红四物汤加羌活？

（2）试分析二诊中如何应用虫类药物（治法、剂量、服法）。

3. 拓展

如何从疗效和安全性角度出发合理使用虫类药物？

四、临床拓展

1. 头痛治疗重视引经药的使用

治疗头痛，除根据辨证论治原则外，还可根据头痛的部位，参照经络循行路线，选择引经药，可提高疗效。如太阳头痛多选羌活、蔓荆子、川芎；阳明头痛多选葛根、白芷、知母；少阳头痛多在头之两侧，并连及于耳，多选柴胡、黄芩、川芎；厥阴头痛多选吴茱萸、藁本等；太阴头痛多选苍术、半夏、天南星；少阴头痛多选麻黄、附子、细辛。

2. "治风先治血，血行风自灭"在头痛中的应用

《素问·太阴阳明论》曰："伤于风者，上先受之。"外感头痛的病因与风邪外侵相关，常兼其他邪气侵袭人体，每易导致络脉痹阻，气血运行不畅。配伍活血药物，不仅可以化瘀，更有助于使所感风邪疏散。在内伤头痛中，血虚多血滞，气血运行不畅，易被风邪侵扰，故在治疗中配伍养血补血药，以鼓舞血行，畅达血脉。正如明代李中梓《医宗必读》所言："治风先治血，血行风自灭。"临床常在辨证选方基础上配伍川芎、牛膝、益母草、当归、白芍等。

3. 气虚清阳不升者，治以补气升阳法

凡头痛绵绵，遇劳则甚，体倦无力，畏寒，脉细者，药用黄芪、党参、白术、川芎、升麻、柴胡等。但临床单纯气虚者较少见，辨证时应排除实证后，方可用之。如脾胃虚弱，中气不足，致使清阳不升，浊阴不降，进而髓海失荣，清窍不利，则头痛不已。治以补气升阳之法，和调气机枢纽，升降得序，病根可除。

4. 头痛久病从络论治

头痛日久，多是瘀血为患，瘀阻络脉，不通则痛。故久病头痛者，治疗上常需灵活使用活血化瘀法。常用活血化瘀药有川芎、桃仁、红花、丹参、赤芍等。如一般草木、金石之品难以搜逐，当佐以虫类药物以搜风、通络、祛瘀、止痛。虫类药可入汤剂煎服，亦可研细末冲服，因其多有小毒，故应合理掌握用量，不可过用。

【复习思考题】

1. 头痛的主要病机是什么？它是如何形成的？

2. 明代张介宾《景岳全书·头痛》曰："凡诊头痛者，当先审久暂，次辨表里。"你是如何理解的？

（邹　冲）

第六节　眩　晕

一、知识要点

（一）概念

眩晕是以目眩、头晕为主要临床表现的一类病证。目眩是指眼花或眼前发黑，头晕是指感觉自身或外界景物旋转。两者常同时并见，故统称为"眩晕"。轻者闭目即止；重者如坐车船，旋转不定，不能站立，或伴有恶心、呕吐、汗出，甚则仆倒等症状。在古籍中有称"眩""眩冒""头眩""风眩"等。

（二）病因病机

眩晕的发生主要与情志不遂、饮食不节、年老体弱、劳逸失度、久病损伤等因素有关，内生风、痰、瘀、虚，导致风眩内动，清窍不宁；或气、血、精不足，脑窍失养而发生眩晕。病位在头窍，病变脏腑与肝、脾、肾密切相关。眩晕病因病机示意图如下所示（图 2-11）。

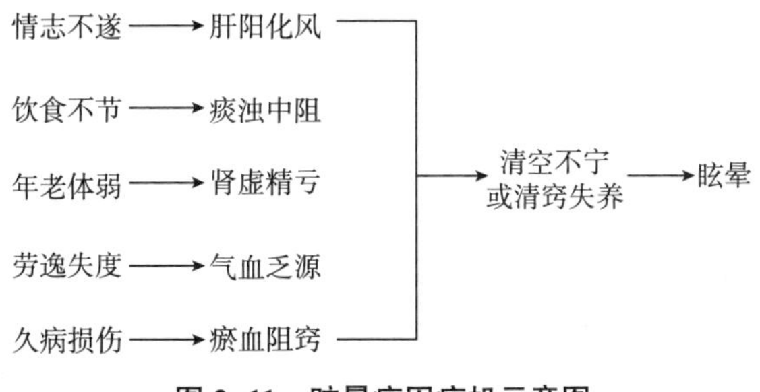

图 2-11　眩晕病因病机示意图

（三）辨证要点

眩晕辨证主要是辨清脏腑病位、标本虚实及轻重缓急。以本虚为主，多由气血亏虚或肾精不足所致，以标实为主，当分痰湿、瘀血及肝阳风火之不同。眩晕临床多为本虚标实之证，分因虚致实或因实致虚，以前者多见，且各证型之间可相互转化、兼夹，对于病来速、病情重者，应防中风之变，故本病需与厥证、中风相鉴别。眩晕诊断辨证思路示意图如下所示（图 2-12）。

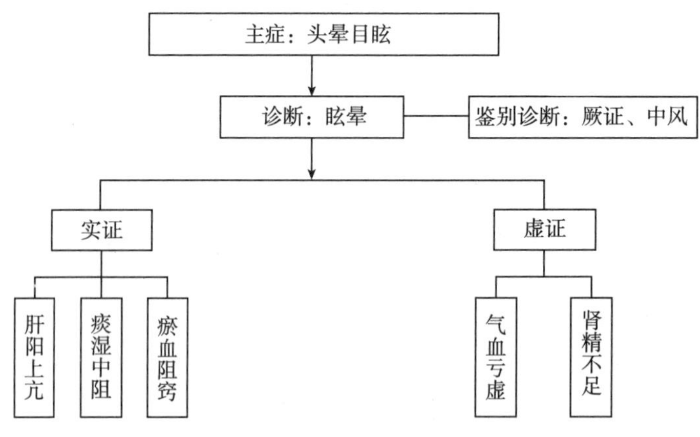

图 2–12 眩晕诊断辨证思路示意图

（四）治疗

眩晕治疗原则为补虚泻实、调整阴阳。针对各证候不同，依据标本缓急分别治之，实者宜平肝潜阳，清火熄风，化痰行瘀，虚者宜补益气血，滋养肝肾，填精益髓。眩晕常见证治简表如下所示（表 2–7）。

表 2–7 眩晕常见证治简表

证名	症状	证机概要	治法	代表方	常用药
肝阳上亢证	眩晕，耳鸣，头目胀痛，口苦，颜面潮红，急躁易怒，肢麻震颤；舌红，苔黄，脉弦或数	肝阳风火，上扰头窍，清空不宁	平肝潜阳，清火息风	天麻钩藤饮	天麻、钩藤、石决明、黄芩、栀子、益母草、牛膝、杜仲、桑寄生、茯神、夜交藤
痰湿中阻证	眩晕，头重昏蒙，或伴视物旋转，胸闷恶心，呕吐痰涎，食少多寐；苔白腻，脉濡滑	痰湿中阻，上蒙清窍，清阳不升	化痰祛湿，健脾和胃	半夏白术天麻汤	半夏、白术、天麻、橘红、茯苓、甘草、生姜、大枣
瘀血阻窍证	眩晕，头痛，兼健忘，失眠，心悸，精神不振，耳鸣耳聋，面唇紫暗；舌暗有瘀斑，脉涩或细涩	瘀血阻窍，气血不畅，脑失所养	活血通窍，祛瘀生新	通窍活血汤	赤芍、川芎、桃仁、红花、当归、白芷、石菖蒲、葱白
气血亏虚证	眩晕动则加剧，劳累即发，面色㿠白，神疲乏力，倦怠懒言，唇甲不华，发色不泽，心悸少寐，纳少腹胀；舌淡，苔薄白，脉细弱	气血亏虚，清阳不展，脑失所养	补益气血，调养心脾	归脾汤	黄芪、党参、白术、当归、龙眼肉、茯神、远志、酸枣仁、木香、大枣、生姜
肾精不足证	眩晕日久不愈，精神萎靡，腰酸膝软，少寐健忘，两目干涩，视力减退；或遗精滑泄，耳鸣齿摇；或颧红咽干，五心烦热，舌红，少苔，脉细数；或面色㿠白，形寒肢冷，舌淡嫩，苔白，脉弱尺甚	肾精不足，髓海空虚，脑失所养	滋养肝肾，益精填髓	左归丸	熟地黄、山萸肉、山药、茯苓、枸杞子、菟丝子、杜仲、牛膝、龟甲、鹿角胶、紫河车

二、医案分析

（一）路志正医案

1. 医案

王某，男，42 岁。初诊：2013 年 12 月 16 日。

头晕反复发作 3 年余，加重 3 个月。3 年前因工作压力大、精神紧张出现头晕，近 3 个月头晕发作频繁，症见头晕，头昏蒙，发作时偶有恶心呕吐，每因情绪波动而加重，伴见两颞侧头部胀痛、耳鸣如潮、耳内胀闷、性情急躁、心烦易怒、纳呆脘闷、口苦口黏、咽干、夜寐欠安、眠浅梦多、舌红、苔黄腻、脉弦滑数等。脉症合参，证属肝胆气郁，痰热上扰。治宜疏肝解郁，清热化痰，宁心安神。方选柴芩温胆汤加减。

处方：柴胡 10g，黄芩 6g，陈皮 10g，清半夏 10g，茯苓 15g，枳实 10g，竹茹 6g，胆南星 6g，石菖蒲 10g，郁金 10g，天竺黄 6g，白蒺藜 10g，合欢皮 30g，炒枣仁 15g。每日 1 剂，水煎服。

二诊：服上方 14 剂，头晕发作次数减少，头痛、口苦症状消失，纳食、情绪、睡眠改善，仍心烦、耳鸣、黄腻苔渐退、脉弦细等。上方去胆南星，加莲子心 10g，蝉衣 6g。继进 14 剂。

三诊：服上药诸症改善，头晕未作，耳鸣减轻，心情舒畅，舌苔薄白，方证相投，续服 14 剂以巩固疗效。半年后随访，病未复发。

（国医大师路志正医案选自《中国中医基础医学杂志》）

2. 思考讨论

（1）试分析本案病因病机。

编者按：患者平素性情急躁，长期精神紧张致气郁化火，灼津成痰，痰热上扰则头晕头昏；痰热郁阻少阳则口苦口黏，咽干，恶心呕吐，耳鸣耳胀；少阳经气不利则两颞侧头部胀痛；湿困中焦则纳呆脘闷；痰火扰心则心烦失眠；舌红、苔黄腻、脉弦滑数为肝郁痰热之象，病机总属肝胆郁热、痰热上扰，病理性质以标实为主。

（2）本案治疗为何选用柴芩温胆汤加减？试述温胆汤的适应证。

编者按：本案治当疏肝解郁，清热化痰，宁心安神，方选柴芩温胆汤加减。方中柴胡、黄芩同用取小柴胡汤之意，和解枢机，透达郁热；温胆汤清疏以化痰湿；胆南星、天竺黄、郁金清热化痰；石菖蒲、远志化痰开窍；白蒺藜疏风清热、平肝解郁以止眩；合欢皮、炒枣仁解郁安神。诸药合用郁解气行，热清痰化，浊降清升，头晕耳鸣渐愈。

温胆汤具有理气化痰、和胃利胆之功效，主治胆胃不和、胆郁痰扰之证。适应证：胆怯易惊，头眩心悸，心烦不眠，或呕恶呃逆，眩晕癫痫，舌淡红，苔白腻，脉弦滑。

（二）段富津医案

1. 医案

张某，女，31 岁。初诊：2002 年 3 月 26 日。

近1周眩晕不止，视物动摇，不能正常工作，少气懒言，面色萎白，四肢无力，食少，血压偏低，舌淡苔白，脉沉无力。

处方：白参15g，黄芪30g，焦白术15g，陈皮15g，当归15g，荆芥穗10g，炙甘草15g，茯苓25g，升麻10g，半夏15g。7剂。

二诊（4月11日）：眩晕大减，精神好转，脉仍沉略数无力，上方加麦冬15g，五味子15g。7剂。

三诊（5月13日）：眩晕已止，脉和缓，但微有恶心，上方去升麻。7剂。

（国医大师段富津医案选自《辽宁中医药大学学报》）

2. 思考讨论

（1）本案发病与哪些脏腑相关？试阐述理由。

编者按：眩晕、少气懒言、四肢无力、食少、舌淡苔白皆是脾胃气虚之征象。脾胃为气血生化之源，脾胃虚则气衰血少，气衰则清阳不展，血少则脑失所养，故见眩晕；脾主肌肉四肢，脾气亏虚则见少气懒言、四肢无力；脾为仓廪之官，胃为水谷之海，脾主健运，胃主受纳，若脾胃亏虚，健运受纳之力不足，可见食少；气血生化乏源，则血压偏低，舌淡、苔白、脉沉无力皆由脾胃不足、气血亏虚所致，故此案发病主要与脾胃相关。

（2）试分析本案初诊处方意义及二诊、三诊加减用药原因。

编者按：本案初诊处方为补中益气汤加减，方中重用黄芪为君以补中益气；白参、炙甘草、焦白术、茯苓补气健脾为臣药，增强黄芪补中益气之力。血为气之母，故用当归养血和营，合人参、黄芪补气养血；半夏、陈皮燥湿理气和胃；升麻、荆芥穗升发脾胃清阳之气。诸药合用，脾胃之气得补，清阳得升，故7剂后眩晕大减。

二诊时脉沉略数无力，提示气阴不足，故在前方中加入麦冬、五味子，此乃生脉散之意，以益气养阴。三诊时基本痊愈，但微有恶心，恐升麻升提太过，有碍胃气和降，故去之。

3. 拓展

李东垣风药运用经验。

三、医案讨论

（一）朱良春医案

1. 医案

王某某，女，78岁。初诊：2008年10月6日。

有高血压、多发性腔梗等病史。1周前出现头晕、站立不稳、甚则欲仆等症状，左手指发麻，口干欲饮，舌质红，苔薄白，脉细弦。长期服尼群地平10mg，卡托普利12.5mg，每日3次测血压160/95mmHg。从肝肾阴虚，阳亢风动，络脉瘀阻调治。

处方：枸杞子、菊花各12g，明天麻10g，石决明（先煎）30g，豨莶草30g，川石斛20g，女贞子20g，生龙骨、生牡蛎各30g，怀牛膝15g，桑寄生30g，生地黄20g，甘草6g。14剂，水煎服，每日1剂。

二诊（2008年10月20日）：症情好转，头晕显减，能够缓慢行走，已无欲仆之感，左手指仍然发麻，舌质红，苔薄白，脉细弦。血压150/92mmHg。肝阳渐潜，肝风得息，然肝肾阴虚难复，继续滋养肝肾，佐以平肝。以上方加炙龟甲15g，葛根30g。10剂，每日1剂，水煎服。

三诊（2008年11月2日）：已无头晕，稍感手指发麻，舌偏红，苔薄白，脉细弦。仍以养阴柔肝平肝论治。处方：枸杞子、菊花各12g，女贞子20g，炙龟甲15g，生白芍10g，明天麻10g，石决明（先煎）30g，豨莶草30g，生龙骨、生牡蛎各30g，怀牛膝15g，桑寄生30g，甘草6g。14剂，每日1剂，水煎服。

药后测血压145/86mmHg。巩固调治，症情稳定。

（国医大师朱良春医案选自《江苏中医药》）

2. 思考讨论

（1）"诸风掉眩，皆属于肝"，试分析本案治肝所采用的方法。

（2）试分析本案二诊在前方中加炙龟甲、葛根的意义。

3. 拓展

朱良春教授治疗高血压用药经验。

（二）胡毓恒医案

1. 医案

何某，女，66岁。初诊：1993年5月13日。

头晕、耳鸣耳聋半月。4月28日不明原因的头晕、视物旋转，行走不稳定有向前倾倒感，伴耳鸣耳聋。诊察神志清楚，面色不华，站立不稳，听力差，问诊时需放大声量；舌苔薄白，舌质淡红，脉弦细。考虑春季突然发病，正值风木当令之时，多为外风侵袭，少阳受邪，少阳经气不利，气机升降失常致病。以清眩汤加减和解少阳，调畅气机，疏风通窍，养血柔肝。

处方：柴胡10g，黄芩10g，防风10g，薄荷5g，当归10g，白芍10g，川芎8g，法半夏10g，甘草5g，建菖蒲7g，生姜10g，红枣5枚。4剂。

复诊：眩晕大减，站立、行走平稳，听力恢复正常，但尚有耳鸣。舌苔薄白，舌质红，脉细。方验再进，原方去防风加陈皮，进4剂病愈。随访1年病未复发。

（全国师承指导教师胡毓恒医案选自《古今名医临证金鉴》）

2. 思考讨论

（1）试结合本案，阐述外感致眩的机理。

（2）试述本案"少阳经气不利"的辨证依据。

（三）丁光迪医案

1. 医案

余某，男，56岁，老药工。形体肥胖，春天以后，终日头晕，如在舟车之上，视不清明，常欲瞑目；瞑目则又易瞌睡，并作鼾声，口角流涎。甚时小便滴沥，时自心悸，欲睡不实。饮食尚可，但不能多食、暴食，否则易吐，吐后又反觉舒适。有时心胸痞闷，脘腹气滞，自以指头探吐，吐出清黄水，亦觉舒畅。大便时溏，偶见黏液。脉弦滑，间有歇止；苔腻水滑，舌胖而暗。证属痰饮上逆为患，病本在中焦，治以蠲饮和胃法，执其根本，药分两部，汤丸并进。

汤剂：淡以渗湿。用泽泻汤合苓桂术甘汤，加半夏、生姜、防己、椒目、菖蒲、远志。

丸剂：苦以导饮。用控涎丹。先用 5g，逐日递增 1g 最多加至 15g，再递减至 5g。

控涎丹制作：白芥子用量比甘遂、大戟加重 1 倍。白芥子生用，亦能催吐。枣泥为丸，枣泥用量与药末等同。服法，每日清晨 1 次，服后先取吐；吐后自能泻下。下利多，则停药 1 ～ 2 日，药量亦不再增加。如此二十余日，吐下十余次，吐下后头目转清，愈吐下纳食愈香，后以淡剂收功。曾经复发，仍用此法，见效更快。

（现代中医名家丁光迪医案选自《古今名医临证金鉴》）

2. 思考讨论

（1）试分析本案用控涎丹的意义。

（2）试分析本案所用泽泻汤、苓桂术甘汤的主治和方义。

（四）颜德馨医案

1. 医案

杨某，女，52 岁。因不慎跌仆，头部着地，持续眩晕 1 月余。头颅 CT 示：额叶深部少量脑出血。曾用半夏白术天麻汤合泽泻汤加味而未效。请颜教授诊治。诊见：头晕如蒙，遇劳加剧，心烦不安，耳有闭塞感；舌淡暗，脉弦。证属瘀滞经脉，清窍失养，兼有郁结。治以益气活血，予通窍活血汤加减。

处方：磁石（先煎）30g，灵芝、川芎各 15g，生蒲黄（包煎）、柴胡、桃仁、葛根、红花、当归、赤芍、枳壳各 9g，桔梗 6g，黄连 3g。14 剂，水煎温服，每日 1 剂。

二诊：头晕、心烦均减，仍感不耐烦劳，神疲，耳有闭塞，舌淡红，苔白，脉弦。上方加苍术 12g，进 14 剂，诸症悉除。

（国医大师颜德馨医案选自《新中医》）

2. 思考讨论

（1）试分析本案记载半夏白术天麻汤合泽泻汤加味治疗无效的原因。

（2）本案二诊时为何加用苍术治疗？

（五）周仲瑛医案

1. 医案

高某，男，54 岁。高血压史 3 年，血压波动于 180/110 ～ 160/95mmHg 之间，曾服西药降压片治疗，虽有效，但血压不稳定，形体较胖，面色㿠白，头昏且胀，视物模糊，晨起痰多，腰膝酸软，夜尿 2 ～ 3 次，大便不实，平素畏寒怕冷，舌胖质淡红，苔白腻，脉沉细。测血压 165/100mmHg。辨证属脾肾阳虚，土不栽木，虚阳上扰。

处方：制附片 5g，党参、白术各 10g，茯苓 12g，法半夏 10g，橘皮 6g，怀山药、明天麻各 10g，潼蒺藜、白蒺藜各 12g，淫羊藿 10g，杜仲、泽泻各 12g。

二诊：药服 14 剂，测血压 20.0/12.0kPa，药后头昏头胀减轻，咳痰减少，夜尿 1–2 次，大便成形，日行 1 次，舌苔白腻，脉沉细。仍按原法进治。处方：制附片 5g，生黄芪 12g，党参、白术各 10g，茯苓、泽泻、潼蒺藜、白蒺藜各 12g，法半夏、怀山药各 10g，橘皮 6g，淫羊藿、怀牛膝、黄柏各 10g。继服 14 剂。

三诊：头昏不著，畏寒怕冷消失，夜尿 1 次，仍有腰酸腿软，舌质淡红，苔白腻，脉细，测血压 130/80mmHg。再予温补脾肾原法巩固。原方加桑寄生 15g。

（国医大师周仲瑛医案选自《辽宁中医杂志》）

2. 思考讨论

（1）试分析本案辨病辨证依据。

（2）试本案的组方用药特点，二诊时加用黄柏的意义。

四、临床拓展

1. 诊断抓主症，需中西相参

眩晕是以目眩头晕为临床特征的一种常见疾病。西医学高血压、良性位置性眩晕、后循环缺血、梅尼埃病等以眩晕为主症者皆可参考辨治，因此，临床上眩晕患者需完善体格检查，辅助检查包括磁共振、动态血压、ECG、血脂、血常规等，以衷中参西。

2. 病机分虚实，易兼夹转化

眩晕之病理变化，不外虚实两端。虚者为气、血、精不足；实者为风、火、痰、瘀。在眩晕的发病过程中，各种病因彼此影响，病机相互兼夹转化，形成复杂局面。如风阳每夹有痰火，肾虚可导致肝旺，久病入络形成瘀血，临床常形成虚实夹杂之证候，需仔细分辨。

3. 辨脏腑标本，分轻重缓急

眩晕病位在头窍，与肝、脾、肾三脏功能失调密切相关。凡眩晕轻，反复发作，遇劳即发，伴两目干涩，腰膝酸软，或面色㿠白，神疲乏力，脉细或弱者，多属虚证，由精血不足和气血亏虚所致。凡眩晕重，或突然发作，视物旋转，伴呕恶痰涎，头痛，面赤，形体壮实者，多属痰湿所致；眩晕日久，伴头痛，痛点固定，唇舌紫暗，舌有瘀斑者，为瘀血所致；眩晕甚，面赤，烦躁，口苦，肢麻震颤，甚则昏仆，脉弦有力者，为肝阳风火所致。

4. 判预后转归、识危重证候

眩晕多虚实互见，迁延反复，时作时止。眩晕发作时，积极治疗每可中止或减轻眩晕程度；迁延日久者，要积极寻找病因并治疗原发疾病，才能达到治疗目的。若眩晕不止、呕吐频作、饮食难入、汗出淋漓、四肢厥冷、脉息微弱等属眩晕危候；中年以上、眩晕频发、肢体麻木、舌强语蹇、头痛呕恶等为中风先兆之象，有发展为中风的可能，需及时治疗，既病防变。

5. 治当补虚泻实、燮理阴阳

眩晕治疗以补虚泻实、燮理阴阳为基本治则。虚者以补益为主，实者以祛邪为务。因眩晕多属本虚标实之证，故治当标本兼顾，或标证缓解之后治本。常用标本兼顾之法，有滋养肝肾合平肝潜阳法、健脾益气合祛湿化痰法、补气养阴合活血化瘀等法。

6. 注重预防调护、未病先防

为预防眩晕，应避免和消除能导致眩晕发生的各种内外致病因素。坚持适当体育锻炼，增强体质；保持心情舒畅，情绪稳定；注意劳逸结合，作息规律，避免熬夜过劳；饮食有节，防止暴饮暴食，少食肥甘厚腻及过咸伤肾之品，戒烟戒酒。

【复习思考题】

1. 如何鉴别眩晕、中风与厥证？
2. 如何理解“无痰不作眩”和“无虚不作眩”？

（蒋卫民）

第七节　中　风

一、知识要点

（一）概念

中风，又称卒中，是以突然出现半身不遂、肌肤不仁、口眼㖞斜、言语不利，甚则猝然昏仆、不省人事为主要表现的病证。古籍中有称“仆击”“薄厥”“大厥”“偏枯”“痱痱”“真中”“内中”等。

（二）病因病机

中风的发生主要因内伤积损、情志过极、饮食不节、体态肥盛等。其病机有风、火（热）、痰、瘀、虚，在一定条件下相互影响，相互转化，引起内风旋动，气血逆乱，横窜经脉，直冲犯脑，导致血瘀脑脉或血溢脉外。病变部位在脑，涉及心、肝、脾、肾。病理性质为本虚标实，急性期以“标”实为主，恢复期及后遗症期则以虚中夹实为主。由于病位浅深、病情轻重不同，分为中经络和中脏腑。因邪正虚实不同，中脏腑有闭脱之分及由闭转脱的演变。中风病因病机示意图如下所示（图2–13）。

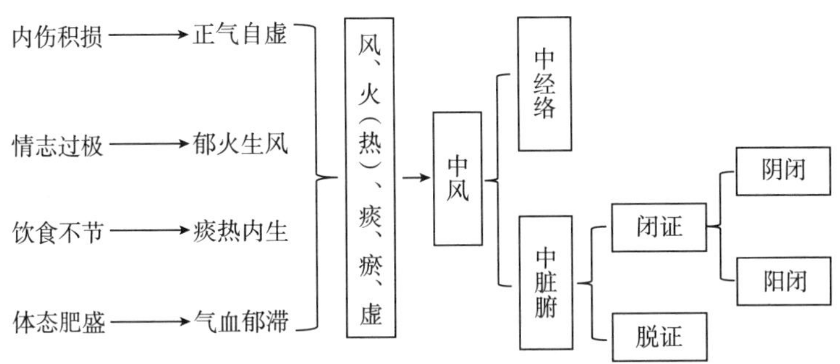

图 2-13　中风病因病机示意图

（三）辨证要点

首辨中经络与中脏腑。无神识昏蒙者属于中经络，病位较浅，病情较轻；有神识昏蒙者属于中脏腑，病位较深，病情较重。中脏腑辨闭证和脱证。根据病程时间，可分为急性期、恢复期和后遗症期。中风还可继发出现痫证、郁证、痴呆等疾病的表现。本病应与口僻、痫证、厥证、痉证、痿证等疾病相鉴别。此外，还需识别中风先兆。中风诊断辨证思路示意图如下所示（图 2-14）。

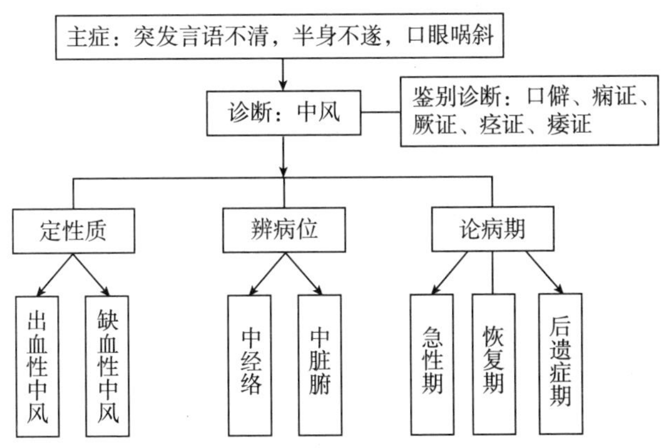

图 2-14　中风诊断辨证思路示意图

（四）治疗

中风急性期，当急则治其标，以祛邪为主，常用平肝息风、化痰通腑、活血通络等治法。中脏腑者，当以醒神开窍为治则，闭证宜清热开窍或化痰开窍，脱证则回阳固脱，如内闭外脱并存，则醒神开窍与扶正固本兼用。恢复期和后遗症期辨证多见虚实夹杂，治宜攻补兼施。中风常见证治简表如下所示（表 2-8）。

表 2-8　中风常见证治简表

分类	证名	症状	证机概要	治法	代表方	常用药
中经络	风阳上扰证	半身不遂，肌肤不仁，口眼㖞斜，言语謇涩，或舌强不语，急躁易怒，头痛，眩晕，面红目赤，口苦咽干，尿赤，便干；舌红少苔或苔黄，脉弦数	肝火内动，风扰清窍	清肝泻火，息风潜阳	天麻钩藤饮	天麻、钩藤、生石决明、川牛膝、益母草、黄芩、栀子、杜仲、桑寄生、朱茯神、首乌藤
	风痰阻络证	肌肤不仁，甚则半身不遂，口眼㖞斜，言语不利，或謇涩或不语，头晕目眩；舌质暗淡，舌苔白腻，脉弦滑	风痰入络，经脉不通	息风化痰，活血通络	半夏白术天麻汤	天麻、半夏、橘红、茯苓、甘草、白术、生姜、大枣
	痰热腑实证	半身不遂，肌肤不仁，口眼㖞斜，言语不利，或言语謇涩，头晕目眩，吐痰或痰多，腹胀，便干或便秘；舌质暗红或暗淡，苔黄或黄腻，脉弦滑或兼数	痰热互结，中焦热甚	清热化痰，通腑泻浊	星蒌承气汤	胆南星、全瓜蒌、生大黄、芒硝、竹沥、生葛汁、生姜汁、生地黄、麦冬
	气虚血瘀证	半身不遂，肌肤不仁，口眼㖞斜，言语不利，或謇涩或不语，面色无华，气短乏力；口角流涎，自汗，心悸，便溏，手足或偏身肿胀；舌质暗淡或瘀斑，舌苔薄白或腻，脉沉细、细缓或细弦	气虚不摄，血行瘀滞	益气扶正，活血化瘀	补阳还五汤	生黄芪、当归尾、赤芍、川芎、桃仁、红花、地龙
	阴虚风动证	半身不遂，一侧手足沉重麻木，口眼㖞斜，舌强语謇，平素头晕头痛，耳鸣目眩，双目干涩，腰酸腿软；急躁易怒，少眠多梦；舌质红绛或暗红，少苔或无苔，脉细弦或细弦数	肝肾阴亏，虚风内动	滋养肝肾，潜阳息风	镇肝熄风汤	生龙骨、生牡蛎、代赭石、白芍、天冬、玄参、龟甲、怀牛膝、川楝子、茵陈、麦芽、甘草
中脏腑	阳闭	突然昏仆，不省人事；牙关紧闭，口噤不开，两手握固，大小便闭，肢体强痉，兼有面赤身热，气粗口臭，躁扰不宁；舌苔黄腻，脉弦滑而数	痰热内闭，热极生风	清热化痰，开窍醒神	羚羊角汤合用安宫牛黄丸（成药）	羚羊角粉、菊花、夏枯草、蝉衣、柴胡、薄荷、生石决明、龟甲、白芍、生地黄、牡丹皮、大枣
	阴闭	突然昏倒，不省人事；牙关紧闭，口噤不开，两手握固，大小便闭，肢体强痉，面白唇暗，四肢不温，静卧不烦；舌苔白腻，脉沉滑	阴寒内盛，痰浊闭阻	温阳化痰，开窍醒神	涤痰汤合用苏合香丸（成药）	制胆南星、制半夏、橘红、枳实、茯苓、石菖蒲、竹茹、人参、甘草、生姜、大枣
	脱证	突然昏仆，不省人事，目合口张，鼻鼾息微，手撒遗尿，汗多不止，四肢冰冷；舌痿，脉微欲绝	阴阳竭绝，真阳欲脱	回阳固脱	参附汤	人参、附子、生姜、炙黄芪、生龙骨、煅牡蛎、山茱萸、醋五味子

二、医案分析

（一）王任之医案

1. 医案

冯某，女，59岁。初诊：1980年12月6日。

患者因拟诊可逆性脑卒中、脑动脉硬化、高血压等，于上月25日住入神经内科。刻下仍语言不清，仅能说单词短语，且吐字模糊，伸舌向右旁斜，饮水自口角流出，右半侧肢体酸麻乏力，活动欠灵，踝及足趾均不能动，食欲不启，数日一更衣，脉濡弦。此亦肝肾内亏，喑痱之例，用地黄饮子出入为治。

处方：干地黄12g，蒸山萸肉10g，麦冬6g，石斛9g，淡苁蓉10g，巴戟天10g，炙远志肉6g，石菖蒲3g，鸡血藤15g，制豨莶草10g，炙鸡内金10g，炒谷芽12g，葛根30g。

二诊（12月13日）：食欲见启，言语较利，右肩稍能抬起，然右踝及足趾仍不能活动，作麻如前，作酸见轻，四日未更衣，脉濡弦。守原方加减。处方：干地黄12g，金钗斛9g，淡苁蓉10g，巴戟天10g，炙远志肉6g，石菖蒲3g，鸡血藤30g，制豨莶草10g，鹿衔草10g，葛根30g，决明子12g，玄明粉4g。

三诊（12月20日）：言语已渐清利，右肩可以抬举，右足趾略能动弹，而右足踝仍难活动，但已不再作麻，脉濡弦。前制尚合，再守原意出入治。处方：淡苁蓉10g，巴戟天10g，炙远志肉6g，石菖蒲3g，鸡血藤15g，制豨莶草10g，鹿衔草10g，葛根30g，决明子12g，熟地黄12g，锁阳10g，炒续断6g，炒怀牛膝10g。

（现代中医名家王任之医案选自《王任之医案》）

2. 思考讨论

（1）试分析本案的病机特点。

编者按：本案患者年近花甲，气血不足，阴津耗损，阴虚风动，筋脉失养；脾失健运，痰湿内生，当属本虚标实之证。肢体酸麻乏力、活动欠灵、踝及足趾不能动、语言不清、吐字模糊、伸舌向右旁斜，饮水流出，皆为气血不足、肝肾内亏、筋脉失养之象；肠燥失濡则数日一更衣；脾失健运、痰湿内生则食欲不启、脉濡弦。治疗当补肝肾，益精血，健脾运，濡筋脉，润肠燥，祛风除湿，故能奏效迅捷。

（2）中风急性期，当急则治其标，以祛邪为主，本案为何主用益肾填精之品，兼用调血活络之药？

编者按：中风急性期常以“标实”为主，用平肝息风、化痰通腑、活血通络等治法，但临证之时不可拘泥。该患者已年逾花甲，又现肝肾不足，内风变动虚实夹杂之象，此时当谨守病机，补益与攻伐并使，用地黄饮子滋肾阴，补肾阳，开窍化痰，加鸡血藤、豨莶草活血通络，标本同治。避免过量使用滋腻或破血行血药物，重在调和阴阳，育阴息风，使风阳得抑，脑络得安。

（二）丁甘仁医案

1. 医案

沈左，年逾古稀，气阴早衰于未病之先。旧有头痛目疾，今日陡然跌仆成中，舌强不语，人事不省，左手足不用。舌质灰红，脉象尺部沉弱，寸关弦滑而数，按之而劲。处方：大麦冬 9g，元参 6g，羚羊片（先煎汁冲）2g，仙半夏 6g，川贝 6g，天竺黄 4.5g，明天麻 2g，陈胆星 2g，竹茹 4.5g，枳实 3g，全瓜蒌（切）12g，嫩钩藤（后入）9g，淡竹沥（冲）3g，生姜汁（冲）2 滴，至宝丹（研末化服）1 粒。

二诊：两投育阴息风、开窍涤痰之剂，人事渐知，舌强不能言语，左手足不用，脉尺部细弱，寸关弦滑而数，舌灰红。处方：生地黄 12g，大麦冬 9g，川石斛 9g，羚羊片（先煎汁冲）1g，仙半夏 6g，明天麻 3g，左牡蛎 12g，川贝母 9g，陈胆星 2g，炙远志 3g，九节菖蒲 2g，全瓜蒌（切）12g，嫩钩藤（后下）9g，淡竹沥（冲服）3g。

三诊：叠进育阴息风、清热化痰之剂，人事已清，舌强言语蹇涩，左手足依然不用；苔色灰红，脉象弦数较静，尺部细弱，处方：西洋参 4.5g，大麦冬 9g，大生地黄 9g，川石斛 9g，生左牡蛎 12g，煨天麻 2g，竹沥半夏 6g，川贝 9g，炙远志 3g，全瓜蒌（切）12g，鲜竹茹 6g，嫩钩藤（后入）9g，黑芝麻（研包）9g。

四诊：神智清，舌强和，言语未能自如，脏气行而甚畅，痰热已有下行之势，左手足依然不用，脉弦小而数，津液亏耗，筋无血养，犹树木之偏枯，无滋液以灌溉也，仍滋下焦之阴，清上焦之热，化中焦之痰，活经俞之血，复方图治。尚可延年。西洋参 4.5g，生地黄 9g，大麦冬 6g，川石斛 9g，生牡蛎 12g，仙半夏 6g，川贝 9g，全瓜蒌 12g，切厚杜仲 6g，怀牛膝 6g，西秦艽 6g，嫩桑枝 9g，黑芝麻（研包）9g。

（现代中医名家丁甘仁医案选自《孟河丁甘仁医案》）

2. 思考讨论

（1）试分析本案初诊时病机。

编者按：患者高年营阴亏耗，风自内起，水亏不能涵木，内风上旋；脾骨之虚，水谷不化，津液变为痰涎；日久蕴力痰热，蒙蔽清窍，堵塞神明出入之路，致不省人事；痰热阻于廉泉，为舌强不语；风邪横窜经络，则左手足不用。风中于经，举重不胜，风中于腑，即不识人。因此本案属中脏腑之重症。

（2）请分析本案治疗首诊和四诊的用药变化。

编者按：本案患者初诊时病机为虚风内动，痰热扰神。故治当育阴息风，开窍涤痰，用药上滋阴息风药物与化痰通络药物并重，滋阴血以息内风，化痰热而清神明。后患者神智渐清，内风渐平，但阴血难复，所以治疗上以滋下焦之阴为主，兼化中焦之痰，以图缓生精血，得以延年。

3. 拓展

清代吴谦《医宗金鉴·杂病心法要诀》曰："神昏不语，口缓涎出，邪在脏也。""昏不识人，便溺阻隔，邪在腑也。"其指出中脏与中腑虽都有神志的改变，但亦有轻重程度的不同，两者同属中风之重症，此时无论中脏中腑，均当积极治疗，挽救生命，因此临床上常合称中脏腑。

三、医案讨论

（一）周仲瑛医案

1. 医案

患者，男，66 岁。初诊：1999 年 10 月 29 日。

高血压病史多年，1994 年 6 月中风，1995 年 3 月突发癫痫，1996 年 4 月再次中风。当时 CT 查见左侧多发性脑梗死，右侧出血。现病史：现行走站立不稳，难以自主，右手活动欠灵，有时足肿，大便干结，近来血压不稳定。苔黄薄腻，舌质暗，脉细滑。风痰瘀阻，气血失调。西医诊断：脑梗死，脑出血后遗症；中医诊断：中风 – 中经络。证属风痰瘀阻、腑气不通。治以息风化痰，活血通腑。

处方：熟大黄 5g，生大黄（后下）5g，桃仁 10g，水蛭 3g，地龙 10g，鬼箭羽 12g，制胆星 10g，炙僵蚕 10g，豨莶草 15g，石斛 12g，生地黄 15g，怀牛膝 10g，桑寄生 15g，续断 15g。14 剂，水煎分服，每日 1 剂。

二诊（1999 年 11 月 5 日）：大便通畅，但小便有时失控。上方加煨益智仁、路路通各 10g。30 剂，水煎分服，每日 1 剂。

三诊（1999 年 12 月 5 日）：大便 3 ～ 4 日一行，小便不畅，右手时抖动。上方生大黄加量至 10g，加炒枳实 10g。30 剂，水煎分服，每日 1 剂。

四诊（2000 年 3 月 5 日）：大便尚调，隔日 1 次，但苔黄厚腻，舌质暗，脉细滑。处方：生大黄（后下）10g，桃仁 10g，炙水蛭 10g，地龙 10g，制胆星 10g，炙僵蚕 10g，鬼箭羽 15g，豨莶草 15g，石斛 15g，泽兰 10g，泽泻 10g，怀牛膝 15g，赤芍 15g，红花 6g。30 剂，水煎服，每日 1 剂。

五诊（2001 年 2 月 18 日）：上方加减进退近 1 年，病情平稳，复查 CT 示梗死灶明显缩小。右下肢仍乏力，大便又秘，苔黄腻，质暗红，脉小弦滑。属风痰瘀阻，肠腑燥热。处方：生大黄（后下）15g，芒硝（分冲）6g，桃仁 10g，水蛭 15g，地龙 10g，豨莶草 15g，红花 10g，石斛 12g，牛膝 12g，炙僵蚕 10g，陈胆星 10g，天麻 10g。30 剂，水煎服，每日 1 剂。

（国医大师周仲瑛医案选自《中华中医药杂志》）

2. 思考讨论

（1）试分析本案中风多次发病的病因病机。

（2）本案中大黄始终作为君药，请分析周教授选用大黄的理由，并从几诊中大黄不同用量及配伍来探讨大黄的临床应用。

（二）任继学医案

1. 医案

戴某，男，57 岁。初诊：1994 年 11 月 7 日。

因“头痛、呕吐、嗜睡3小时”就诊。患者3小时前正在做饭，突然剧烈头痛，头晕，呕吐，呕吐物为胃内容物，继之左侧肢体欠灵活，约30分钟后，出现嗜睡、鼾声，立即送至我院诊治。刻下：嗜睡、鼾声，但呼之能应，面色潮红，形体丰盛，舌红，苔薄黄，左侧鼻唇沟变浅，左侧肢体轻瘫，左巴氏征阳性，脉弦滑有力。急查头颅CT示：右侧基底节脑出血，出血量约20mL。既往高血压史15年，现血压160/105mmHg。

诊断：出血性中风，风头眩。证属风火上扰，络损血溢，闭阻脑窍。

治法：平肝潜阳，开窍醒神。

处方：羚羊角粉（分2次冲服）0.6g，玳瑁10g，烫水蛭3g，虻虫3g，豨莶草30g，白薇15g，石菖蒲15g，川芎10g，地龙10g，胆星5g，珍珠母（先煎）50g。水煎服，每日1剂，3剂。

另用清开灵注射液40mL加入5%葡萄糖500mL，每日1次静脉滴注；安宫牛黄丸1粒，口服，每日2次。

3天后，患者神志清醒，对答切题，但反应迟钝，鼻鼾，大便较干，2～3天一行，左侧肢体肌力上肢3级、下肢4级，左侧巴氏征阳性，舌红苔黄厚，脉弦滑。阳明腑气欠畅，上方加生大黄（后下）6g，天竺黄10g。3剂。

患者药后明显好转，大便已畅行，神清，反应灵敏，舌质较前转淡，苔薄白，脉弦细，肝火渐息，转以填精滋肾、清肝和胃、化痰通络为法。

治疗1个月，患者肌力恢复正常，血压130/80mmHg，CT复查脑出血完全吸收。

（国医大师任继学医案选自《湖北民族学院学报》）

2. 思考讨论

（1）在脑出血急性期，为何用水蛭、虻虫等活血虫类药物？

（2）治疗中风常用的中成药、中药注射液有哪些？其功效与禁忌证又有哪些？

（三）刘祖贻医案

1. 医案

何某，男，54岁，教师。初诊：2017年9月14日。

患者于2016年12月突发左侧肢体活动不利，口角歪斜，于当地医院诊断为脑出血，予相关对症支持治疗（具体不详），病情好转后出院。后一直于当地医院行康复治疗，效果不佳。初诊见神疲乏力，畏寒，左侧肢体活动障碍，纳差，寐一般，二便尚调。舌淡，苔白腻，脉细。查体：血压：130/86 mmHg，形体偏瘦，左上肢肌力3级，手指屈伸不利，对指不能，左侧肢体肿胀，左下肢肌力3级，行走迟缓。方用芪仙通络汤加减。

处方：黄芪30g，制首乌15g，枸杞子30g，淫羊藿15g，巴戟天15g，石菖蒲9 g，葛根30g，丹参30g，地龙15g，鸡血藤30g，蒲黄15g，山楂15g。用法：14剂，水煎服，早晚分服，每日1剂。

二诊（2017年10月12日）：病史同前，患者诉饥饿时感神疲乏力，休息后好转，纳增，口中清爽，寐可，二便尚调。查体：舌淡，苔白腻，脉细，血压125/80mmHg，左上肢手指关节活动较前灵活，肿胀减轻，左下肢肌力增，活动时间增长。处方：黄芪40g，制首乌15g，枸杞子30g，淫羊藿15g，巴戟天15g，石菖蒲9g，葛根30g，丹参30g，地龙15g，鸡血藤30g，蒲黄15g，白芥子9g，山楂15g。用法：14剂，水煎服，早晚分服，每日1剂。

三诊（2017年11月2日）：病史同前，患者精神好转，偶有饥饿时觉头昏胀乏力，左肩关节疼痛，纳寐可，二便调。舌淡红，苔稍黄腻，脉细。查体血压：120/78mmHg，行动迟缓，拄拐行走，下肢肌力增，能锻炼行走100多米，左手指关节活动较前灵活，不自觉中可以伸直，稍肿胀。处方：黄芪50g，制首乌15g，枸杞子30g，淫羊藿15g，巴戟天15g，白芥子9g，鸡血藤30g，豨莶草15g，葛根30g，丹参30g，地龙15g，蒲黄15g，山楂15g。用法：14剂，水煎服，早晚分服，每日1剂。

四诊（2017年12月7日）：病史同前，患者精神佳，无头晕头痛，口干，纳寐可，二便调。查体：舌淡红，苔薄黄腻，脉弱，血压100/75mmHg，左手指关节被动活动较前灵活，仍左侧肢体活动障碍，肌力减退，下肢肌力增加，3+级。处方：黄芪60g，制首乌15g，枸杞子30g，淫羊藿15g，巴戟天15g，桂枝15g，白芍15g，白芥子9g，葛根30g，丹参30，地龙15g，蒲黄15g，石菖蒲9g，山楂15 g，夏枯草15g。用法：14剂，水煎服，早晚分服，每日1剂。

（国医大师刘祖贻医案选自《湖南中医药大学学报》）

2. 思考讨论

（1）补充本案各诊的病机特点和治疗法则。

（2）本案中黄芪首诊仅用30g，为何每次复诊均加量？

3. 拓展

刘祖贻运用温阳活血法治疗中风后遗症经验。

（四）张学文医案

1. 医案

患者，男，68岁。以左侧肢体活动不遂、言语不利8天为主诉就诊。患者于8天前晨起时发现左侧肢体无力，左侧口角流涎，吐字不清，急送至陕西咸阳某医院就诊，经头颅CT检查，未发现出血及其他性质病灶，遂立即进行溶栓、脱水等治疗。经治4天后，患者病情基本稳定，但仍表现为左侧肢体活动不遂，神昏，头晕，头痛，肢体肿胀，再次CT检查显示为右侧基底节区低密度病灶。有高血压史10年，平素性情急躁，大便秘结。遂请张老会诊该患者，见其舌质暗红，苔黄稍腻，口中气味臭晦，舌下可见瘀点瘀斑，脉弦硬。辨证为毒瘀交夹证，治以化瘀解毒，醒脑开窍。予以通窍活血利水汤加减。

处方：丹参15g，桃仁10g，红花8g，茯苓10g，川牛膝15g，川芎10g，赤芍10g，水蛭6g，僵蚕10g，天麻10g，石菖蒲10g，白茅根30g，三七粉（冲）3g，天竺黄10g，生甘草10g。

服药3剂后，患者大便偏稀，次数较多。从第5剂起，大便成形，质软，每日1

次。服药 6 剂后，患者自觉头晕、头痛完全消失，肢体无力较前明显好转，言语不利较前缓解不明显。继续服药 15 剂后，肢体肿胀消失，患侧肢体无力肌力稍差于健侧，语言较前明显改善，日常生活可以自理。

（国医大师张学文医案选自《中华中医药杂志》）

2. 思考讨论

（1）本案辨证为毒瘀交夹证，试分析其辨证依据。

（2）试分析本案用药的特点。

四、临床拓展

1. 中风病机要重视瘀血阻滞

气虚、阴虚为本，风、火、痰、瘀为标，两者互为因果。气虚阴虚，既可引起内风旋动，气血逆乱，横窜经脉，直冲犯脑，也可滋生痰涎，夹火夹瘀，阻塞经脉、蒙蔽神窍；风火痰瘀日久又可进一步加重本元虚损。血瘀脑脉或血溢脉外是中风发生的关键病理环节，因此注意把握中风病血瘀的特点，根据疾病的进程和临床特征区分气虚血瘀、阴虚血瘀、痰凝血瘀、瘀毒互结，在治疗过程中灵活运用活血化瘀治法。

2. 中风的诊断需中西相参、病症结合

中风急性期多以风、火、痰、瘀为主，恢复期和后遗症期则多转化为气虚、阴虚或兼有痰瘀，证候要素主要有风、火、痰、瘀、气虚、阴虚阳亢。由于其证候演变迅速，应注意证候的动态时空性特征，根据病程进展的不同时点，辨别出相应的证候要素及其组合特征。同时参照中西医脑梗死、脑出血等指南的诊断要点，结合颅脑 MRI、CT、磁共振血管造影（MRA）、CT 血管成像（CTA）、数字减影血管造影（DSA）、经颅多普勒（TCD）等影像学结果，准确把握疾病的病位、病性等核心病机，准确辨证，以指导临床遣方用药，判断预后。

3. 急性期的治疗思路

发病 3 日以内往往病情变化迅速，1 周之内病情仍可继续加重。中脏腑痰热内闭清窍者，以清热化痰、醒神开窍为法，腑气不通者及时通腑泻热；痰湿蒙塞清窍者，以涤痰开窍为主，兼有气虚者需及时扶助正气。中经络表现为风痰阻络者，以息风化痰、活血通络为法，缺血性中风可选用具有活血化瘀作用的中药注射液静脉滴注。发病 1 ～ 2 周神志转清者可按照中经络辨证论治，以化痰通络为主，缺血性中风可继续选用活血化瘀的中药注射液治疗。如风邪渐息，热象不明显，而渐显正气不足时，当注意尽早加用甘平益气之品以扶助正气。

4. 重视中风的综合康复治疗

急性期患者生命体征稳定后即可早期介入康复治疗；恢复期应加强康复训练；后遗症期的康复治疗应促进语言和肢体功能的恢复，并注意改善患者认知功能、情感障碍和生活质量等，同时积极预防复发。综合康复治疗合理地运用中药口服制剂、外洗、药浴，辨证针灸推拿治疗；合理的中医膳食、精神调养、功法训练等措施，使中风的康复治疗个体化、综合化，以提高疗效。

【复习思考题】

1. 中风病的临床辨证用药思路。

2. 清代叶天士《临证指南医案》谓："内风乃身中阳气之变动，肝为风脏，因精血衰耗，水不涵木，木少滋荣，故肝阳偏亢，内风时起。"内风学说对于临床治疗中风有何价值？

3. 中医药如何干预缺血性中风患者溶栓或介入治疗前后出现的症状？

（葛金文）

第三章 脾胃系病证

第一节 胃 痛

一、知识要点

（一）概念

胃痛，又称胃脘痛，是指以上腹胃脘部疼痛为主的病证。

（二）病因病机

胃痛病因主要有外邪犯胃、饮食伤胃、情志不畅和脾胃素虚。基本病机是胃气阻滞，胃失和降，不通则痛。病变部位在胃，但与肝、脾的关系极为密切。病理因素主要有气滞、寒凝、热郁、湿阻、血瘀。病理变化可由实证转为虚证。若因寒而痛者，寒邪伤阳，脾阳不足，可成脾胃虚寒证；若因热而痛，邪热伤阴，胃阴不足，则致阴虚胃痛；如脾胃虚寒者易受寒邪、脾胃气虚又可饮食停滞，出现虚实夹杂证。胃痛病因病机示意图如下所示（图 3–1）。

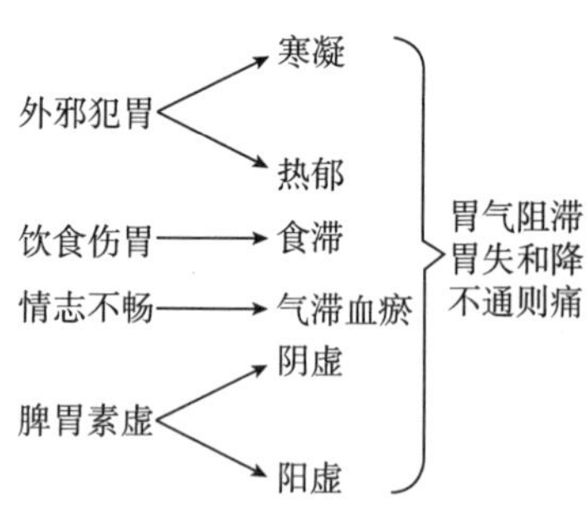

图 3–1 胃痛病因病机示意图

（三）辨证要点

胃痛应辨虚实寒热，在气在血。实者多痛剧，固定不移，拒按，脉实；虚者多痛势徐缓，痛处不定，喜按，脉虚。胃痛遇寒则痛甚、得温则痛减，为寒证；胃脘灼痛，喜冷恶热，为热证。在气者，有气滞、气虚之分。气滞者，多见胀痛，或涉及两胁，或兼见嗳气频频，疼痛与情志因素显著相关；气虚者，是指脾胃气虚、胃脘隐痛或空腹痛显，兼见食少、便溏、乏力等。在血者，疼痛部位固定不移，痛如针刺，舌质紫暗或有瘀斑。本病要注意与真心痛、胁痛、腹痛相鉴别。胃痛诊断辨证思路示意图如下所示（图 3–2）。

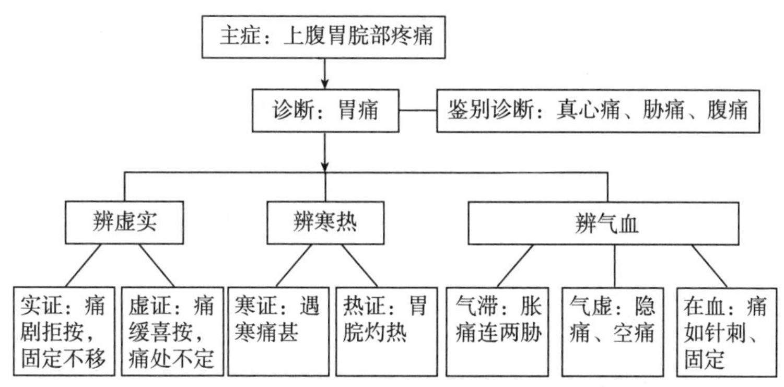

图 3–2　胃痛诊断辨证思路示意图

（四）治疗

胃痛治疗以和胃止痛为主，审证求因，从广义的角度去理解和运用“通”法，如散寒、消食、疏肝、泻热、化瘀、养阴、温阳等，总以开其郁滞、调其升降为目的，这样才能把握住“胃以通为补”的灵魂，灵活应用“通”法。胃痛常见证治简表如下所示（表 3–1、表 3–2）。

表 3–1　胃痛常见证治简表（实证）

证名	症状	证机概要	治法	代表方	常用药
寒邪客胃证	胃痛暴作，恶寒喜暖，得温痛减，遇寒加重，口淡不渴，或喜热饮；舌淡苔薄白，脉弦紧	寒邪客胃，阳气被遏，气机阻滞	温胃散寒，行气止痛	良附丸	高良姜、吴茱萸、香附、乌药、陈皮、木香
饮食伤胃证	胃脘疼痛，胀满拒按，嗳腐吞酸，或呕吐不消化食物，其味腐臭，吐后痛减，大便不爽，得矢气及便后稍舒；舌苔厚腻，脉滑	饮食滞停，胃气阻塞	消食导滞，和胃止痛	保和丸	神曲、山楂、莱菔子、茯苓、半夏、陈皮、连翘
肝气犯胃证	胃脘胀痛，痛连两胁，遇烦恼则痛作或痛甚，得嗳气、矢气则痛舒；舌苔多薄白，脉弦	肝气郁结，横逆犯胃，胃气阻滞	疏肝解郁，理气止痛	柴胡疏肝散	柴胡、芍药、川芎、郁金、香附、陈皮、枳壳、佛手、甘草
脾胃湿热证	胃脘疼痛，痛势急迫，脘闷热灼，口干口苦，口渴而不欲饮，小便色黄，大便不畅；舌苔黄腻，脉滑数	湿热蕴结，胃气阻滞	清化湿热，理气和胃	清中汤	黄连、栀子、制半夏、茯苓、草豆寇、陈皮、甘草

续表

证名	症状	证机概要	治法	代表方	常用药
瘀血停胃证	胃脘疼痛，如针刺、似刀割，痛有定处，按之痛甚，痛时持久，食后加剧，入夜尤甚；舌质紫暗或有瘀斑，脉涩	瘀停胃络，脉络壅滞	化瘀通络，理气和胃	失笑散合丹参饮	蒲黄、五灵脂、丹参、檀香、砂仁

表 3-2　胃痛常见证治简表（虚证）

证名	症状	证机概要	治法	代表方	常用药
胃阴不足证	胃脘隐隐灼痛，似饥而不欲食，口燥咽干，五心烦热，消瘦乏力，口渴思饮，大便干结；舌红少津，脉细数	胃阴不足，胃失濡养	养阴益胃，和中止痛	一贯煎合芍药甘草汤	沙参、麦冬、生地黄、枸杞子、当归、川楝子、芍药、甘草
脾胃虚寒证	胃痛隐隐，绵绵不休，喜温喜按，空腹痛甚，得食则缓，劳累或受凉后发作或加重，泛吐清水，大便溏薄；舌淡苔白，脉虚弱或迟缓	脾胃虚寒，失于温养	温中健脾，和胃止痛	黄芪建中汤	黄芪、桂枝、生姜、芍药、炙甘草、饴糖、大枣

二、医案分析

（一）沈风阁医案

1. 医案

何某某，男，68 岁。初诊：1991 年 6 月 12 日。

胃病将近 10 年，时发时止，发作无规律，医院多次检查，均诊为慢性胃炎。2 日前因脘痛、腹胀较剧，赴某医院急诊，服药片（药名不详）疼痛缓解，约半小时左右又痛剧。诊查：脘部疼痛胀满，按之益甚，发病前数日未暴饮暴食，大便 3 日未行，腹胀，小便黄赤短少，口渴欲凉饮，舌质红，舌苔黄厚干燥，脉数有力。辨证：胃热亢盛，腑气不通。治法：清泄胃热，通降腑气。

处方：生石膏（先煎）30g，知母 12g，生甘草 5g，大黄（后下）8g，川朴 4g，炒枳壳 6g，白芍 12g，玄参 15g。2 剂。

二诊（1991 年 6 月 14 日）：药后大便 5 次，有时解而不畅；腹胀消失，脘部痛胀明显减轻，仍拒按，口干渴，仍喜凉饮；苔薄黄而干，脉数有力。胃热未清，腑气失调。仍宗前法，小其制。处方：生石膏（先煎）15g，知母 12g，生甘草 5g，制大黄 8g，炒枳壳 6g，全瓜蒌 12g，淡黄芩 10g，白芍 12g，玄参 12g。3 剂。

三诊：1991 年 6 月 17 日。大便通调，每日一行；脘部偶有隐痛，未感胀满，食稀粥胃中未有不适感，口干，苔薄黄根部略腻，脉数。胃热渐清，胃气失和，胃阴未复。再拟和胃泻热，生津养液。处方：法半夏 10g，川黄连 3g，全瓜蒌 12g，白芍 10g，生甘草 4g，南沙参、北沙参各 12g，川石斛 12g，玉竹 12g，炒竹茹 12g。7 剂。

循此调理两周，恢复如常人。

（现代中医名家沈凤阁医案选自《中国现代名中医医案精华》）

2. 思考讨论

（1）试分析本案采用清泄胃热、通降腑气法治疗依据。

编者按：本例患者脘部疼痛胀满，按之益甚，腹胀且大便不通，小便黄赤短少，口渴欲凉饮，舌苔黄厚干燥红，脉数有力。辨证为胃热亢盛，腑气不通。胃以降为顺，腑以通为用，胃热阻滞，不通则痛，所以治宜清泄胃热，通降腑气，腑气通，胃热泄则痛止。

（2）试分析一诊、三诊处方差异之处，说明理由。

编者按：初诊时，本例胃脘痛，胃热是其因，腑实乃其兼症，辨证属阳明实热且腑气壅滞较甚，故予白虎汤（石膏、知母、甘草）合小承气汤（大黄、厚朴、枳壳），一以清胃热，一以通腑实，并伍用芍药甘草汤，以缓急止痛，且加玄参以制枳壳、川朴之燥。

三诊时腑气通降，而胃热未清，表现为口干，苔薄黄根部略腻，脉数；患者年近七旬，加之久病，胃气阴不足，又胃热伤阴，胃失濡养，见胃脘隐痛不适，故治疗转为泻热和胃，生津养阴为主。用小陷胸汤（法半夏、黄连、全瓜蒌）清热化痰和胃；合芍药甘草汤（白芍、甘草）酸甘养阴；配北沙参、玉竹、石斛、竹茹等滋养胃阴。

（二）董建华医案

1. 医案

居某，男，42岁。初诊：1977年9月8日。

病史：多年来时有胃脘疼痛，近二十多天来疼痛加剧，呈阵发性，痛甚则反射至肩背，呕吐酸苦水，空腹痛甚，口渴干苦，纳差，大便干，小便黄，经用中西医治疗两周，疼痛未见缓解，经某医院钡餐检查，诊断为十二指肠球部溃疡。诊查：舌边紫、中心苔黄腻，脉弦。

辨证：肝胃不和，气血瘀阻。

治法：疏肝理气，化瘀止痛。

处方：金铃子10g，元胡5g，乌贼骨10g，黄连2.5g，吴茱萸1.5g，炒五灵脂10g，香附10g，煅瓦楞12g，枳壳10g，青皮、陈皮各5g，佛手片5g。6剂。

二诊（9月14日）：药后胃疼略有减轻，但痛甚时仍反射至后背，泛吐酸水已少。原方加重化瘀止痛之品。处方：金铃子10g，黄连3g，吴茱萸1.5g，炙刺猬皮5g，九香虫5g，煅瓦楞12g，炒五灵脂10g，香附10g，乌贼骨10g，橘皮5g，三七粉3g（冲）。6剂。

另方：乌贼骨120g，象贝母60g，三七粉15g，炙刺猬皮30g，九香虫30g。共研细末，每次3g，每日3次，开水冲服。

随访（10月16日）：前方药连服18剂，胃痛消失，末药仍在续服，饮食正常，临床治愈。

（中国工程院院士董建华医案选自《中国现代名中医医案精华》）

2. 思考讨论

（1）本案为什么用刺猬皮、九香虫治疗？

编者按：患者中年男性，多年来时有胃脘疼痛，近二十多天来胃脘疼痛加剧，伴有呕吐等症状，辨病属中医学“胃痛”的范畴。患者久病，脾胃虚弱，见空腹痛甚，纳差；土虚木乘，肝气犯胃，日久化热，则呕吐酸苦水，口渴干苦，大便干，小便黄，苔黄腻；舌边紫、脉弦为气滞血瘀之象。辨证为肝胃不和，气血瘀阻。刺猬皮入胃与大肠经，有祛瘀止痛、疏理气滞、活血止血之功效，是治疗胃痛的良药。其与九香虫为伍，再配五灵脂、延胡索等，以加强行气活血、化瘀通络、止痛的作用。九香虫、刺猬皮是董建华治疗瘀血胃痛的常用药。

（2）肝气郁结犯胃，如果未及时治疗可能出现哪些病理演变？

编者按：肝气郁滞，日久肝脾不和，脾失健运，痰湿内停，或湿热中阻，胃气壅滞，不通则痛，可以出现胃脘胀痛连胁；胃失和降，胃气上逆，致呕吐反胃。气郁日久化热，肝胃郁热，可见胃脘灼痛，泛酸嘈杂；火热伤津，口干咽燥，肠道失润，可见便秘；郁热灼伤胃络，迫血妄行，或瘀血阻滞，血不循经，或脾气虚弱，不能统血，可致吐血、黑便。大量出血，可致气随血脱，危及生命。若胃痛日久，由气分深入血分，久痛入络致瘀，瘀结胃脘，可形成癥积。

三、医案讨论

（一）步玉如医案

1. 医案

王某某，女，48岁。初诊：1985年9月20日。

胃脘痛三个月，放射至右肩背部，时时呕恶，纳物不香，大便稀溏，日行三次。经解放军某医院胃镜检查诊断为慢性胆囊炎、慢性萎缩性胃炎，服成药多种未效。刻诊见脘痛及于胁背，口干，口苦，咽干，舌干苔黄燥，脉细小弦。辨证：证属湿热内阻，肝胃失和。治法：清化理气，舒肝和胃。

处方：柴胡10g，黄芩10g，法半夏10g，生姜10g，太子参15g，炙草10g，陈皮10g，茯苓16g，竹茹20g，枳壳10g，元胡10g，川楝子10g，炒山栀10g，白芍12g。

二诊（9月29日）：上方药连进8剂，呕恶未作，脘痛已缓，纳物仍欠佳，大便仍偏稀，舌脉同前。前方进展，加白术10g，冬瓜皮30g。

三诊（10月8日）：上方药进8剂，疼痛已止；大便仍稍稀，但减为日行1次；纳物仍不甚好。上方药续进以资巩固。

（现代中医名家步玉如医案选自《中国现代名中医医案精华》）

2. 思考讨论

（1）本案选小柴胡汤、温胆汤治疗的依据是什么？

（2）本案与上例董建华诊治案都有胃痛放射至肩背的症状，都是肝胃失和，为什么治疗方药不同？

（二）焦树德医案

1. 医案

患者，周某某，女，67岁。初诊：1993年2月16日。

主诉：胃脘及下腹窜痛1月余。

现病史：患者于1个月前始胃脘部胀痛，堵闷不舒，窜及下腹部胀痛不适，纳食尚可，无吞酸、嘈杂，无胃脘烧灼感，口黏不爽，小便长多，无尿急、尿频、尿痛，双小腿沉重、酸困乏力。

既往史：高血压史3年，平素血压160/95mmHg，曾高达180/110mmHg，间断服用降压药治疗。否认肝炎、结核病，否认肾病史、药物过敏史。

个人史：孕2胎，足月顺产1子1女，均健康。

查体：舌苔白厚，舌质暗红，脉左手弦，右手滑略弦。

中医诊断：胃脘痛。西医诊断：胃痛原因待查。

辨证：中运不健，湿浊内停，升降失司，土壅木郁，发为胃脘痛、腹痛之症。

治法：健脾化湿，宽中和胃，佐以理气益肾。

处方：制香附12g，厚朴12g，苏梗10g，藿香10g，茯苓30g，陈皮6g，青皮6g，广木香6g，猪苓20g，泽泻20g，佩兰10g，车前子（包煎）12g，桑寄生30g，川断18g，桑螵蛸12g。14剂，水煎服。

随访（1993年3月2日）：患者服上药后，胃脘及下腹窜胀疼痛已愈，余症状亦消失。

（现代中医名家焦树德医案选自《焦树德临证百案按》）

2. 思考讨论

（1）试分析本案的病因病机。

（2）试分析本案的组方用药特点，其基本方是什么？

（三）朱良春医案

1. 医案

高某某，女，60岁，退休工人。胃部疾病20余载，经治而愈。去年因连续食用党参煨桂圆而致口干咽燥，乃致胃疾又作。近5月来，食欲显减，胃脘胀痛不适，形体消瘦，便干如栗，三日一行。苔白腻，边有白涎，质衬紫，脉细小弦。证属气血亏虚、痰瘀互阻、中运失健，故予益气血，化痰瘀，运中土，徐图效机。1981年10月胃镜检查：浅表萎缩性胃炎、胃溃疡。

处方：生黄芪20g，太子参、全当归、桃仁、杏仁各10g，戈制半夏（分2次冲）2g，蓬莪术、鸡内金各6g，生麦芽15g，绿萼梅8g。

进药5剂，食欲增进，脘痛已缓。仍以上方出入加减，共服药62剂，诸恙均除，胃镜复查未见任何异常。

（国医大师朱良春医案选自《朱良春用药经验集》）

2. 思考讨论

（1）试分析本案益气血、化痰瘀、运中土的组方用药。治疗胃痛时应如何正确使用活血化瘀药物？

（2）本案中用的戈制半夏是什么？其功效主治及用法如何？

3. 拓展

朱良春应用黄芪配莪术治疗慢性胃炎、消除癥瘕积聚的经验。

（四）周仲瑛医案

1. 医案

汪某，女，成人。胃痛多年，脘部疼痛痞胀，嗳气，泛恶，食少，纳后脘阻运迟，喜食酸味，大便常溏，面白不华，形瘦，神疲，气短，头晕，腿软，口唇干。苔少，舌质淡红欠润，脉细。经胃液分析：胃酸缺乏，游离酸0，诊断为萎缩性胃炎。从中虚胃弱，气阴两伤，运降失司论治，取酸甘温润、益气养阴和胃法。

乌梅肉6g，白芍9g，炙甘草3g，川石斛9g，炒麦冬9g，太子参12g，炙黄芪9g，炒谷芽12g，陈皮4.5g，竹茹9g。

服5剂脘部痞胀及疼痛减轻，嗳气亦少，食纳好转，消化得健，续守原法出入，继续服药调治一个阶段，随访观察，胃痛少作，体力亦有改善。

（国医大师周仲瑛医案选自《新中医》）

2. 思考讨论

（1）本案辨证为气阴两虚的依据是什么？

（2）本案中甘酸化阴的药物有哪些？本案为选何用石斛养阴？

3. 拓展

周仲瑛用“酸甘化阴”法治疗胃痛的经验。

（五）邱健行医案

1. 医案

杨某，女，39岁。初诊：2003年11月26日。

反复上腹胀隐痛5年。查胃镜示：慢性浅表性胃窦炎Hp(++)。B超：肝、胆、脾、胰未见异常。就诊时见其上腹胀，饭后明显，伴嗳气，大便不畅质稀烂，每日2～3次，紧张时易便溏腹痛，泻后痛止，自觉胸闷，呼吸不顺畅，乏力。诊断为胃痛（慢性浅表性胃炎），证属脾虚肝郁化热。此为平素工作紧张，思虑太过，肝气郁结，横逆犯脾，脾虚不运，出现上症。舌质淡白、苔薄白、脉细弱均为脾虚肝郁化热的表现。治宜疏肝解郁，健脾理气。拟方四逆散加减。

处方：柴胡10g，白芍15g，枳实10g，陈皮5g，白术12g，防风18g，蒲公英30g，败酱草30g，太子参15g，茯苓15g，延胡索20g，栀子12g，甘草6g。5剂，水煎服，每日 1 剂。饮食宜清淡易消化食物，不宜过饱，畅情志。

二诊（2003 年 12 月 1 日）：服前方后上腹胀减，大便不通，脐周胀闷不适，自述自行服黄连后，大便可下。此肝气得舒，脾气得运，但仍有肝郁脾虚，兼有热邪，当增入清热活血之品。

处方：柴胡 12g，白术 15g，白芍 18g，枳实 12g，延胡索 20g，浙贝母 10g，虎杖 30g，黄连 6g，郁金 15g，佛手 15g，甘草 6g。3 剂，煎服法同前。

药后上腹胀痛消失，大便调畅。

（全国名中医邱健行医案选自《当代名老中医典型医案集》）

2. 思考讨论

（1）四逆散的适应证是什么？本案使用依据是什么？

（2）本案首诊方剂中防风用量 18g，有何意义？

四、临床拓展

1. 胃痛的鉴别诊断要抓主症病位

胃痛是以上腹胃脘部疼痛为主症的病症，临床注意与真心痛、胁痛、腹痛、肠痈等病症相鉴别，要抓住病变部位、疼痛程度与特征、伴有症状等方面的不同。真心痛多见于老年人，其多刺痛，动辄加重，痛引肩背，常伴心悸气短、汗出肢冷等，病情危急，可出现“手足青至节，心痛甚，旦发夕死，夕发旦死”。胁痛是以胁部疼痛为主症，可伴发热恶寒，或目黄肤黄，或胸闷太息，极少伴嘈杂泛酸，嗳气吐腐。腹痛是指胃脘部以下、耻骨毛际以上整个位置疼痛为主症。肠痈病变初起，多表现为突发性胃脘部疼痛，随着病情的变化，很快由胃脘部转移至右下腹部疼痛为主，痛处拒按，腹皮拘紧，右腿屈曲不伸，转侧牵引则疼痛加剧，多伴恶寒、发热等。

2. 疏肝不忘和胃，理气慎防伤阴

胃痛治疗原则是理气和胃止痛，肝气犯胃之胃痛在治疗上首先要疏肝。理气药多辛香燥热，易伤阴液。故用药应选理气不伤阴之品，如绿萼梅，佛手等。

3. 加强预防调护，减少疾病复发

本病发病，多与情志不遂、饮食不节有关，故在预防上要重视精神与饮食的调摄；要注意有规律的生活与饮食习惯，忌暴饮暴食、饥饱不匀；以清淡、易消化的食物为宜；忌粗糙多纤维饮食；尽量避免饮用浓茶、咖啡，以及食用辛辣食物；慎用水杨酸、肾上腺皮质激素等药物。保持乐观的情绪，避免过度劳累与紧张也是预防本病复发的关键。

【复习思考题】

1.“通则不痛”，如何将“通法”应用于胃痛的治疗？

2. 如何理解“治胃病不理气非其治也”？

（孙丽霞）

第二节 呕 吐

一、知识要点

（一）概念

呕吐是指胃失和降，气逆于上，迫使胃中之物从口中吐出的一种病证。临床以有物有声谓之呕，有物无声谓之吐，无物有声谓之干呕，故合称为呕吐。

（二）病因病机

呕吐病因包括外感时邪、饮食不节、情志失调、脾胃虚弱。基本病机是胃失和降，胃气上逆。病变脏腑主要在胃，与肝、脾有密切关系。常见的病理因素包括气滞、痰饮、食积、六淫外邪等。病理性质分为虚实两端，实证呕吐剧烈，虚证呕吐较缓和，在饮食、外感等诱发下，也可呈急性发作，虚实之间可以互相转化。呕吐病因病机示意图如下所示（图 3–3）。

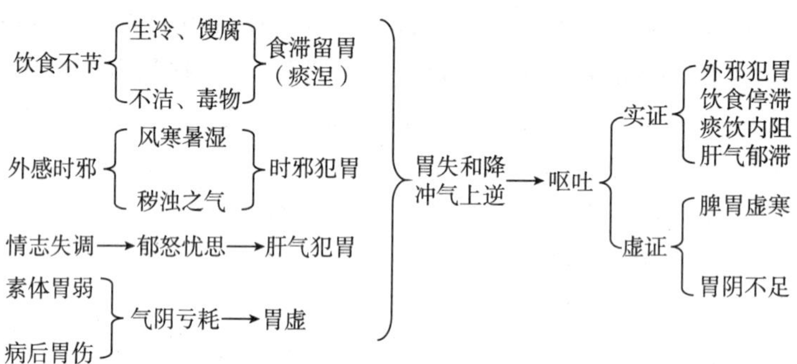

图 3–3 呕吐病因病机示意图

（三）辨证要点

呕吐辨证主要以辨虚实为纲。实证病程短，来势急，呕出物较多，多由感受外邪、饮食停滞、痰饮中阻、肝气犯胃所致。虚证多属内伤，病程较长，吐出物较少，伴有精神萎靡、倦怠乏力、脉弱无力等，有脾胃气虚、脾胃虚寒和胃阴不足的区别。实证一般治疗较易，预后良好。久病呕吐，多属正虚，或虚实夹杂，易反复发作，较为难治。呕吐日久，耗伤真阳，脾胃之气衰败，预后欠佳。本病要与噎膈相鉴别。呕吐诊断辨证思路示意图如下所示（图 3–4）。

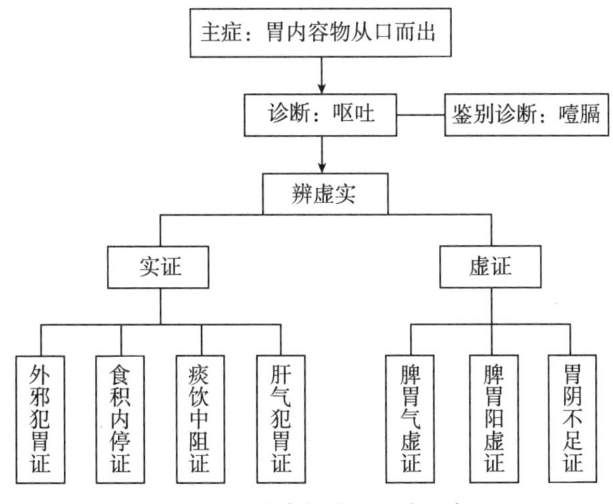

图 3–4　呕吐诊断辨证思路示意图

（四）治疗

呕吐的治疗以和胃降逆为原则。偏于邪实者，治宜祛邪和胃降逆，邪祛则胃气和降，常用解表、消食、化痰、解郁等法；偏于正虚者，治宜扶正和胃降逆，胃气得复，气机和降，常用健运脾胃、益气养阴等法；虚实兼夹者当审其标本缓急之主次而治之。在辨证的基础上，合理使用和胃降逆药物，以芳香醒脾之剂为宜，药如半夏、生姜、苏梗、黄连、丁香等。呕吐常见证治简表如下所示（表 3–3）。

表 3–3　呕吐常见证治简表

证名	症状	证机概要	治法	代表方	常用药
外邪犯胃证	突然呕吐，胸脘满闷，发热恶寒，头身疼痛；舌苔白腻，脉濡缓	外邪犯胃，中焦气滞，浊气上逆	疏邪解表，化浊和中	藿香正气散	藿香、紫苏、白芷、大腹皮、厚朴、半夏、陈皮、白术、茯苓、甘草、桔梗
食滞内停证	呕吐酸腐，脘腹胀满，嗳气厌食，大便或溏或结；舌苔厚腻，脉滑实	食积内停，气机受阻，浊气上逆	消食化滞，和胃降逆	保和丸	山楂、神曲、莱菔子、陈皮、半夏、茯苓、连翘
痰饮内阻证	呕吐清水痰涎，脘闷不食，头眩心悸；舌苔白腻，脉滑	痰饮内停，清阳不振，胃气上逆	温中化饮，和胃降逆	小半夏汤合苓桂术甘汤	半夏、生姜、茯苓、白术、甘草、桂梗
肝气犯胃证	呕吐吞酸，嗳气频繁，胸胁胀痛；舌质红，苔薄腻，脉弦	肝气不舒，横逆犯胃，气失通降	疏肝理气，和胃降逆	四七汤	苏叶、厚朴、半夏、生姜、茯苓、大枣
脾胃气虚证	食欲不振，食入难化，恶心呕吐，脘部痞闷，大便不畅；舌苔白滑，脉象虚弦	脾胃气虚，纳运无力，胃虚气逆	健脾益气，和胃降逆	香砂六君子汤	党参、茯苓、白术、甘草、半夏、陈皮、木香、砂仁
脾胃阳虚证	饮食稍多即吐，时作时止，面色晄白，倦怠乏力，喜暖恶寒，四肢不温，口干而不欲饮，大便溏薄；舌质淡，脉濡弱	脾胃虚寒，失于温煦，运化失职	温中健脾，和胃降逆	理中汤	人参、白术、干姜、甘草

续表

证名	症状	证机概要	治法	代表方	常用药
胃阴不足证	呕吐反复发作，或时作干呕，似饥而不欲食，口燥咽干；舌红少津，脉象细数	胃阴不足，胃失濡润，胃失和降	滋养胃阴，降逆止呕	麦冬汤	人参、麦冬、粳米、甘草、半夏、大枣

二、医案分析

（一）夏亦钧医案

1. 医案

陈某，女，54岁。初诊：1986年8月18日。

病史：呕吐半月。平素常头晕、耳鸣，脘痛时作，今因呕吐入院，半月来经常输液、镇呕及服和胃降逆之中药等，未见好转，汤水难进。钡餐透视：胃炎伴幽门梗阻。诊查：颧红，口干，脘中嘈杂，心中悸荡，腹中动气筑筑跳动；舌红少苔，脉弦，轻按搏指，重按少力。

中医诊断：阴液亏虚，肝阳冲胃；西医诊断：胃炎，幽门梗阻。

治法：滋养胃阴，镇潜安胃。

处方：玄精石（先煎）15g，乌梅肉6g，龙骨（先煎）12g，煅磁石（先煎）15g，干石斛15g，生牡蛎（先煎）20g，石决明（先煎）20g，牡丹皮6g，炙橘皮6g，咸秋石1g，竹茹5g。2剂。嘱药汁饮少量频服。

二诊（8月20日）：呕止，能纳少量稀粥，心腹动悸均宁，头晕较平，颧红亦淡，舌红已淡而未布苔，脉弦较柔。再经滋肾填冲之法。处方：生地黄15g，玄参15g，干石斛15g，炙橘皮6g，牡丹皮6g，山药10g，生牡蛎（先煎）20g，石决明（先煎）20g，竹茹5g，煨红枣10g。3剂。

（江苏省名中医夏亦钧医案选自《古今名医内科医案赏析》）

2. 思考讨论

（1）结合本案，谈谈治疗呕吐为什么不能“见呕止呕”？

编者按：呕吐是由于各种病因侵及脾胃，胃气上逆，失于和降，迫使胃内容物从口而出的病症，常分为虚、实两类。实证可因外邪、饮食、痰饮、肝气等病理因素犯胃，导致胃气上逆，虚证可由脾胃气虚、脾胃阳虚、胃阴不足所致。治疗时当针对病机制定治法，邪祛正复则呕吐自止。另外，因实导致的呕吐本身是人体排出邪气的一种方式，故治疗不应“见呕止呕”。本案患者因肝肾阴虚、阳气亢逆、胃气不降而致呕吐，故治疗当潜降亢动之阳气、滋阴和胃降逆为法，阴阳平衡则呕吐止。

（2）本案辨证属阴液亏虚、肝阳冲胃，试分析其辨证依据。

编者按：患者老年女性，肝肾阴虚，头晕耳鸣；肾藏元阴，肾阴不足，胃失濡养，平素脘痛时作；日久胃失和降，则呕吐，汤水难进；呕吐又加重阴伤，见颧红，口干，脘中嘈杂；心中悸荡、腹中动气筑筑跳动，为肝阳上冲；舌红少苔、脉弦、轻按搏指、重按少力等，为肝肾阴虚之象。辨证属胃阴亏虚，肝阳冲胃，胃失和降。病位涉及胃、肝、肾，以阴虚为本。

（3）试分析本案二诊用药不同之处，说明理由。

编者按：本例呕吐虽属胃病，但根源在肾，动变于肝，因而治法取咸寒酸甘以安胃养胃（石斛、乌梅肉），金石介类以镇冲潜阳（玄精石、咸秋石、龙骨、煅磁石、生牡蛎、石决明），稍佐和胃降逆之品（牡丹皮、橘皮、竹茹），药服2剂，呕吐即止，能纳少量稀粥，心腹动悸均宁。二诊时上逆亢阳已渐退，而肝肾之阴虚成为病机关键，故治疗减少金石介类以镇冲潜阳（玄精石、咸秋石、龙骨、煅磁石），适当增入益肾养阴之品（生地黄、玄参、山药），若早进滋补，则干呕者不宜。

（二）张伯臾医案

1. 医案

胡某某，女，36岁。初诊：1973年12月2日。

胃贲门痉挛手术后2月余，纳少，胸脘不适，呕恶，泛吐清水，食后1小时则呕吐食物残渣并伴有酸味，形体消瘦，倦怠乏力，舌苔白腻而滑，边有齿痕，脉象细滑数，尺脉较弱。脾肾两虚，命火不足，不能熟腐水谷，反生水饮，饮蓄于中，冲激上逆而病呕吐，本虽虚而标则实，当先化饮止呕，健运和中。

处方：云茯苓12g，生半夏9g，生姜4.5g，炒吴茱萸1.5g，姜炒川连0.6g，太子参9g，沉香（后下）0.9g，玉枢丹（分吞）0.6g。2剂，浓煎取汁。

二诊（1973年12月5日）：药后呕吐已减，但纳食后仍感不舒，纳少，口淡，苔白腻而滑，脉细带数。水饮中阻未化，脾胃健运失职，饮不化则脾胃运化不能恢复正常，因之治疗以化饮为主。云茯苓12g，川桂枝2.4g，川椒目6g，生姜3g，黑丑（研粉吞）0.6g，白丑（研粉吞）0.6g，潞党参6g，炒谷芽、炒麦芽各9g。4剂，浓煎取汁。

三诊（1973年12月10日）：纳少，食后心中懊恼，入夜更甚，不能入寐，时常作恶，甚则呕吐白沫或褐色黏液，脉濡细数，舌边红，苔白干。胃主纳，脾主运，肝热犯胃则嘈杂不宁，能纳而不能运责之脾，懊恼呕吐责之肝，拟调理脾胃佐以清肝。制半夏9g，姜川连1.2g，黑山栀6g，太子参9g，淮小麦30g，鲜竹茹6g，煅瓦楞（打）18g，佛手4.5g，枇杷叶9g，合欢皮9g。4剂，浓煎取汁。

四诊（1973年12月15日）：胸闷中脘烧灼感，纳食后更觉不舒，懊恼难受，经常泛吐涎沫，间或带血，呕吐夜间较甚，脉濡细，苔薄白。胃热而夹痰湿，胃主通降，以下行为顺，拟辛开苦降，和胃降逆。姜川连1.2g，炒吴茱萸0.6g，茯苓9g，姜半夏9g，旋覆花6g，代赭石（先煎）15g，黑山栀9g，鲜竹茹6g，煅瓦楞18g，花蕊石12g，红参（另煎冲）6g，来复丹（包煎）1.8g。10剂，浓煎取汁。

五诊（1973年12月28日）：服上药后懊恼、烧灼感、呕吐均大为减轻，食后脘腹作胀，泛吐清水亦瘥，便软，每日1次，面色萎黄渐转华润，并能下床散步，脉细弱涩，苔薄白。胃病已有向愈之机，但运化尚未复常，易生水饮也，再拟调补脾胃，以冀巩固。党参9g，炒白术9g，茯苓9g，炙甘草2.4g，陈皮4.5g，制半夏12g，广木香

4.5g，砂仁（后下）2.4g。10剂。

（现代中医名家张伯臾医案选自《张伯臾医案》）

2. 思考讨论

（1）试分析本案初诊时，呕吐的病因病机。

编者按：患者年轻女性，久患胃疾，又因术后脾胃之气受损，运化失职，聚饮为痰，痰滞胃脘，胃气上逆，则呕吐清水涎沫。面色无华、形体消瘦、精神不佳、舌淡为脾虚，苔白腻、脉滑为饮邪停滞。病机总属脾胃虚弱，饮邪停滞，胃失和降，病理性质为本虚标实，以痰饮邪实为主。

（2）结合本案治疗用药，分析呕吐的患者服药需要注意什么？

编者按：本案患者因呕吐就诊，乃痰饮内停，气机阻滞，胃气上逆而致。患者在治疗过程中，前后5次处方用药较少，药物用量轻灵，多则12味药，少则8～9味药，充分体现了张老的治疗理念，应考虑患者能否服下药物。中药的选择也应尽量选择刺激性气味小的药物，水煎取浓汁，先服少许，待不呕吐乃频频服下；或在药中加入少量姜汁，或服药前以姜汁少许滴于舌上，以助药入胃。对神昏或体弱，或呕吐量多而频、饮食难入者，严密观察，防治由呕吐物引起的窒息。

（3）结合本案的治疗，试分析“止呕要药”半夏的临床运用。

编者按：本案共五诊，除第二诊均使用半夏，且有生半夏、制法半夏、姜半夏的不同。半夏为止呕之主药，各种原因的呕吐都可以随症配伍。对痰饮或胃寒呕吐尤宜，常配伍生姜，如小半夏汤；胃热呕吐，则配黄连；胃阴虚，则配石斛、麦冬；胃气虚，则配人参、白蜜，如大半夏汤；妊娠呕吐，也有配安胎之品。

半夏生用，镇吐之功效最强，但有小毒，生半夏入汤剂需注意单味先煎30分钟，至口尝无辣麻感后，再下余药。若与生姜同捣，然后入药煎效果更好。同时也可配合山药作粥，借其稠黏留滞之力，药存胃腑。姜半夏长于降逆止呕，法半夏燥湿且温性较弱，半夏曲化痰消食，竹沥半夏清化热痰。

三、医案讨论

（一）蒲辅周医案

1. 医案

罗某，男，62岁，干部。初诊：1960年9月1日。

本体中虚脾弱，长夏宿营于海滨，至秋后白露前数日，稍感精神不佳，体重减轻，脉搏稍快，微有低热。服用抗生素数日，高热转增达40℃以上，随出现呕吐，胸腹胀满，大便溏泄，每日6～7次，手足凉，额腹热，微汗出，小便频数，便时茎痛，四肢关节酸痛。脉两寸微浮数，右关沉数，左关弦数，两尺沉濡，舌质红，苔白腻。辨证：为伏暑夹湿，热郁三焦。治法：清暑利湿，苦辛淡渗。

处方：藿香6g，杏仁4.5g，香薷3g，连皮茯苓9g，黄芩4.5g，滑石9g，薏苡仁15g，防己4.5g，猪苓4.5g，竹叶4.5g，通草4.5g，荷叶6g。2剂。

二诊：热减吐止，解小便时茎痛消失，关节酸痛见轻，大便每日减至4～5次。身倦乏力，食纳尚差，脉寸沉细，关沉滑，尺沉迟。病势虽减，但湿热未尽，胃气未复，宜和胃气并清湿热。处方：山茵陈6g，藿香梗6g，新会陈皮4.5g，连皮茯苓9g，川厚朴3g，豆卷9g，白豆蔻仁2g，滑石块9g，扁豆皮9g，猪苓4.5g，薏苡仁12g，炒稻芽6g，通草3g，荷叶9g。2剂。

三诊：热再退，周身漐漐汗出，小便正常，大便每日2次，食纳仍差，食后腹微胀，昨日一度出冷汗，六脉沉细微数，舌转正红苔退。湿热已尽，胃气尚差，宜益胃养阴为治。处方：玉竹6g，沙参6g，茯神9g，石斛12g，桑寄生9g，炒稻芽6g，新会陈皮6g，莲子肉12g，扁豆皮9g，荷叶9g。连服3剂，诸症悉平，饮食、二便俱正常，停药以饮食调养月余而康复。

（现代中医名家蒲辅周医案选自《蒲辅周医案》）

2. 思考讨论

（1）本案初诊记载患者“本体中虚脾弱”，试分析患者体质特点及其与发病的关系。

（2）结合本案中处方，讨论治疗暑湿呕吐有什么用药规律?

3. 拓展

国医大师李士懋善用连苏饮治疗湿热型或胃热型呕吐。

（二）马培之医案

1. 医案

吴江，屈左。湿痰浊气阻滞于中，腑阳不司畅通，是以脘中痹窒哕恶，舌苔灰腻，四肢怯冷。法宜通阳化浊。制半夏、厚朴、薤白头、郁金、云茯苓、青皮、橘红、枳壳、藿梗、砂仁、佛手、干姜。

二诊：舌苔灰黑已退，仍有黄腻，胃中痰浊未清，仍宜宣化。原方去藿梗，加干姜。

三诊：胃中痰浊较清，惟气机不利，便难溺涩，还宜通腑。全瓜蒌、半夏、厚朴、砂仁、车前、乌药、枳壳、干姜、薤白头、陈皮、云茯苓、佛手。

（近代中医名家马培之医案选自《孟河马培之医案论精要》）

2. 思考讨论

（1）本案以湿痰阻滞中焦为病机，试分析其治疗方法及用药特点。

（2）试分析本案一诊、二诊舌苔变化的意义。

（三）丁甘仁医案

1. 医案

谭左。肝气夹痰饮交阻中焦，胃失降和，气升胸闷，食入呕吐。脉象弦细。入夜口干，脾不能为胃运其津液输布于上也。拟吴茱萸汤合复赭二陈汤加减。炒党参4.5g，仙半夏6g，淡吴茱萸9g，云茯苓9g，陈广皮3g，旋覆花（包煎）4.5g，代赭石9g，淡干姜1g，炒谷芽、麦芽各9g，佩兰梗4.5g，白豆蔻壳2g，陈香橼皮2g，姜水炒川连1g。

按：本例呕吐为木失条达，横逆犯胃所致。《临证指南医案·呕吐》曰："胃司纳食，主乎通降，其所以不降而上逆呕吐者，皆由于肝气冲逆，阻胃之降而然也。"治疗当以和胃降逆为主，胃气和降，呕吐自止。

（现代中医名家丁甘仁医案选自《丁甘仁临证医集》）

2. 思考讨论

（1）试分析本案的病机要点。

（2）试分析本案的处方配伍意义。

（四）邓铁涛医案

1. 医案

患儿张某，男，11 岁。初诊：2002 年 4 月 5 日。

反复呕吐伴腹痛半年。患儿平素饮食不节，近半年来每于食后十多分钟，或 1 个小时后发生呕吐，为胃内容物，每日少则 4 ～ 5 次，多则十余次，伴上腹部疼痛，或隐隐或剧烈作痛，呈阵发性，时嗳气，泛酸。曾在某儿童医院行胃镜示：食道炎Ⅱ°；慢性浅表性胃炎；十二指肠球炎。^{13}C 呼气试验阴性。治疗予奥美拉唑镁抑酸、C- 谷氨酰胺呱仑酸钠保护胃黏膜，多潘立酮促胃肠动力，服用 3 个月后症状缓解不明显。为进一步系统诊治，遂收入院。入院时呕吐 2 次，为胃内所食之物，阵发性上腹部隐痛，间或嗳气，泛酸，口干，无口苦，纳寐可，二便调，舌淡苔白稍厚，脉弦。查体：面白少华，腹软，上腹部剑突下轻度压痛，无反跳痛，肠鸣音正常。实验室检查：乙肝两对半 HBsAb（+），肝胆脾 B 超正常，中医诊断：呕吐（肝郁脾虚）；西医诊断：慢性胃炎、反流性食管炎。治疗当在审因论治的基础上，祛邪施以疏肝理气、化痰之法，扶正施以益气、健脾之法，辅以和胃降逆之品，则邪祛正复，胃气自和，呕吐自止。

处方：旋覆花（包煎）6g，竹茹 10g，黄连 3g，生姜 3 片，广木香（后下）6g，太子参 15g，白术 15g，大枣 3 枚，代赭石（先煎）30g，茯苓 15g，素馨花 10g，法半夏 10g，田七花 6g。每日 1 剂，水煎分 2 次服。

二诊：服用 2 剂后，患儿呕吐次数减少，每晚平卧时呕吐 1 ～ 2 次，时伴胃脘部隐痛，舌淡苔薄黄，脉沉。胃镜复查示：轻度红斑渗出性胃窦炎，贲门口 – 食管末端呈炎症改变。原方去白术、半夏，加柴胡 8g，黄芩 8g，白芍 12g。

服用 4 剂后，患儿已无呕吐，仅偶有恶心感，上腹部仍隐隐作痛，继服 5 剂后无呕吐及腹痛，5 月 5 日出院。随访至今 4 个月，患儿饮食正常，无呕吐及腹痛。

（国医大师邓铁涛医案选自《吉林中医药》）

2. 思考讨论

（1）结合本案诊治过程，分析患者的病机特点。

（2）本案二诊时，对处方进行了加减，分析药物调整的理论依据。

（五）丁甘仁医案

1. 医案

吴左。发热不退，胸闷呕吐，舌中有一条白苔，脉弦滑而数。太阳阳明未解，痰滞逗留，中焦气滞，宣化失司。当拟栀豉汤疏解表邪，温胆肠蠲除痰饮，俾得邪从外解，饮从内化，则热可退，而呕吐自止。

淡豆豉 9g，黄芩 4.5g，半夏 6g，炒谷芽、炒麦芽各 9g，赤芍 6g，生姜 1 片，川桂枝 1g，竹茹 4.5g，陈皮 3g，鸡内金炭 4.5g，泽泻 4.5g。

按：本案外感、内伤夹杂，太阳阳明未解，痰湿中阻，发热，胸闷，呕吐，舌中有一条白苔，脉弦滑而数是证。故以栀豉汤疏解表邪，温胆汤蠲除痰饮，使邪从外解，饮从内化。

（现代中医名家丁甘仁医案选自《丁甘仁医案》）

2. 思考讨论

（1）本案选择栀豉汤、温胆汤治疗，试分析其病机特点。

（2）结合本案，谈谈治疗太阳阳明合病的治疗思路。

四、临床拓展

1. 呕吐应注意辨病诊断

呕吐可因脑病引起，如脑肿瘤、脑水肿等，须做脑部 CT 检查。心脏功能衰竭的患者，可以呕吐表现为主症，须做心功能检查明确诊断。尿毒症患者，常因毒素在体内蓄积而致呕吐，可做肾功能检测、尿常规等以明确诊断。急性胆囊炎的患者，若以呕吐为主症，须做 B 超、血常规检查。急性病毒性肝炎早期以呕吐为主症，须做肝功能及相关病毒学检查来明确诊断。

2. 临床有生理性呕吐和病理性呕吐之别

呕吐虽然是一个病症，但有时又是人体去除胃中有害物质的保护性反应。如胃中有积痰停饮、宿食，以及误吞毒物等，即应因势利导，可用盐汤探吐，指探法、洗胃法，使邪祛正安。

3. 呕吐辨治需分虚实

有邪者属实：因外邪、饮食、痰饮、肝气等伤胃，胃失和降而致呕吐者属实；无邪者属虚：脾胃虚寒或胃阴不足而无力司其润降之职致呕吐者，多虚。虚实可互为转化与兼夹。实证发病较急，病程较短，呕吐量多，呕吐物多有酸臭味。若发病急，伴有表证者，属于外邪犯胃；脘痞厌食，吞酸嗳腐，为宿食留胃；呕吐痰涎，胃脘部辘辘有声，属痰饮内停；呕吐泛酸而伴有胁痛，抑郁善怒，则多属肝气郁结。虚证病程较长，来势徐缓，呕吐物不多，常伴有精神萎靡、倦怠乏力、脉弱无力等症。纳多即吐，伴有倦怠乏力者，属于脾胃气虚；干呕嘈杂，或伴有低热者，为胃阴不足。

4. 治疗呕吐以和胃降逆为原则

偏于邪实者，治宜祛邪为主，邪祛则呕吐自止；偏于正虚者，治宜扶正为主，重在调理脾胃，正复则呕吐自愈；虚实兼夹者当审其标本缓急之主次，应适当兼顾治之。需结合辨病治疗，不要见呕止呕。

5. 注意饮食心理护理

呕吐患者应少食多餐，以清淡流质或半流质饮食为主，并注意营养的均衡。忌食肥甘厚腻、生冷粗硬、腥膻异味及辛辣刺激之品，必要时禁食。对呕吐不止的患者，应卧床休息，加强护理，密切观察患者病情变化。重症、昏迷或体力差的患者要侧卧，防止呕吐物进入气道。吐后用温水漱口，清洁口腔。在选药方面，凡是具有腥恶气味者，均非治呕所宜，否则随服随吐，重伤胃气，病情加重。服药应以少量频服为佳，以减少胃之负担，使之逐渐得到药力，并可根据患者之喜恶，或热饮或冷饮，以免被拒难下，逆而复出。应注意做好情志调护，对情志抑郁或易怒患者可予以必要的心理疏导。

【复习思考题】

1. 华岫云在《临证指南医案·呕吐》中曰："今观先生之治法，以泄肝安胃为纲领。"临床当如何运用泄肝安胃法治疗呕吐？

2. 如何理解"和胃降逆"的治疗原则？临床如何具体运用？

（杜　斌）

第三节　腹　痛

一、知识要点

（一）概念

腹痛是指以胃脘以下、耻骨毛际以上的部位发生的疼痛为主症的病证。

（二）病因病机

腹痛的病因包括外感时邪、饮食不节、情志失调、阳气素虚。基本病机为脏腑气机不利，气血阻滞，不通则痛，或气血不足，经脉失养，脏腑失煦，不荣则痛。腹痛病机复杂，初病多为实证，病久转虚或虚实夹杂证。病变脏腑主要在脾、胃、肝、大肠、小肠，并与足少阳、足三阴、手足阳明、冲、任、带脉等相关。腹痛病因病机示意图如下所示（图 3–5）。

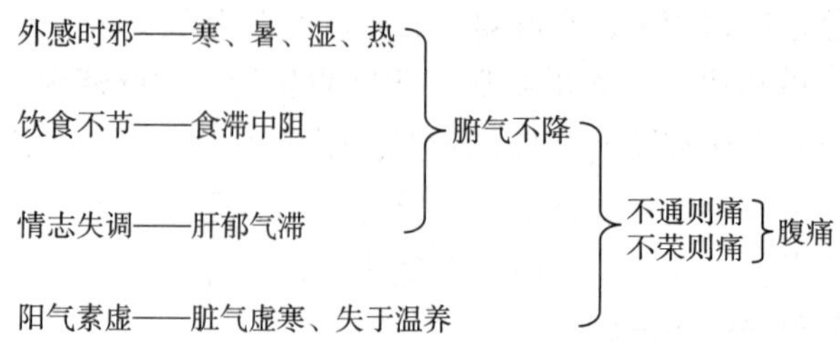

图 3–5　腹痛病因病机示意图

（三）辨证要点

腹痛辨证主要区分虚实、寒热。实证腹痛一般痛势急剧，痛时拒按。其中腹痛拘急，暴作，痛无间断，遇冷痛剧，为寒痛；腹痛急迫，痛处灼热，腹胀便秘，为热痛；腹痛胀满，时轻时重，痛处不定，攻冲走窜，或伴情志不畅为气滞；腹部刺痛，痛无休止，痛处不移，痛处拒按，入夜尤甚，为血瘀；脘腹胀满，疼痛拒按，嗳腐吞酸，呕恶厌食，为伤食。虚痛一般痛势绵绵，喜温喜按，时缓时急，痛而无形，饥而痛增。腹痛诊断辨证思路示意图如下所示（图 3–6）。

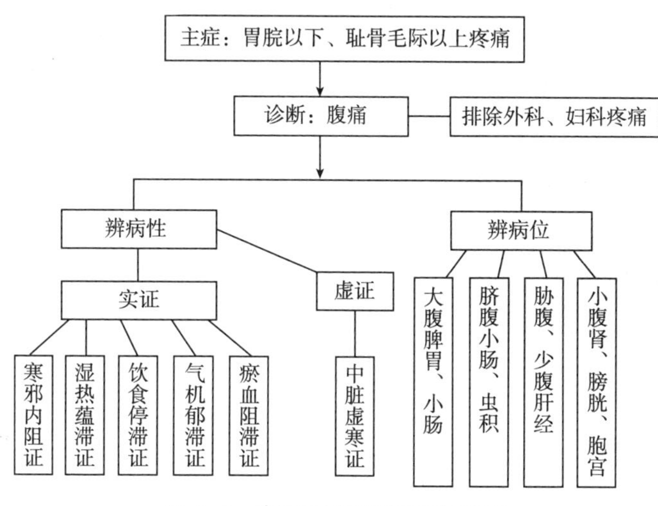

图 3–6　腹痛诊断辨证思路示意图

（四）治疗

腹痛治疗多以“通”字立法，但通法并非单纯泻下，应根据辨证的虚实寒热，在气在血，确立治法。对于久痛入络、缠绵不愈的腹痛，加入辛润活血通络之剂，尤为必要。腹痛常见证治简表如下所示（表 3–4）。

表 3–4　腹痛常见证治简表

证名	症状	证机概要	治法	代表方	常用药
寒邪内阻证	腹痛拘急，急迫剧烈，遇寒痛甚，得温痛减，形寒身冷，手足不温，口淡不渴，小便清长，大便清稀或秘结；舌质淡，舌苔白腻，脉沉紧	寒邪入侵，阳气不运，脉络痹阻	温里散寒，理气止痛	良附丸合正气天香散	高良姜、干姜、紫苏、乌药、香附、陈皮
湿热壅滞证	腹部疼痛，胀满拒按，大便秘结，或黏滞不爽，胸闷不舒，烦渴引饮，身热汗出，小便短赤；舌质红，苔黄燥或黄腻，脉滑数	湿热壅滞，腑气不通	通腑泻热，行气导滞	大承气汤	大黄、芒硝、枳实、厚朴

续表

证名	症状	证机概要	治法	代表方	常用药
饮食停滞证	脘腹胀满，疼痛拒按，嗳腐吞酸，厌食，或恶心呕吐，痛而欲泻，泻后痛减，大便臭秽如败卵，或大便秘结；舌苔厚腻，脉滑	食滞内停，气机阻滞	消食导滞，理气止痛	枳实导滞丸	大黄、枳实、神曲、黄芩、黄连、泽泻、白术、茯苓、木香、莱菔子、槟榔
气机郁滞证	腹部疼痛，胀满不舒，痛无定处，攻窜两胁，常痛引少腹，时聚时散，得嗳气、矢气则舒，遇忧思恼怒则剧；舌苔薄白，脉弦	肝气郁结，疏泄失司，气机郁滞不通	疏肝解郁，理气止痛	柴胡疏肝散	柴胡、枳壳、香附、陈皮、芍药、甘草、川芎
瘀血阻滞证	腹部疼痛如刺，痛势较剧，部位固定不移，痛如针刺，甚则腹部包块，经久不愈；舌质紫暗，脉细涩	气滞日久，瘀血内阻，脉络不通	活血化瘀，和络止痛	少腹逐瘀汤	当归、川芎、赤芍、蒲黄、五灵脂、没药、延胡索、小茴香、肉桂、干姜
中脏虚寒证	腹痛绵绵，时作时止，喜温喜按，饥饿劳累后加重，得食休息后减轻，神疲乏力，气短懒言，形寒肢冷，胃纳不佳，面色无华，大便溏薄；舌质淡，苔薄白，脉沉细	中阳虚衰，失于温养	温中补虚，缓急止痛	小建中汤	桂枝、饴糖、生姜、大枣、芍药、甘草、黄芪、茯苓、人参、白术

二、医案分析

（一）丁甘仁医案

1. 医案

丁少奶奶。少腹为厥阴之界，新寒引动厥气，气逆于上，胃失降和，少腹痛又发，痛引胸脘，纳少微恶，不时头眩，脉弦细而数，舌光无苔。阴血亏虚，宜养血泄肝，和胃畅中。

大白芍 6g，金铃子 6g，延胡索 3g，白蒺藜（去刺炒）9g，赤茯苓 9g，陈广皮 3g，炒竹茹 6g，焦谷芽 9g，制香附 4.5g，春砂壳 2g，煅瓦楞 12g，嫩钩藤（后入）9g，青橘叶 4.5g，紫丹参 6g。

（现代中医名家丁甘仁医案选自《丁甘仁临证医集》）

2. 思考讨论

（1）试分析本案病因病机。

编者按：本例患者的主要症状为少腹疼痛，引及胸脘，纳少，轻微恶心，舌光无苔。其病机乃精血亏虚，肝肾阴虚，肝体失于濡养，虚阳上冒。少腹乃肝经循行，失于濡养则疼痛不适；肝经循行部位皆受影响，故引及胸脘；肝失濡养，失于疏泄，横逆犯胃，故纳少恶心；阳气上浮，扰动清空，故头眩，正如《素问·至真要大论》曰："诸风掉眩，皆属于肝。"舌红少苔乃阴血亏虚最典型的舌脉。

（2）本案"阴血亏虚"，而理气药多香燥伤阴，如何处理？

编者按：本例病机为肝阴亏虚，肝体失养，阳气亢动，肝失疏泄，其治应当养阴柔肝，疏肝和络，治疗时应当注意以下几点：①选用疏肝而不伤阴的药物，常用的有香橼皮、梅花、佛手、川楝子、橘叶等，本案治疗中选金铃子、橘叶疏肝理气，皆为润药，不能伤及肝阴；②可以通过适当的配伍，阴虚者可与养阴药同时使用，如白芍、生地黄、当归等，如果有肝风内动的症状，也可配伍熄风止痉药，如本案治疗中理气药香附、陈皮与白芍、白蒺藜、钩藤等同用皆为此意。

（二）蔡淦医案

1. 医案

车某，女，69岁。初诊：2009年11月16日。

小腹胀痛反复发作2年余，中上腹胀痛1周。患者于2007年5月在无明显诱因下出现小腹胀痛反复发作，长期服中药治疗后病情时有反复，并出现腹腔积液，先后住院治疗5～6次，反复检查B超、CT、腹水化验等未能明确诊断，以门诊服中药维持治疗为主，常用承气汤之类药物（先以生大黄，后用制大黄）通腑导滞，腹泻后腹胀减轻，腹痛反而加重。1周前患者自觉服中药后又出现中上腹胀痛，伴有泛酸、嗳气，食后加重，得矢气缓解，纳差，乏力，关节酸痛，大便溏薄，再次来我院就诊。胃镜检查提示：慢性浅表性萎缩性胃炎；肠镜示：结肠黑变病，结肠、直肠多发息肉；腹部B超示：胆囊壁粗糙，少量腹水；红细胞沉降率（血沉）100mm/h；尿常规：白细胞（++++）。刻下：脐周、少腹胀满，左下腹疼痛拒按，得温较舒，嗳气、矢气后略减，入夜刺痛加重；头晕，呕吐涎沫；半身出汗，畏寒怕冷，手足欠温；口甘口黏，二便量少欠畅；舌暗、苔薄腻，脉小弦。患者既往有类风湿性关节炎多年，自服药物治疗（具体不详），8年来未复发。

处方：党参15g，茯苓30g，木香10g，半夏10g，陈皮6g，砂仁（后下）3g，柴胡10g，枳实15g，白芍15g，桃仁10g，红花10g，槟榔15g，乌药10g，桂枝10g，附子（先煎）10g，制川乌10g，车前子（包煎）30g，肉苁蓉20g，火麻仁15g。

患者服药1周后，腹痛明显减轻，原方继续服用2周，患者腹痛基本消失。复查血沉20mm/h，白细胞（+）。出院后门诊治疗巩固疗效，随访2年未再复发。

（全国师承指导教师蔡淦医案选自《上海中医药杂志》）

2. 思考讨论

（1）如何理解本案腹痛的病机特点？

编者按：本案病情复杂，小腹胀痛反复2年余，病机虚实错杂，本虚标实。本虚当责之脾虚、气虚，气虚则温煦推动无力，脾虚则健运失常，失于升清降浊，体内清阳不升，浊阴不降，水湿内阻，故临床可见头晕、呕吐涎沫、纳差、乏力、腹腔积液、口甜口黏等症状；邪实有寒湿、气滞、血瘀之别，邪阻脏腑经络，气血不通，故反复腹痛，正所谓“不通则痛”。气虚推动无力导致不通，邪气内阻气机不畅，本案二者兼而有之。故见腹胀、腹痛，却喜温拒按，得嗳气、矢气略减，以及入夜刺痛加重等虚实夹杂的表现。其主要病机变化为脾气虚弱，运化失司，寒湿内蕴，气滞血瘀。

（2）根据本案用药，分析本案选方的特点及治疗思路。

编者按：本案治疗以健脾益气、祛寒化湿、理气活血为法。方选香砂六君子汤、血府逐瘀汤、真武汤、乌头桂枝汤加减，因兼有气滞，故去香砂六君汤中白术、甘草以防壅滞气机；因瘀血尚轻，则去血府逐瘀汤中川芎、当归以防动血；因病情尚轻，故去桔梗、牛膝。真武汤可温阳利水，祛除体内寒湿之邪；乌头桂枝汤可散寒止痛，调和营卫。本案中川乌、附子同时使用，附子具有温里阳的作用，主治阳虚内寒；川乌散寒止痛，偏于散外寒，且止痛作用较好，两者作用互补，既可外散表寒，又可温中助阳。唯两药皆有较强的毒性，使用时要严格遵守药典规范，用量当谨慎，不可长期使用。本案病机复杂，脾虚不运，气滞血瘀寒凝于经络，表里同病，故用药较为复杂，既能扶助正气，又能祛除邪气，以达到邪退正复病愈的目的。

3. 拓展

明代江瓘《名医类案·腹痛》曰："罗谦甫治真定一士人，年三十余，肌体本弱，左胁下有积气，不敢食冷物，觉寒则痛，或呕吐清水，眩晕欲倒，目不敢开，恶人烦冗，静卧一二日及服辛热之剂则病退。延至初秋，因劳役及食冷物，其病大作，腹痛不止，冷汗自出，四肢厥冷，口鼻气亦冷，面色青黄不泽，全不得卧，扶几而坐，又兼咳嗽，咽膈不利，与药则吐，不得入口。无如奈何，遂以熟艾半斤，白纸一张铺于腹上，纸上摊艾令匀，又以憨葱数枝批作两片，置艾上数重，再以白纸覆之，以慢火熨斗熨之，冷则易之。外治法妙。觉腹中热，腹皮暖不禁，以棉三袒多缝带系之，待冷方解。初熨时得暖则痛减，大暖则痛止，至夜得睡。翌日，再与对症药服之，良愈。"

三、医案讨论

（一）徐景藩医案

1. 医案

秦某，男，42岁，干部。初诊：2004年12月23日。

患者3年前咯血，被诊断为肺结核，住院40余天时出现腹痛，经治疗好转，但时有发作，坚持服抗结核病3年后，因腹痛基本缓解，肺结核治愈而停药。今年5月以来腹痛又作，走窜不定，甚则腰背、胸臂也痛，腹部作胀，畏寒怕冷，饮食尚可，大便日行，无低热盗汗、腹泻消瘦等症状。今年9月与11月因腹痛2次住院治疗，查肝肾功能、血象均正常，全胸片及胸部CT示左上肺陈旧性结核，腹部CT无异常，胃镜示慢性浅表性胃炎，肠镜检查怀疑肠结核，但终未确诊，MRI示腰椎间盘变性膨出，PET示升结肠炎症，左上肺陈旧性结核，经服抗结核病药、解痉药等效果不显。

查体：目眶色微黑，舌淡红，舌苔薄白、根微腻，脉不弦。心肺听诊无异常，腹平软，满腹压痛，以脐周及少腹明显，无反跳痛，肝脾肋下未及，肠鸣音正常。

治拟温通疏泄。予附子理中汤加减。

处方：制附片3g，白术10g，党参10g，高良姜5g，赤芍、白芍各10g，炙甘草5g，合欢皮20g，香附10g，青皮、陈皮各10g，延胡索10g，马鞭草15g，麦芽30g，黄连 2g。水煎，每日 1 剂，分 2 次服。

二诊（2005 年 1 月 17 日）：服药后症状未缓，大便日行 1 ～ 2 次，色黄成形，无黏液血便，畏寒，舌苔腻、黄白相间、以白为主，脉细小数而弦，余症尚平。此乃中焦湿阻气滞，络脉痹阻不通。治拟化湿行气，活血通络。处方：五灵脂 10g，制香附 10g，乌药 10g，延胡索 10g，赤芍、白芍各 15g，炒陈皮 10g，法半夏 10g，薏苡仁 30g，藿香 10g，厚朴 10g，石菖蒲 5g，降香 3g，小茴香 3g，麦芽 15g，炙甘草 3g。常法煎服。

三诊（2005 年 2 月 3 日）：舌之白苔已化，腹痛缓解 8 天，但昨日腹痛又作，满腹隐痛、胀痛，卧位减轻，汗出不著，饮食尚可，大便溏薄，日行 1 次，脉细小数。药毒日久而致气滞血瘀、中阳不运。治拟疏肝理气，行瘀温中。处方：柴胡 6g，当归 10g，炒川芎 10g，赤芍、白芍各 15g，五灵脂 10g，延胡索 10g，徐长卿 5g，乌药 10g，炒白术 10g，炮姜炭 5g，制香附 10g，炙甘草 6g，谷芽、麦芽各 30g，川百合 30g，百部 10g。常法煎服。

四诊（2005 年 2 月 17 日）：全腹疼痛逐渐减轻，得温则腹中鸣响，矢气、嗳气较多，饮食尚可，大便微溏，舌苔薄白腻，自觉口苦，脉细弦小数。治参原法。处方：炙柴胡 10g，当归 10g，炒川芎 6g，制香附 10g，徐长卿 5g，煨木香 6g，乌药 10g，薏苡仁 30g，冬瓜子 30g，败酱草 15g，青皮、陈皮各 10g，枸橘李 10g，白芍 20g，炙甘草 5g，党参 10g，黄连 1g。常法煎服。

五诊（2005 年 3 月 17 日）：腹痛显著减轻，苔腻已化十之八九，脉细小数，劳累后感腹痛隐隐，大便溏而量少。治参照原法又续服中药 3 月余，腹痛完全缓解，随访 1 年，病情未再发作。

（国医大师徐景藩医案选自《江苏中医药》）

2. 思考讨论

（1）本案用附子理中汤治疗的依据是什么？

（2）本案首诊、四诊用少量黄连的目的是什么？

（二）林吉品医案

1. 医案

岑某，男，61 岁。初诊：2010 年 4 月 5 日。

反复发作性腹痛伴呕吐 7 年，再发 3 天。患者 7 年前无明显诱因下出现腹胀、腹痛，开始以左下腹、脐周为主，阵发性隐痛，后逐渐全腹疼痛，呈持续性绞痛或钝痛，伴恶心呕吐胃内容物，肛门排气排便减少或停止，有时持续 3 ～ 5 小时后能自行缓解，有时需经禁食、解痉、抗炎等治疗后缓解。类似症状反复发作，无明显规律性。6 年前开始上症发作较前频繁，腹痛程度较前加重，持续时间较前延长，且需经治疗后才能缓解。5 年前曾经小肠 CT 增强及重建检查提示空肠远端及回肠肠管轻度扩张，可见香蕉树征，盆腔处小肠呈花瓣状改变，冠状面重建可见病变表面似有膜状物覆盖，肠系膜血管受推移，表面撑开。诊断为小肠不完全梗阻、腹茧症。患者因考虑风险，拒绝手术治疗，遂来林师处求治，收住院治疗。诊见：腹胀，腹痛，时轻时重，伴每天恶心呕吐胃内容物数次，偶有肛门排气，大便未解，食则呕。舌苔黄、舌底脉络迂曲偏紫，脉弦稍数。中医诊断为肠结，治宜通腑攻下，行气祛瘀。方用大承气汤加减。

处方：生大黄 15g 后下，枳实 15g，槟榔 15g，芒硝（冲服）10g，厚朴 10g，木香 10g 后下，莱菔子 12g，延胡索 12g，赤芍 12g，王不留行 30g，红藤 30g，蒲公英 30g，败酱草 20g。3 剂，水煎服，每日 1 剂，分早晚 2 次温服。

二诊：患者住院治疗，配合禁食、补液、维持水电解质平衡，2 剂后患者排大便 1 次，初为干块状，后为干燥大便、量少，腹痛稍缓解，肛门排气稍增多，减少补液，改流质饮食。再服 3 剂后解成形大便 1 次、量少，停输液。原方减芒硝，生大黄改制大黄 12g，加当归 12g。7 剂。

三诊：服药后，患者每天解便 1 次，排气增多，腹痛不明显。前方减制大黄、莱菔子，加党参、生地黄各 12g。7 剂。

药后诸症消除。此后稍有腹胀腹痛不适，即依前方法治疗，均有佳效。

（全国师承指导老师林吉品医案选自《浙江中医杂志》）

2. 思考讨论

（1）试述“腹痛”和“肠结”的区别与联系。

（2）本案选择大承气汤加减治疗，先后选用生大黄、制大黄，请结合本案分析大黄的适应证及其使用注意事项。

（三）马培之医案

1. 医案

李左。脉来弦大而滑，肝脾不和，气与痰滞，腹有痞结，攻窜作痛，大便艰解，痛时得食稍缓，中土已亏，当以养营和中，兼之理气。

处方：当归、白芍、法半夏、乌药、青皮、丹参、炙甘草、薤白头、茯苓、煨姜。

二诊：投和中理气，谷食较增，腑气亦畅，唯午后肚腹隐痛，得食则缓，络虚冷乘，仍从前法进步。

处方：当归、白芍、焦白术（枳壳炒）、参须、炙甘草、乌药、青皮、桂枝、茯苓、法半夏、煨姜、大枣、饴糖。

（近代中医名家马培之医案选自《孟河马培之医案论精要》）

2. 思考讨论

（1）结合本案的病机，分析“脉来弦大而滑”的临床意义。

（2）结合本案的用药特点，分析治疗腹痛“养营和中止痛法”的药物配伍规律。

（四）张伯臾病案

1. 医案

周某，男，52 岁。初诊：1976 年 2 月 12 日。

1971 年起脐腹部胀痛，有时剧痛难忍，食后 4 小时腹部鸣响而痛，得吐方适，唯大便尚通。经反复 X 线摄片检查诊断为肠系膜上动脉压迫综合征。近 1 年来，右少腹隆起，较左少腹明显增大，按之软，自觉食物不能通下，泛吐猪肝色涎沫，脉缓，苔薄白，舌边暗。气滞血瘀则胀痛，水饮内停则鸣响，治拟活血理气，化饮降浊，以观动静。

当归 18g，川芎 9g，炒赤芍 12g，丹参 18g，杜红花 6g，炒川椒 4.5g，炒吴茱萸 4.5g，炒川连 1.5g，制香附 9g，降香 6g，制半夏 9g。7 剂。

二诊（1976 年 2 月 19 日）：右下腹胀痛鸣响得减轻，自觉软食已能通下，呕吐已止，纳食亦增，脉缓，苔薄。血瘀已有化机，水饮得从下泄，仍守前法继进。全当归 15g，桂枝 4.5g，炒赤芍、炒白芍各 6g，通草 4.5g，炙甘草 3g，丹参 18g，川芎 9g，红花 6g，炒吴茱萸 3g，炒川椒 4.5g，防己 12g。7 剂。

三诊（1976 年 2 月 26 日）：服药以来，右少腹绞痛已止，迄今未发，隆起鼓胀亦平，腹鸣响减十之八九，纳食又增，每餐 25g 增至 200g，食后通畅无阻，体重增加 3kg，脉弦小，苔薄，舌质暗渐减。水饮血瘀渐化，气机得畅，病情日趋好转，当击鼓再进，以彻病根。全当归 15g，桂枝 6g，炒赤芍、炒白芍各 6g，炙甘草 6g，丹参 18g，炒川芎 9g，败酱草 30g，防己 12g，乌药 9g，通草 4.5g。7 剂。

四诊（1976 年 3 月 5 日）：右少腹绞痛鸣响已愈，进食干饭及荤素菜均通畅无阻，寐安，二便正常，体重又有增加，精神日佳，脉小弦，舌暗转红。邪祛，脾胃运化亦得恢复，再守前法以善后。当归 15g，桂枝 6g，炒赤芍、炒白芍各 6g，通草 4.5g，炙甘草 6g，丹参 15g，川芎 6g，乌药 9g。10 剂。

（现代中医名家张伯臾医案选自《张伯臾医案》）

2. 思考讨论

（1）分析本案致病的病理因素有哪些？

（2）试分析本案治疗如何“守前法继进”，如何“击鼓再进”？

四、临床拓展

1. 鉴别内科、外科及妇科腹痛

腹痛是临床常见症状，其病因较复杂，临证时需要仔细辨别，防止发生误诊。内科腹痛常先发热后腹痛，疼痛程度一般不剧烈，痛无定处，腹部压痛不明显。外科腹痛多后发热，疼痛剧烈，痛有定处，压痛明显，可以见到腹痛拒按、腹肌紧张等。妇科腹痛部位多在小腹，与经、带、胎、产有关，如痛经、先兆流产、宫外孕、输卵管破裂等有关，应及时进行妇科检查，以明确诊断。

2. 正确运用清热通腑法治疗急性热证腹痛

急性热证腹痛以热毒积滞蕴结于肠道，腑气不通而致，治疗应当以清热解毒药与通腑泻下药配合使用，常选择金银花、黄连、败酱草等与通腑药，如大黄、枳实、虎杖、芒硝等配伍，泻热通便，荡涤肠胃。在使用本法时应当中病即止，不可过用，以免伤及正气。

3. 腹痛患者必须配合饮食调护

饮食护理不当易致腹痛反复发作，应当进食清淡易消化、富有营养的食物。避免暴饮暴食及生冷、不洁、油腻的食物。可以根据患者的病情选择适当的食物，如虚寒腹痛者应当进食温热食物，热性腹痛者避免油炸、肥甘厚腻之品，食积腹痛者易流质饮食、少食，疼痛严重者应当禁食。

【复习思考题】

1. 清代高士宗《医学真传·心腹痛》云："夫通则不痛，理也，但通之之法，各有不同。"如何理解这一治疗原则？

2. 试说明腹痛的部位与经络的关系。

（杜　斌）

第四节　泄　泻

一、知识要点

（一）概念

泄泻是以排便次数增多、粪质稀溏或完谷不化，甚至泻出如水样为主的病证。大便溏薄而势缓者称为泄，大便清稀如水而势急者称为泻，一般合称泄泻。《黄帝内经》中关于本病有"濡泄""洞泄""飧泄""注泄""溏泄""鹜溏"等记载。宋朝以后本病统称为"泄泻"。

（二）病因病机

泄泻病因主要有感受外邪、饮食所伤、情志失调、禀赋不足、久病体虚。基本病机为脾虚湿盛，肠道清浊不分，传化失司。病理性质有虚实之分，一般来说，暴泻以湿盛为主，多因湿盛伤脾，或食滞生湿，壅滞中焦，脾为湿困所致，病属实证；久泻多偏于虚证，由脾虚不运而生湿，或他脏及脾，如肝木乘脾，或肾虚火不暖脾土，水谷不化所致。而湿邪与脾虚往往相互影响，互为因果，湿盛可困遏脾运，脾虚又可生湿，虚实之间又可相互转化夹杂。病位在肠，主病之脏属脾，同时与肝、肾密切相关。泄泻病因病机示意图如下所示（图 3–7）。

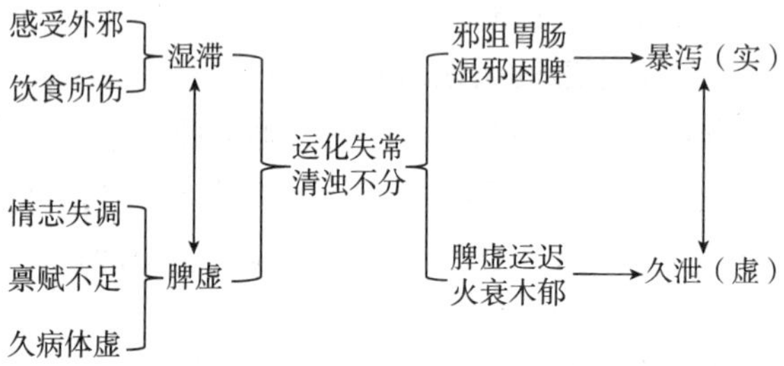

图 3–7　泄泻病因病机示意图

（三）辨证要点

泄泻首辨暴泻与久泻，其次辨泻下之物，再辨脏腑定位。暴泻发病急、病程短，或兼见表证，多以湿盛邪实为主。久泻发病缓慢，病程较长，易因饮食、劳倦、情志而复发，常以脾虚为主，涉及肝肾，亦可表现为虚实夹杂之证。如大便清稀，或如水样，多是寒湿为患；大便或稀或溏、其色黄褐、气味臭秽、泻下急迫、肛门灼热者，多是湿热为患；大便溏垢、臭如败卵者，多为伤食积滞等。本病要注意与痢疾、霍乱相鉴别。泄泻诊断辨证思路示意图如下所示（图 3–8）。

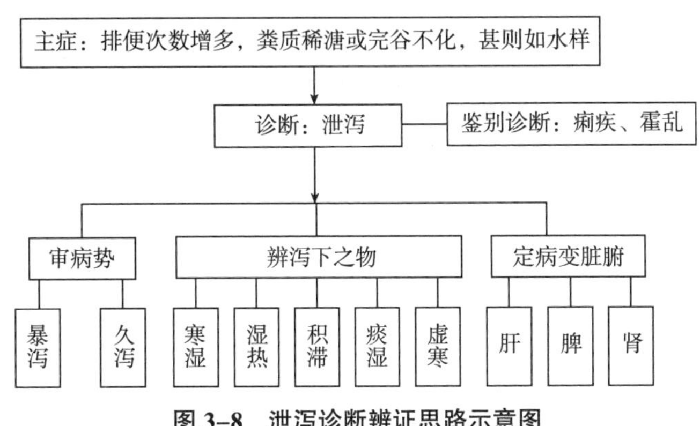

图 3–8　泄泻诊断辨证思路示意图

（四）治疗

泄泻治疗以运脾化湿为基本治则。急性泄泻多以湿盛为主，重在化湿，佐以分利；久泻以脾虚为主，当重健脾。因肝气乘脾者，宜抑肝扶脾；因肾阳虚衰者，宜温肾健脾。中气下陷者，宜升提；久泄不止者，宜固涩。暴泻不可骤用补涩，以免闭门留寇；久泻不可分利太过，以防劫其阴液。泄泻常见证治简表如下所示（表 3–5）。

表 3–5　泄泻常见证治简表

分类	证名	症状	证机概要	治法	代表方	常用药
暴泻	寒湿内盛证	大便清稀，甚则如水样，脘闷食少，腹痛肠鸣，恶寒发热，头痛，肢体酸痛；舌苔白或白腻，脉濡缓	寒湿内盛，脾失健运，清浊不分	散寒除湿	藿香正气散	藿香、白术、茯苓、甘草、半夏、陈皮、厚朴、大腹皮、紫苏、白芷、桔梗
	湿热伤中证	泻下急迫，或泻而不爽，粪质黄褐，气味臭秽，肛门灼热，烦热口渴，小便短黄；舌质红，苔黄腻，脉滑数或濡数	湿热壅滞，损伤脾胃，传化失常	清热利湿	葛根芩连汤	葛根、黄芩、黄连、甘草、车前草、苦参
	食滞肠胃证	腹痛肠鸣，泻下粪便臭如败卵，泻后痛减，脘腹胀满，嗳腐酸臭，不思饮食；舌苔垢浊或厚腻，脉滑	宿食内停，阻滞肠胃，传化失司	消食导滞	保和丸	神曲、山楂、莱菔子、半夏、陈皮、茯苓、连翘、谷芽、麦芽

续表

分类	证名	症状	证机概要	治法	代表方	常用药
久泻	脾胃虚弱证	大便时溏时泻，迁延反复，食少，食后脘闷不舒，稍进油腻食物则大便次数明显增加，面色萎黄，神疲倦怠；舌质淡，苔白，脉细弱	脾虚失运，清浊不分	健脾益气，化湿止泻	参苓白术散	人参、白术、茯苓、甘草、砂仁、陈皮、桔梗、扁豆、山药、莲子肉、薏苡仁
	肾阳虚衰证	黎明之前脐腹作痛，肠鸣即泻，完谷不化，腹部喜暖，泻后则安，形寒肢冷，腰膝酸软；舌淡苔白，脉沉细	命门火衰，脾失温煦	温肾健脾，固涩止泻	四神丸	补骨脂、肉豆蔻、吴茱萸、五味子
	肝气乘脾证	因抑郁恼怒，或情绪紧张之时发生腹痛泄泻，腹中雷鸣，攻冲作胀，矢气频作，素有胸胁胀闷，嗳气食少；舌淡红，脉弦	肝气不舒，横逆犯脾，脾失健运	抑肝扶脾	痛泻要方	白芍、白术、陈皮、防风

二、医案分析

（一）乔仰先医案

1. 医案

汤某，女，67岁。初诊：1991年9月。

两年来经常泄泻，常于便前腹痛，大便溏薄，排便后痛可缓解，经常肠鸣矢气。查体左下腹有轻微触痛。大便常规一般正常，偶见少量白细胞。乙状结肠镜检查仅见少量充血。舌苔薄腻、脉弦。西医诊断为慢性结肠炎。辨证：肝郁脾虚。治法：疏肝健脾。

处方：柴胡5g，焦白芍15g，黄芪15g，党参15g，焦白术15g，甘草6g，煨肉豆蔻15g，草豆蔻15g，广木香5g，砂仁2g，川石斛12g，炒谷芽、炒麦芽各15g。14剂。

二诊：腹痛渐轻，大便稀溏也有好转，有时已可成形。舌苔薄腻，脉弦。辨证如前，再守方渗入化湿之品。原方加藿香9g，佩兰12g，川厚朴4g。14剂。

三诊：药后腹痛已除，大便亦已成形，但稍食油腻即溏。舌苔薄腻已化，脉弦。依法加减。处方：柴胡5g，焦白芍15g，黄芪15g，党参15g，焦白术15g，甘草6g，煨肉果15g，草豆蔻15g，广木香5g，砂仁2g，川石斛12g，炒谷芽、炒麦芽各15g，焦山楂、焦神曲各15g。14剂。

以后上方药又继用半个月，随访诸症悉除而安。

（现代中医名家乔仰先医案选自《中国现代名中医医案精华》）

2. 思考讨论

（1）本案辨证属肝郁脾虚，试分析其辨证依据。

编者按：患者老年女性，患病2年，脾胃虚弱，脾主运化水湿，脾虚水湿内盛，则大便溏薄，舌苔薄腻；肝木乘虚侵犯脾土，则便前腹痛，泻后痛诚，肠鸣矢气，脉弦；肝脾不调，肠腑传导失职，病情反复不已而成久泻。辨证属肝郁脾虚。

（2）本案为何不选用痛泻要方治疗？为何配石斛甘寒养阴？

编者按：痛泻要方具有调和肝脾、补脾柔肝、祛湿止泻之功效。主治脾虚肝旺之泄泻。肠鸣腹痛，大便泄泻，泻必腹痛，泻后痛缓。方中白术苦温，补脾燥湿，为君药。白芍酸寒，柔肝缓急止痛，与白术配伍，为臣药。陈皮辛苦而温，理气燥湿，醒脾和胃，为佐药。防风燥湿以助止泻，为脾经引经药，故为佐使药。本案取痛泻要方之意，健脾与柔肝配伍。一诊治疗以黄芪、党参、白术、甘草等健脾益气运化水湿，以治泄泻之本，配以白芍柔肝养阴，柴胡疏肝理气，以平肝木之旺。佐煨肉豆蔻、草豆蔻、广木香、砂仁等芳香温中化湿止泻，炒谷芽、炒麦芽消食和胃。全方标本结合，阴阳相济，温而不燥，补中有散，故治能取效。

本案治疗中使用大剂量温中涩肠的肉豆蔻、燥湿行气的草豆蔻，以及广木香、砂仁芳香类药物，为防香燥伤阴，故配以甘寒养阴之石斛。

（二）靳士英医案

1. 医案

葛某，男，58 岁。初诊：1985 年 9 月 7 日。

患者 8 月下旬探家，旅途劳顿，复又外感，遂发热腹泻。每日早凉暮热，畏风有汗，胸部翳闷，周身疼痛，肢体困乏，但口不渴。每日腹泻五六行，便前微感腹痛，时有肠鸣矢气。大便溏薄糊状，色褐绿，量时少时多，未有里急后重黏液脓血。查白细胞 11.8×10^9/L，中性粒细胞 81%。大便仅有白细胞，未有脓球、红细胞。西医诊断为急性肠炎，曾先后应用磺胺甲噁唑、四环素、庆大霉素未见明显效果。今晨开始发热 38° C，微有汗出，持续不降。查见面目浮虚，精神萎靡，舌质淡红，舌苔白腻，脉象濡数。辨证：湿泻。湿泻之为病，脉象濡缓而数，大便泄水或溏薄而少有腹痛，口不渴。治当分利水道，但当前又有表证，应表里兼治，解表利湿，乃以银翘、五苓化裁。

处方：金银花 12g，连翘 9g，葛根 9g，茯苓 12g，泽泻 9g，木通 6g，滑石 6g，苍术 3g，桔梗 3g，车前草 30g。

二诊：服药二剂后通身见汗，微汗而已。至夜半热退脉静身凉。次日腹泻虽未停止，已减至二三行。乃去解表之药，专以渗湿利水。处方：茯苓 12g，泽泻 9g，木通 6g，滑石 9g，白术 9g，葛根 9g，陈皮 3g，砂仁 3g，车前草 30g。

三诊：服药三剂，热退泻止，但觉虚乏，虚汗不止，口干少津。舌质淡，苔薄白，脉濡缓。乃以补中益气，养胃生津之品善后。处方：黄芪 15g，党参 9g，白术 9g，茯苓 12g，麦冬 6g，沙参 9g，薏米 12g，荷叶 6g。

（现代中医名家靳士英医案选自《中国现代名中医医案精华》）

2. 思考讨论

（1）试分析本案表里同病形成的机制。

编者按：患者老年男性，加之旅途劳顿，正气亏虚，外邪乘袭，8 月酷暑发病，发热早凉暮热，畏风有汗为风热在表；腹泻腹痛，肠鸣矢气，胸闷，周身疼痛，肢体困乏，但口不渴，为湿邪内蕴，气机受阻；舌质淡红、舌苔白腻、脉象濡数为湿邪偏盛之象。病机为风热袭表，湿邪内蕴，表里同病。

（2）试分析三诊用药不同及治疗思路的转变。

编者按：本例为表里同病，风热袭表兼湿邪内蕴，病理性质本虚标实，偏于邪实。治疗先祛邪，首诊以银翘散、五苓散化裁；金银花、连翘疏散风热；葛根解肌退热；茯苓、泽泻、木通、滑石、苍术、车前草健脾利湿，少佐桔梗宣肺祛邪。二诊：服药 2 剂后汗出、热退、脉静身凉为表邪已解，腹泻虽减但湿邪未净，治疗去解表之药（金银花、连翘、桔梗），专以渗湿利水，在前方基础上加陈皮、砂仁加强健脾化湿之力。三诊：服药 3 剂，热退泻止，但觉虚乏，虚汗不止，口干少津。舌质淡，苔薄白，脉濡缓，为邪实已去，本虚显露，气阴两伤之证。乃以补中益气，养胃生津之品善后。黄芪、党参、白术、茯苓、薏苡仁益气健脾；麦冬、沙参滋养胃阴，少佐荷叶升清。本案三诊用药不同，首诊以祛邪，表里同治，二诊专主利湿祛邪，三诊以补益气阴善后，体现本虚标实证的常规治疗思路。

3. 拓展

《素问・阴阳应象大论》言："湿胜则濡泻。"东汉张仲景《金匮要略・呕吐哕下利病》曰："下利气者当利其小便。"明代张景岳《景岳全书・泄泻》曰："泄泻之病，多见小水不利，水谷分则泄泻自止，故曰治泻不利小水非其治也。"此法适应于新病、实邪、体质壮实者；久泻、体质虚弱者不宜用。

三、医案讨论

（一）单兆伟医案

1. 医案

彭某，男，54 岁。初诊：2017 年 8 月 11 日。

病史：腹泻 1 年余。患者平素饮食不节，喜食辛辣，大便不成形，日行 2 ～ 3 次，夹有未消化食物残渣，受凉后夹有黏液，伴乏力，伴有腹痛肠鸣，下腹坠胀感，纳谷尚可，夜寐欠佳。舌脉：舌淡，苔薄黄，脉细。诊断：久泻。辨证：脾胃气虚，运化无力，兼夹湿热。治法：补益脾胃，益气升提。方选参苓白术散合香连丸加减。

处方：太子参 10g，炒白术 10g，茯苓 12g，炙黄芪 10g，炒山药 15g，炒薏苡仁 15g，石榴皮 10g，仙鹤草 15g，马齿苋 15g，葛根 10g，木香 5g，黄连 2g。14 剂，每日 1 剂，水煎服 2 次。

二诊（2017 年 8 月 25 日）：患者药后尚合，下腹坠胀，大便日行 1 ～ 2 次，开始成形，无黏液血便，乏力减轻，纳谷可，夜寐不佳，能入睡 4 ～ 5 小时，易醒，舌淡，苔薄白，脉细。原方加减：去黄连，加炙升麻 5g，合欢花 10g，百合 15g。14 剂，每日 1 剂，水煎服 2 次。

三诊（2017年9月8日）：大便日行1次，基本成形，口中黏腻，余无不适，夜寐安，舌淡红，苔稍黄腻，脉细小滑。原方去炒白术、炙黄芪、合欢花，加炒苍术10g，制厚朴6g。14剂，每日1剂，水煎服2次。

四诊（2017年9月22日）：患者大便正常，夜寐可，纳食佳，舌苔已化，去厚朴、苍术、合欢花、百合，加炒白术10g。7剂，每日1剂，水煎服2次，巩固疗效。

（全国师承指导教师单兆伟医案选自《南京中医药大学学报》）

2. 思考讨论

（1）参苓白术散与香连丸的适应证是什么？分析本案选方的依据。

（2）试述本案用马齿苋、葛根、石榴皮的临床意义。

3. 拓展

单兆伟教授治疗慢性泄泻经验。

（二）吕承全医案

1. 医案

张某，男，42岁。初诊：1982年3月16日。

病史：患者腹泻4月余，遇冷则症状加重，五更即解。完谷不化，腹部胀满。曾延二医诊治，皆云脾虚泄泻。累计服温补脾肾，渗湿利水，酸敛固涩之类中药百余剂不效。体重锐减6kg，请吕师诊治。刻下患者脉沉细滑，舌质淡胖，苔白腻。形体较胖，腹部胀满有轻度压痛。询其生活习惯，诉其素嗜肥甘之品。

诊断：飧泄（慢性结肠炎）。辨证：脾胃虚寒，兼有积滞。

治法：先治其标，通因通用。予患者巴豆一枚令其嚼服。当晚患者来诉：已解大便8次，质溏如水，伴有不消化食物，腹已不胀，但感乏力。积滞既去，遂嘱其饮冷开水以解药，腹泻立止。次日继用健脾固涩法治其本。

处方：党参、炒白术、焦山楂、乌梅、甘草各10g，炒山药、薏苡仁、炒扁豆、茯苓、炒麦芽各30g，莲子肉15g。水煎服。调治半月余而痊愈。

（现代中医名家吕承全医案选自《河南中医》）

2. 思考讨论

（1）结合该案例说明巴豆的功效主治及使用注意点。

（2）什么是通因通用？如何使用？

（三）刘志明医案

1. 医案

任某，男，44岁。初诊日期：1975年4月30日。

患者便溏5年，每日大便溏泄，多则十余次，少则五六次。迭经中西医治疗，均未见效，故求诊于刘老。就诊时症见：大便溏泄，水谷不化，脘腹胀满，喜温喜按，热饮则舒，面色萎黄，纳食减，疲乏无力，形寒肢冷；舌淡，苔薄白，脉沉细。辨证：脾肾阳虚。治法：温补脾肾，固涩止泻。方用四神丸加味。

处方：补骨脂9g，吴茱萸9g，肉豆寇9g，天台乌药6g，广木香3g，五味子6g，白术9g，赤石脂12g，陈皮3g，大腹皮9g，神曲9g，炙甘草3g，干姜3g。7剂，水煎服，每日1剂，分2次服。

二诊（5月6日）：大便次数减少，但仍稀薄；胸闷嗳气、腹胀、四肢不温；舌、脉同前。仍照前方再进7剂。

三诊（5月15日）：腹泻次数续减，但便质未实；肢软，头晕气促；舌、脉同前。再拟益气健脾、温肾固下之法，以补中益气汤合四神丸，调理月余，病获痊愈。

（国医大师刘志明医案选自《上海中医药杂志》）

2. 思考讨论

（1）试分析本案首诊中四神丸及组方配伍的意义。

（2）本案为何用补中益气汤治疗？可否首诊就用补中益气汤合四神丸治疗？

3. 拓展

清代汪昂《医方集解·祛寒之剂》曰："盖久泻皆由肾命门火衰，不能专责脾胃。"

（四）袁金声医案

1. 医案

范某，男，58岁。初诊：1996年5月17日。

患者腹泻、腹痛、肠鸣近6年，曾在某医院确诊为慢性肠炎，经中西医结合治疗罔效。自诉腹泻，时作时止，反复无常，利下清稀，内无脓血，食生冷油腻每致加重，伴见腹胀，腹痛绵绵，肠鸣辘辘有声，面色萎黄，胃纳呆滞，小便微黄，舌质胖淡，舌苔淡黄厚腻，两脉濡细。证属脾胃虚弱，寒热之邪错杂其中，中焦气机升降失常。施以温中补虚、辛开苦降之法，拟半夏泻心汤合小建中汤、四君子汤合方加减。

处方：桂枝6g，芍药12g，法半夏10g，干姜6g，黄连10g，黄芩10g，炙甘草6g，党参10g，焦白术10g，茯苓10g，枳实10g，广木香10g，薏苡仁10g，车前子10g（布包），大枣12枚，自加生姜3片。5剂，水煎服，每日1剂。

二诊（5月24日）：自述服药后大便成形，无肠鸣，腹胀痛减，腻苔退薄，已见效机，于上方加川厚朴10g行气消胀。继调5剂。

三诊（5月31日）：患者精神转佳，面色红润，纳食有增，小便转清，大便已调，舌质尚淡，苔白薄腻，脉濡细而缓。以顾护中焦，调理脾胃为主，处方：党参15g，焦白术10g，茯苓15g，炙甘草6g，黄芪15g，山药15g，桂枝6g，生白芍15g，干姜10g，黄芩6g，黄连6g，川厚朴10g，焦三仙各10g，大枣6枚。继调10剂。

（全国师承指导教师袁金声医案选自《贵阳中医学院学报》）

2. 思考讨论

（1）本例证属脾胃虚弱，寒热错杂，试分析其辨证依据。

（2）试分析首诊处方意义。

四、临床拓展

1. 知常达变处理好通与塞

暴泻者多为实证，以寒湿、湿热、伤食泄泻多见，可以通因通用，水湿偏盛可以利小便；伤食积滞可以通利大便；切忌用补涩而闭门留寇。注意久泻未必都虚，可兼夹湿、寒、热、痰、瘀、郁、食等邪，不可一味补涩，而犯虚虚实实之戒。治疗应掌握先后缓急，攻补时机，做到通而不伤正，塞而不留邪。

2. 灵活运用治泄九法

明代李中梓在《医宗必读·泄泻》中提出治泻九法，即淡渗、升提、清凉、疏利、甘缓、酸收、燥脾、温肾、固涩，与泄泻治疗原则运脾祛湿并不矛盾。一般外感致泻应淡渗、燥脾、清凉，内伤致泻以消导、疏利为主，慢性久泻宜甘缓、升提、温肾、酸收、固涩。

3. 加强饮食调护防复发

泄泻患者平时饮食宜清淡，可食用米粥以养胃气，或山楂、山药、莲子、扁豆、芡实等健脾的食物。避免进食生冷不洁及难消化食物，忌食辛热炙煿、肥甘厚味、荤腥油腻食物。

【复习思考题】

1. 导致泄泻的关键因素是什么？暴泻与久泻的病理变化有何不同？
2. 请谈谈你对《医宗必读》治泻九法的认识。

（孙丽霞）

第五节　痢　疾

一、知识要点

（一）概念

痢疾是以腹痛、里急后重、下痢赤白脓血为主症的病证。古籍中称为“肠澼”“大瘕泄”“下利”“滞下”等。宋代严用和《济生方·痢疾论治》曰：“今之所谓痢疾者，古所谓滞下是也。”正式用“痢疾”病名。

（二）病因病机

病因主要有外感时邪、内伤饮食。基本病机为邪蕴肠腑，气血壅滞，传导失司，脂膜血络受伤而成痢。病变在肠，与脾、胃密切相关，可涉及肾。病理性质分寒热虚实。外感湿热或湿热内生，壅滞肠腑，则成湿热痢；疫毒内侵，毒盛于里，为疫毒痢。湿热疫毒上攻于胃，胃气逆而不降，为噤口痢，多属于实证、热证。寒湿壅阻所致者为寒湿痢。下痢日久，可由实转虚或虚实夹杂。痢疾病因病机示意图如下所示（图 3–9）。

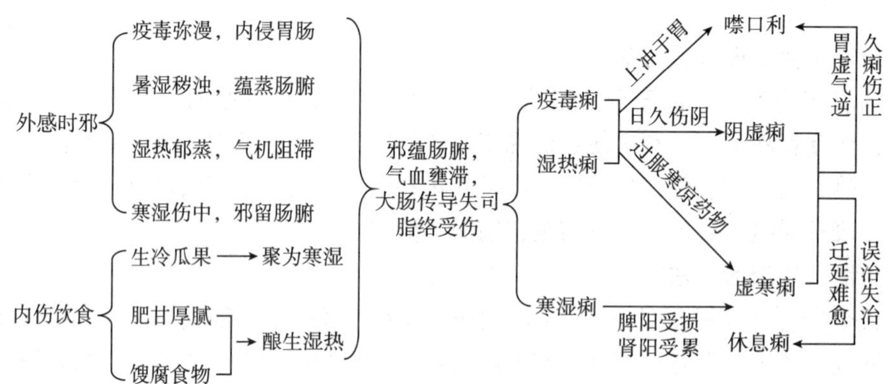

图 3–9　痢疾病因病机示意图

（三）辨证要点

辩证主要辨虚实、寒热、气血。暴痢及年轻体壮患痢者多实，久痢及年高体弱患痢者多虚实夹杂。腹痛胀满、痛时窘迫欲便、便后里急后重暂时减轻者为实；腹痛绵绵、便后里急后重不减、坠胀甚者为虚；反复发作之休息痢，常为本虚标实。大便赤白相兼、赤多白少、色鲜红、口渴喜冷、口臭、小便黄或短赤、舌红苔黄腻、脉滑数者属热；大便排出赤白清稀、白多赤少、面白肢冷形寒、舌淡苔白、脉沉细者属寒。下痢白多赤少，邪伤气分；赤多白少，或以血为主者，邪伤血分。本病要注意与泄泻相鉴别。痢疾诊断辨证思路示意图如下所示（图 3–10）。

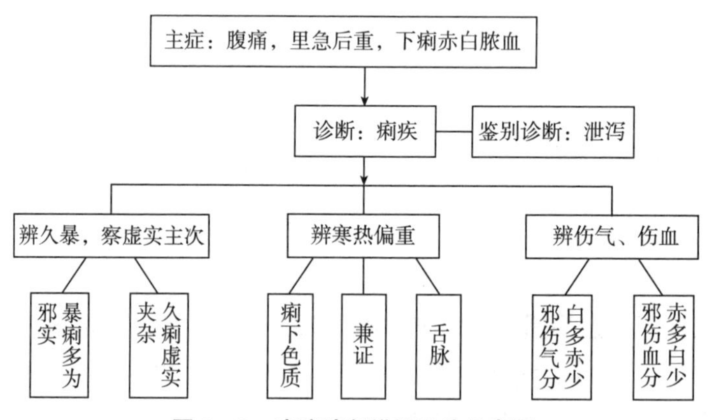

图 3–10　痢疾诊断辨证思路示意图

（四）治疗

治疗以祛邪导滞、调气和血为基本治则。热痢清之，寒痢温之，初痢则通之，久痢虚则补之；寒热交错者，温清并用；虚实夹杂者，通涩兼施；赤多者重用血药，白多者重用气药。注意痢疾用药禁忌：忌过早补涩，忌峻下攻伐，忌分利小便，以免闭门留寇或损伤正气。痢疾常见证治简表如下所示（表 3–6）。

表 3–6　痢疾常见证治简表

分类	症状	证机概要	治法	代表方	常用药
湿热痢	腹部疼痛，里急后重，痢下赤白脓血，黏稠如胶冻，腥臭，肛门灼热，小便短赤；舌苔黄腻，脉滑数	湿热蕴结，熏灼肠道，气血瘀滞	清热导滞，调气行血	芍药汤	芍药、黄连、黄芩、当归、甘草、木香、槟榔、大黄、肉桂
疫毒痢	起病急骤，大便频频，痢下鲜紫脓血，腹痛剧烈，后重感特著，壮热口渴，头痛烦躁，恶心呕吐，甚者神昏惊厥；舌质红绛，舌苔黄燥，脉滑数或微欲绝	疫邪热毒，壅盛肠道，燔灼气血	清热解毒，凉血除积	白头翁汤合芍药汤	白头翁、黄连、黄柏、秦皮、当归、芍药、黄芩、木香、槟榔、甘草
寒湿痢	腹痛拘急，痢下赤白黏冻，白多赤少，或为纯白冻，里急后重，口淡乏味，脘胀腹满，头身困重；舌质或淡，舌苔白腻，脉濡缓	寒湿客肠，气血凝滞，传导失司	温中燥湿，调气和血	不换金正气散	藿香、苍术、半夏、厚朴、炮姜、桂枝、陈皮、大枣、甘草、木香、枳实
阴虚痢	痢下赤白，日久不愈，脓血黏稠，或下鲜血，脐下灼痛，虚坐努责，食少，心烦口干，至夜转剧；舌红绛少津，苔腻或花剥，脉细数	阴津血热，脉络受损，大肠失职	坚阴泻热，扶正止痢	黄连阿胶汤合驻车丸	黄连、黄芩、阿胶、芍药、甘草、当归、干姜、地榆
虚寒痢	腹部隐痛，缠绵不已，喜按喜温，痢下赤白清稀，无腥臭，或为白冻，甚则滑脱不禁，肛门坠胀，便后更甚，形寒畏冷，四肢不温，食少神疲，腰膝酸软；舌淡苔薄白，脉沉细而弱	脾肾阳虚，寒湿内生，阻滞肠腑	温补脾肾，收涩固脱	桃花汤合真人养脏汤	人参、白术、干姜、肉桂、粳米、炙甘草、诃子、罂粟壳、肉豆蔻、赤石脂、当归、白芍、木香
休息痢	下痢时发时止，迁延不愈，常因饮食不当、受凉、劳累而发，发时大便次数增多，夹有赤白黏冻，腹胀食少，倦怠嗜卧；舌质淡苔腻，脉濡软或虚数	病久正伤，邪恋肠腑，传导不利	温中清肠，调气化滞	连理汤	人参、白术、干姜、茯苓、甘草、黄连、枳实、木香、槟榔

二、医案分析

（一）喻昌医案

1. 医案

周信川年 73 岁，平素体坚，不觉其老，秋月病痢，久而不愈。至冬月成休息痢，一昼夜十余行，面目浮肿，肌肤晦黑，求治于余。余诊其脉沉数有力，谓曰："此阳邪陷入于阴之证也。吾以法治之，尚可痊愈，明日吾自袖药，来面治。"于是以人参败毒散本方煎好，用厚被围椅上坐定，置火其下，更以布条卷成鹅蛋状，置椅褥上，垫定肛门，使内气不得下走。然后以前药滚热与服，良久又进前药，遂觉皮间有津津微润，再溉以滚汤，教令努力忍便，不得移身。如此约二时之久，皮间津润总未干，病者心躁畏热，忍无可忍，始令连被卧于床上。是晚不止下痢二次，以后改用补中益气汤，一昼夜只下三次，不旬日而痊愈。盖内陷之邪，欲提之转从表出，不以急流挽舟之法施之，其趋下之势，何所底哉！

（古代中医名家喻昌医案选自《寓意草》）

2. 思考讨论

（1）结合本案，试述“逆流挽舟法”治疗痢疾的适应证是什么。

编者按：逆流挽舟法为清代喻昌所倡，其意如《医门法律·痢疾论》云：“外感三气之热而成下痢，其必从外而出之，以故下痢必从汗，先解其外，后调其内。首用辛凉以解其表，次为用苦寒以清其里，一二剂愈矣。”其是指用人参败毒散治疗外邪陷里而成之痢疾，意为疏散表邪，表气疏通，里滞亦除，其痢自止，如逆水挽船上行。适用于痢疾初起兼有表证，或表邪内陷之下痢。

（2）本案患者病程迁延，已成休息痢，为何也可用逆流挽舟法？

编者按：本案患者乃痢疾经久不愈而成休息痢，然其脉沉数有力，为阳邪内陷于阴。治以逆挽之法，缓缓挽其下陷之清气，药后患者“皮间有津津微润”，表明其下陷之气已举，邪从表出，其病自愈。正如清代喻昌在《医门法律·痢疾论》所言：“失于表者，外邪但从里出，不死不休，故虽百日之远，仍用逆流挽舟之法，引其邪而出之于外，则死证可活，危证可安。”

（二）董建华医案

1. 医案

柳某，男，19岁。初诊：8月25日。

突然发烧，阵发腹痛，大便脓血，色暗量少，次数不多，于1960年8月20日住某医院。查体：体温39.6℃，大便常规有脓球。血常规检查：白细胞9.5×10^9/L。血压60/50mmHg。初步诊断：中毒性痢疾。曾用合霉素、输液等疗效不显，近日症状加重。诊见：高烧（体温39℃），神昏谵语，烦躁不安，大便脓血，赤多白少，腹痛拒按，面赤目红，小便短赤；舌光绛无津，脉数。

辨证：热毒蕴结，邪入营血。

立法：清营解毒，益气生津。

方药：犀角地黄汤加味。犀角（水牛角代）（研冲）2.5g，生地黄30g，牡丹皮10g，石斛30g，金银花炭10g，赤芍、白芍各6g，西洋参5g，荷叶10g，青蒿10g，连翘10g，芦根30g。

二诊（8月30日）：服上方3剂，并配合输液抗休克等措施，身热已退至37.3℃，神志亦清，唯仍烦渴喜凉饮，大便呈咖啡色血样便，舌质由绛转红。血压130/70mmHg，津液已生，病势已入坦途，效不更法，在养阴清热生津的同时，加强凉血止血。生地黄炭15g，金银花炭10g，牡丹皮炭10g，当归炭10g，茜草炭10g，竹叶10g，生石膏15g，生白芍 10g，石斛 12g，天花粉 10g，白头翁 30g。另用西洋参 6g，煎汤代水，时时饮之。

上方服 3 剂，清热解渴，血痢亦止，脉舌转平，经中西医结合治疗，临床治愈出院。

（中国工程院院士董建华医案选自《临证治验》）

2. 思考讨论

（1）请分析本案的病因病机。

编者按：本案因感染暑湿疫毒，壅滞肠道，燔灼气血。疫毒炽盛，充斥内外，而见高热，面赤目红；热入营血，上扰清窍，故见神昏谵语，烦躁不安；热胜伤津，而见舌绛无津，尿短而赤；热毒内陷肠道，壅滞气血，故见便脓血而腹痛。

（2）试分析本案选方用药的意义。

编者按：本案因邪入营血，治以犀角地黄汤清血热而解疫毒，加金银花、荷叶、青蒿、连翘、芦根而增清热解毒透表之功，加石斛滋养胃阴，更入西洋参固正气而复津液，经中西医治疗症状减轻，继以凉血止血剂于生津清热药中，重用白头翁对病治疗，病获痊愈出院。

3. 拓展

董建华院士治疗痢疾的经验。

（三）张锡纯医案

1. 医案

施某，安徽蒙城人，56 岁，居天津一区，得噤口痢证。

举家数口，寄食友家，不能还乡。后友家助以资斧令还乡，道路又复不通。日夜焦思，频动肝火。时当孟秋，心热贪凉，多食瓜果，致患下痢。一日夜下痢 15 ～ 16 次，多带鲜血，后重甚剧。腹偶觉疼，即须入厕。便后移时，疼始稍愈。病已 5 日，分毫不能进食，唯一日之间强饮米汤数口。其脉左部弦而硬，右部弦而浮，其搏五至。心中发热，常觉恶心。

诊断：此肝火炽盛，肝血虚损，又兼胃气夹热上逆，是以下痢甚剧，而又噤口不食也。当治以滋阴清热、平肝降胃之品。

处方：生杭芍 30g，生怀山药 30g，滑石 21g，白头翁 15g，秦皮 15g，碎竹茹 9g，甘草 9g，鸦胆子（去皮成实）50 粒。先用白糖水囫囵送服鸭胆子仁，再将余药煎汤 1 大盅，温服下。

二诊：将药如法服两剂，痢中已不见鲜血，次数减去三分之二。其脉左部较前和平，右部则仍有浮弦之象，仍然不能饮食，心中仍然发热，然不若从前之恶心，此宜用药再清其胃腑，必然能食矣。处方：生怀山药 45g，生石膏（捣细）45g，生杭芍 18g，白头翁 12g，秦皮 6g，甘草 6g。共煎汤 1 大盅，分两次温服。

将药煎服一剂，即能进食，痢已不见，变作泄泻，每日 4 ～ 5 次，用生怀山药细末煮作粥，调以少量白糖服之，3 日痊愈。

（现代中医名家张锡纯医案选自《医学衷中参西录》）

2. 思考讨论

（1）试分析本案初诊为何治以“滋阴、清热、平肝、降胃”？

编者按：此案为噤口痢重症，患者邪毒内陷，传导失司，肠道脂膜受损，故下痢次数多，里急后重明显；脉左部弦而硬，右部弦而浮，表明阴液不足，肝火炽盛，肝血虚损；疫毒上冲于胃，胃气夹热上逆，故心中发热，常觉恶心，噤口不食。故而治以滋阴、清热、平肝、降胃之法。

（2）二诊为何使用大剂量生石膏？

编者按：石膏为治阳明实热主药，其凉能清实热，重能镇逆，凡胃气夹实热上逆，令人不思饮食者，服之有效。

三、医案讨论

（一）蒲辅周医案

1. 医案

曹某，女，76岁。初诊：1962年9月22日。

3个月前下利脓血及黏液样便，每日二十余次，腹痛有里急后重感，住某医院诊为细菌性痢疾，经用抗生素治疗十余日，症状消失出院。最近每日晚上咳嗽，有白黏痰，下午自觉发热，有时体温稍高，大便每天1～3次，不爽而稍夹脓血及黏液，尚有里急后重感，不思饮食，只能食稀粥，腹胀，五心烦热，小便尚佳，脉寸尺弱，两关弦，左细右大，舌质暗，苔白腻少津，属中气下陷，脾失健运，治宜调脾胃、益中气，用补中益气汤加味。

处方：生黄芪4.5g，党参3g，生白术3g，当归3g，陈皮3g，升麻2g，柴胡2g，炙甘草1.5g，粉葛根3g，生姜2片，大枣3枚。3剂。

二诊（9月29日）：服药后大便成条而微干燥，无脓血黏液，无里急后重，尚稍咳嗽，有少量痰，食纳转佳，脉滑微数，舌正红苔减，继续调和肺胃，温化痰湿。原方去黄芪、粉葛根，加半夏曲4.5g，前胡3g，茯苓6g。3剂。至次年因其他病来门诊，云服上药后下痢后重未再发作。

（现代中医名家蒲辅周医案选自《蒲辅周医案》）

2. 思考讨论

（1）本案证属中气下陷，脾失健运，其辨证依据是什么？

（2）患者经抗生素治疗，下痢时有反复，经蒲辅周中药治疗后完全治愈，谈谈本案对你的启示。

（二）徐景藩医案

1. 医案

杜某，女，54岁，职工。初诊：1992年12月2日。

主诉：腹痛下利反复发作6年，加重2月。

病史：患者自 1986 年 4 月起病，下腹隐痛大便稀溏，带脓血，肛门有里急后重感，下痢每日 3 ～ 5 次，经某医院诊治，服药后症状逐渐控制，翌年秋又有类似发作，历 3 个月，经治好转，但以后腹痛便溏等症一直存在，如此迁延反复，已经 6 年余。2 个月来伴有发热，形寒，身微热，体温 38 ～ 38.5℃，上午轻，下午重，稍有汗出，头昏神倦，食欲不振。旬日来大便每日十余次，溏而带脓血，白多红少，下腹隐痛，经某医院查治，肠镜检查慢性溃疡性结肠炎，曾用多种药物（包括口服强的松），症状仍反复未愈，大便仍每日 7 ～ 8 次，腹痛便前为著，2 年来体重减轻较著，由 62kg 降至 56kg。

诊查：面色略呈萎黄，舌质淡红，舌苔薄黄，诊脉细弦小数。体温 37.8℃，心率 92 次 / 分，律整。肝脾无肿大，下腹偏左有压痛，大便常规有少量脓细胞，培养 3 次阴性。纤维肠镜检查为慢性溃疡性结肠炎。

良由肠腑湿热未尽，气血不和，营卫失调。病久脾胃虚弱，气血生化之源不足，本虚标实，虚实夹杂。考虑此病宜先标后本，清化肠腑湿热，调和营卫气血。

处方：白头翁 15g，北秦皮 15g，苦参 10g，煨木香 10g，炒白芍 20g，炒当归 10g，地榆 15g，仙鹤草 15g，炒防风 10g，青蒿 15g，焦山楂、焦神曲各 15g，炙甘草 3g，谷芽 30g。每日 1 剂，2 次煎服。

上方服 10 剂后，身热形寒症状好转，体温下午 37.3℃，晨间 36.4℃。大便每日 5 ～ 6 次，脓血显著减少，但腹痛仍然，便前为著，里急后重减而未除。舌象同前，脉数不著，原方中加石榴皮 20g、炮姜炭 5g，苦参改为 5g，去炒防风、炒当归，每日 1 剂，续服 14 剂后，体温正常，大便每日 2 ～ 3 次，无脓血及里急后重，腹痛也有显著好转，精神食欲亦见改善，舌质偏淡，舌苔薄白，脉细。考虑肠腑湿热渐祛，久痢脾虚，命火不足，转从健脾益气，佐以温肾抑肝与清化之品治之。

处方：焦白术 10g，炒山药 20g，云茯苓 15g，炙甘草 3g，焦扁豆衣 15g，炒白芍 20g，藿香 10g，地榆 15g，仙鹤草 15g，益智仁 10g，补骨脂 10g，黄连 2g，焦建曲 15g。此方初时每日 1 剂，10 日后隔日 1 剂，3 次煎服。

共服 30 剂，诸症均平，食欲显著改善，腹痛不著，大便每日 1 次，偶有 2 次，已逐渐成形。以后，每周服 2 剂，巩固疗效，3 个月停药。

（国医大师徐景藩医案选自《徐景藩脾胃病临证经验集萃》）

2. 思考讨论

（1）试分析本案病因病机。

（2）试就本案的处方转化理解东汉张仲景在《伤寒论·辨太阳病脉证并治》中提到：“观其脉证，知何犯逆，随症治之。”的临床意义。

3. 拓展

国医大师徐景藩教授治疗溃疡性结肠炎的临床经验。

（三）章次公医案

1. 医案

王某，男。8 年前曾病滞下，从此排便形扁而不爽，疑是斑痕性肠狭窄。今少腹胀硬，按之剧痛。药用：海南片 9g，生鸡内金 12g，五灵脂（包煎）9g，川楝子 9g，薤白头 12g，莱菔子 12g，小青皮 9g，山楂肉 12g，谷芽、麦芽各 9g。

二诊：考其满腹胀硬，按之痛，痛无定所，转矢气则舒。疑其气体蓄积，但气体蓄积之原因亦甚繁。其便色黑而黏，量甚少。药用：熟锦纹 9g，制香附 9g，川楝子 9g，蓬莪术 9g，小青皮 9g，薤白头 12g，苦参片 9g，莱菔子 12g，山楂肉 15g，谷芽、麦芽各 9g。

三诊：其痛并不满腹皆然，则病不在腹膜，痛处若重按，亦无所苦，是病灶在肠之实质。其范围，肠溃疡，慢性肠炎居多。

四诊：吸气则咳，是大可玩味。大致腹之胀满，上迫胸膛。药用：黑丑、白丑各 4.5 个，郁李仁（打）15g，大戟 4.5g，海南片 6g，杭白芍 9g，晚蚕沙（包煎）12 个，葶苈子 9g，麦芽 9g，糖炒山楂 12g，大枣 5 枚。

五诊：其主症，一则心下痞闷，一则少腹胀满如石，按之有痛处。叠用通便，破气，痞闷略失，胀满大减，而痛亦稍止。吾人据此经验，病者如便不爽痢，以致腹壁紧张，按之硬者，十之六七是慢性阿米巴痢疾，而破气药多寓有杀虫之意。药用：海南片 12g，黑丑、白丑各 6g，十枣丸（分 2 次吞服）3g，续随子 6g，皂角子 9g，台乌药 9g，小青皮 6g，川楝子 9 个，山楂肉 18g。

六诊：叠用猛攻，少腹胀硬者十去其七，其痛亦除。验便有阿米巴痢疾原虫，然则下者亦驱虫之一法。自觉消化力迟钝，再拟消补兼施法。药用：炮附子 4.5g，生白术 9g，怀山药 9g，十枣丸（分 2 次吞服）3.6g，云苓 9g，潞党参 9g，炮姜炭 4.5g，鸡内金 9g，谷麦芽各 9g。

（现代中医名家章次公医案选自《章次公医案》）

2. 思考讨论

（1）本案“疑其气体蓄积”，试分析其形成的原因。

（2）本案运用大黄、十枣丸等攻下之剂，并提出“下者亦驱虫之一法”，对此谈谈你的理解。

四、临床拓展

1. 痢疾病机复杂，注意结合临床诊断判断病情转化

痢疾初期多为实证，下痢日久，可由实转虚或虚实夹杂，寒热并见，转变为久痢。如寒湿痢日久伤阳，或过用寒凉药物，发为虚寒痢。疫毒热盛伤津或湿热日久伤阴，则发为阴虚痢。若失治误治，迁延日久，或收涩过早，闭门留寇，正虚邪恋，使病情迁延难愈，下痢时发时止转为休息痢。若疫毒、湿热之邪上冲于胃，胃失和降而不能进食，则发为噤口痢。

2. 注意识别痢疾危象，积极中西医结合救治

诸痢之中，以疫毒痢与噤口痢两者病情凶险。疫毒痢如发生厥脱，下痢无度，饮食不进，肢冷脉微，应尽早积极中西医结合治疗，以独参汤或者参附汤口服或鼻饲急救回阳，热毒深重者，配水牛角、生地黄、金银花、大黄、羚羊角等，惊厥配紫雪丹，昏迷谵语配神犀丹等；因胃气衰败所致的噤口痢，常用开噤散，或加玉枢丹，少量冲服，或用姜汁炒黄连同煎，频频服用直到开噤为度。

3. 重视针对病原学的治疗

治痢以祛邪为要，在辨证基础上，应当强调病原学治疗，中药对于耐药菌株的抑制作用是其优势所在。实验研究发现，马齿苋、苦参、黄连、凤尾草、白头翁、秦皮、大青叶、鹿衔草、辣蓼草、石榴皮等对痢疾杆菌有抑制作用，鸦胆子仁、白头翁、石榴皮、大蒜、椿根皮、黄连、铁苋菜、荜澄茄等具有抗阿米巴原虫的作用，其中鸦胆子因苦寒有毒，用量应以 0.5 ～ 2g 为宜，用龙眼肉包裹或装入胶囊吞服。以上药物临床可酌情选用。

4. 关于溃疡性结肠炎的治疗

溃疡性结肠炎属于中医学“久痢”的范畴，如肠道湿热者，可取黄连、黄芩、黄柏、苦参、金银花等清肠化湿；如湿浊酿毒、热瘀肠络所致重症患者，治以白头翁汤加清热解毒、凉血化瘀之品；如病程日久、脾虚湿热者，治当健脾清化，方取参苓白术散加清化湿热之品。应注意参合凉血宁络的方法，常用药有地榆、槐花、紫草、茜草、三七、白及、牡丹皮等。此外，中药保留灌肠，可缓解症状、促进溃疡的愈合。常用中药有黄柏、地榆、三七、锡类散等。

5. 预防与调护

对于具有传染性的细菌性痢疾、阿米巴痢疾，应采取有效积极的预防措施，控制痢疾的传播和流行，做到早发现、早隔离、早治疗。对于溃疡性结肠炎患者，应注意心理调摄，减少疾病的复发。饮食方面，应予以清淡饮食，以低脂流质或低脂少渣半流质为主。发作严重者应适当禁食。此外，还应摄入充足的蛋白质，如优质蛋白的淡水鱼肉、瘦肉、蛋类等，但避免含乳糖蛋白食品，如牛奶。避免食用容易胀气和刺激性的食物，如粗纤维和辛辣食品。

【复习思考题】

1. 痢疾的病因病机是什么？
2. 请谈谈你对“无积不成痢”“痢先当头下”的理解。

（沈洪　孙心）

第六节　便　秘

一、知识要点

（一）概念

便秘是指大便排便周期延长；或周期不长，但粪质干结，排便艰难；或粪质不干硬，虽有便意，但排出不畅的病证。古籍中称“后不利”“脾约”“阴结”“阳结”等。清代程钟龄在《医学心悟·大便不通》中提出“实秘”“虚秘”“热秘”“冷秘”。

（二）病因病机

便秘的病因主要有过食辛辣厚味或过服热药、忧愁思虑、久坐少动、年老体弱、病后产后等。基本病机是邪滞大肠，腑气闭塞不通或肠失温润，推动无力，导致大肠传导功能失常。本病病位在大肠，并与脾、胃、肺、肝、肾密切相关。病理性质包括寒、热、虚、实四个方面。便秘病因病机示意图如下所示（图 3–11）。

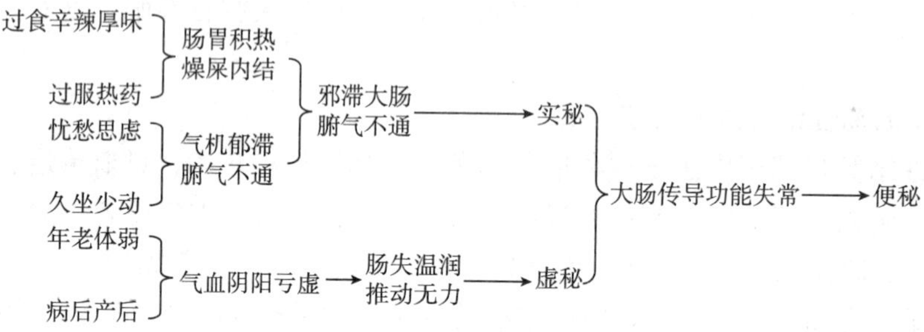

图 3–11　便秘病因病机示意图

（三）辨证要点

便秘辨证当分虚实，以虚实为纲，实者当辨热秘、气秘和冷秘，虚者当辨气虚、血虚、阴虚和阳虚。本病需注意与积聚相鉴别。便秘诊断辨证思路示意图如下所示（图 3–12）。

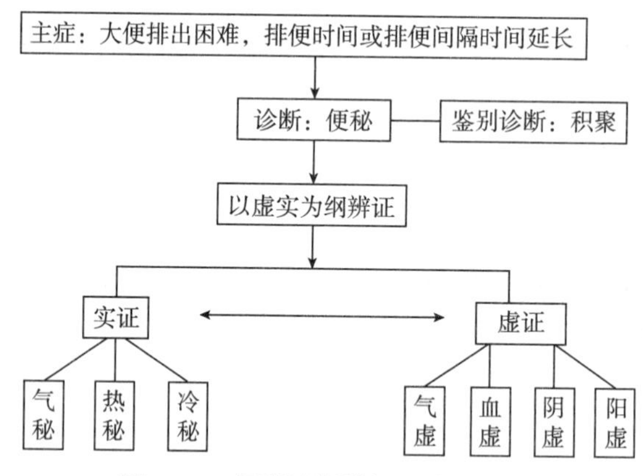

图 3–12　便秘诊断辨证思路示意图

（四）治疗

便秘治疗当分虚实而治，实证以祛邪为主，据热秘、冷秘、气秘之不同，分别施以泻热、温散、理气之法；虚证以扶正为先，据阴阳气血亏虚的不同，分别施以滋阴养血、益气温阳之法。六腑以通为用，可在辨证论治基础上施以润下法、缓下法，慎用峻下之药。便秘常见证治简表如下所示（表 3–7）。

表 3-7 便秘常见证治简表

分类	症状	证机概要	治法	代表方	常用药
热秘	大便干结，腹胀腹痛，口干口臭，面红心烦或有身热，小便短赤；舌红，苔黄燥，脉滑数	肠腑燥热，津伤便结	泻热导滞，润肠通便	麻子仁丸	大黄、枳实、厚朴、麻子仁、杏仁、白蜜、芍药
气秘	大便干结，或不甚干结，欲便不得出，或便而不爽，肠鸣矢气，腹中胀痛，嗳气频作，纳食减少，胸胁痞满；舌苔薄腻，脉弦	肝脾气滞，腑气不通	顺气导滞	六磨汤	木香、乌药、沉香、大黄、槟榔、枳实
冷秘	大便艰涩，腹痛拘急，胀满拒按，胁痛，手足不温，呃逆呕吐；舌苔白腻，脉弦紧	阴寒内盛，凝滞胃肠	温里散寒，通便止痛	温脾汤合半硫丸	附子、大黄、党参、干姜、甘草、当归、肉苁蓉、乌药
气虚秘	大便并不干硬，虽有便意，但排便困难，用力努挣则汗出短气，便后乏力，面白神疲，肢倦懒言；舌淡，苔白，脉弱	脾肺气虚，传送无力	益气润肠	黄芪汤	黄芪、麻仁、白蜜、陈皮
血虚秘	大便干结，面色无华，头晕目眩，心悸气短，健忘，口唇色淡；舌淡，苔白，脉细	血液亏虚，肠道失荣	养血润燥	润肠丸	当归、生地黄、麻仁、桃仁、枳壳
阴虚秘	大便干结，如羊屎状，形体消瘦，头晕耳鸣，两颧红赤，心烦少眠，潮热盗汗，腰膝酸软；舌红，少苔，脉细数	阴津不足，肠失濡润	滋阴通便	增液汤	玄参、麦冬、生地黄、当归、石斛、沙参
阳虚秘	大便干或不干，排出困难，小便清长，面色㿠白，四肢不温，腹中冷痛，或腰膝酸冷；舌淡，苔白，脉沉迟	阳气虚衰，阴寒凝结	温阳通便	济川煎	肉苁蓉、牛膝、当归、升麻、泽泻、枳壳

二、医案分析

（一）单兆伟医案

1. 医案

田某，男。初诊：2015 年 8 月 4 日。

病史：大便干结 10 余年，患者 10 余年来大便易干结，2 ～ 3 日一行，临厕努挣无力，排便困难，口有异味，纳食尚可，夜寐尚佳，舌淡红，苔薄白，脉弦细，治当补脾益气、润肠通便，佐以升清。拟方五仁丸加减。

处方：太子参 10g，生白术 15g，法半夏 6g，麦冬 15g，桃仁 10g，火麻仁 10g，郁李仁 10g，杏仁 10g，枳壳 10g，荷叶 15g。

服药 14 剂后，大便较前好转，1 ～ 2 日一行。再以原方加减调治而愈。

（全国师承指导教师单兆伟医案选自《四川中医》）

2. 思考讨论

（1）本案是否可选麻子仁丸治疗？

编者按：不可以。五仁丸和麻子仁丸均为润肠通便之剂。五仁丸以桃仁、杏仁、松子仁、柏子仁、郁李仁，配伍理气行滞的陈皮，润下与行气相合，以润燥滑肠为用，善治津亏肠燥便秘；麻子仁丸以麻子仁、杏仁、蜂蜜、白芍益阴润肠为主，兼配小承气汤泻热通便，补中有泻，攻润相合，善于治疗肠胃燥热，脾津不足之脾约便秘。本案患者大便干结十余年、久病正气亏虚、临厕努挣无力、排便困难、舌淡红、脉弦细亦为正虚之象。

（2）本案治法“补脾益气、润肠通便，佐以升清”，为什么要升清，在用药上如何体现？

编者按：清代叶天士《临证指南医案·肠痹》云：“但开降上焦肺气，上窍开泄，下窍自通矣。”肺与大肠相表里，大肠传输糟粕与肺气肃降密切相关。肺通调水道，为水之上源，濡润五脏六腑，四肢百骸。若肺气宣发肃降失常，气机壅滞，气不行则水不利，肠腑失润，则大便干结。本案处方中的杏仁、荷叶有升清作用。临床治疗便秘常在辨证的基础上加桔梗、杏仁、紫菀、枇杷叶、瓜蒌仁、知母等润肺清降之品。

（二）韩一斋医案

1. 医案

李某，男，19 岁。于 3 月间发生天花，其形颇顺，饮食如常，但大便 20 天未解，皮肤结痂未实，始而神志尚清，突然在午后烦躁不宁，胸中气满，腹中作胀，夜卧不安，肢肿臂溃，脉难以取。观其虽在壮年，疮未结痂，胃腑结热，又系症实。实证宜攻，攻则气脱。再次思维，拟兼顾并筹之法，庶望两全。方用补中益气汤以护其中而升其气，大承气汤荡涤热邪，以下其滞，一方两法，分煎同服。

处方：黄芪 6g，党参 4.5g，白术 4.5g，陈皮 3g，升麻 1.5g，柴胡 1.5g，炙草 1.5g，当归（另煎合服）4.5g。大黄 1.5g，枳实 2.1g，厚朴 3g，芒硝（另煎合服）1.5g。

药后便通热退，而痂亦结，1 剂而愈。

（现代中医名家韩一斋医案选自《脾胃学》）

2. 思考讨论

（1）本案中为何补中益气汤和大承气汤同用？

编者按：患者少年男性，饮食如常，但大便二十天未解，午后烦躁不宁，胸中气满，腹中作胀，夜卧不安，为胃腑结热，实证。但皮肤结痂未实，肢肿臂溃，脉难以取，正气亏虚。实症宜攻，但虑攻则气脱，治当兼顾，补中益气与荡涤结热同时并举，通下为要，寓泻于补，下而不伤正气，掌握了补益通下之妙。然而两方另煎合服，治法颇奇。

（2）黄芪有多种功效，本案用黄芪的意义是什么？

编者按：黄芪功效有补气升阳、益卫固表、托毒生肌、利水消肿。常用于气虚乏力，久泻脱肛，脏器脱垂；体虚多汗；气血不足所致疮痈不溃或溃久不敛；气虚水肿，小便不利。本案黄芪托疮生肌以生用为佳，可以用于治疗疮疡日久不溃，气血亏虚，气阴两伤之证，但疮疡初起，或溃后热毒尚盛等证，均不宜用，并非一切疮毒均可使用。本案黄芪补气升提，以防攻下太过，体现攻补兼施。

三、医案讨论

（一）熊继柏医案

1. 医案

患者某，男，36岁。初诊：2007年9月21日。

大便不通7天，在某医院住院，诊断为肠梗阻。但查不出明确的梗阻部位，拟剖腹探查。因患者体质较弱，家属不同意手术，坚持保守治疗。症见：低热（体温为37.5～38.0℃），大便不通，频吐苦水，腹部胀痛难忍，拒按，舌红，苔黄腻，脉滑数。辨证分析：患者大便不通，腹满而痛，痞、满、实证俱备，然苔黄腻，脉滑数，辨证属阳明热结。治以通腑泻下，用小承气汤。因患者大便不通，同时伴有呕吐甚，药轻恐不能取效，故大黄、枳实、厚朴用量均大，加法半夏、竹茹止呕。

处方：生大黄40g，枳实20g，厚朴20g，法半夏20g，竹茹30g。2剂，水煎服，嘱其少量频服，每小时服药1次。

服药2剂后，大便即通，但量不多，仍呕吐，腹胀痛，舌红，苔薄黄腻，脉数。辨证属少阳阳明合病，改大柴胡汤加味。服药2剂后，症状消除。

（国医大师熊继柏医案选自《中华中医药杂志》）

2. 思考讨论

（1）本案首诊治疗用小承气汤，大黄、枳实、厚朴用量均大，可否换用大承气汤治疗？

（2）东汉张仲景在《伤寒论·辨阳明病脉证并治》中提出："阳明少阳合病，必下利。"本案并无下痢症状，如何理解？

（二）方和谦医案

1. 医案

患者某，男，56岁。初诊：2002年6月14日。

主诉：大便秘结半年余。

病史：患者既往有慢性萎缩性胃炎病史，长期食欲不振，近半年来因家庭纠纷，反复情志不遂，出现便前胁痛腹胀，大便秘结呈球状，2～3日一行，情志不畅则加重，曾服用麻仁润肠丸、通便灵等药物，当时有效，停药复发，故求治于方和谦教授。诊见患者精神倦怠，面黄少华，形体消瘦，唇干色淡，舌质淡嫩，薄白苔，脉弦滑。

中医诊断：便秘。辨证：肝失疏泄，脾失健运。

治疗：疏肝健脾，方用和肝汤化裁。

处方：党参12g，当归10g，白芍10g，北柴胡10g，苏梗10g，香附10g，茯苓10g，白术10g，薄荷3g，生姜3片，炙甘草6g，大枣4个，陈皮6g，炒谷芽15g，焦神曲10g。8剂，水煎服，每日1剂。

二诊（2周后）：诉服用上方8剂后，大便已每日1次，成条形，顺畅，食欲亦增，胁痛、腹胀减轻未彻，方和谦教授认为病情已趋于稳定，继投前方加法半夏6g、乌药10g以增加舒畅气机之力，续服8剂，水煎服，每日1剂。嘱患者平时注意舒畅情志，愉悦心情。

（国医大师方和谦医案选自《中华中医药杂志》）

2. 思考讨论

（1）试分析本案形成便秘的原因是什么？属于哪种类型的便秘？

（2）本案便秘为何没有用大黄、芒硝、郁李仁之类泻下或润肠药也达到药后通便的治疗目的？

（三）蒲辅周医案

1. 医案

刘某，男，72岁。初诊：1963年11月29日。

5年以来，大便干结，多为球状，常服养阴润肠药，现大便仍干结，小腹不适，睡眠不实，易惊醒。舌正无苔，脉右沉细涩，左沉弦细微数。由肠液不足，转输力弱，非火结之证，治宜滋肝脾，益肾气，润肠。

处方：肉苁蓉12g，女贞子9g，旱莲草6g，柏子仁9g，火麻仁12g，决明子（炒香）6g，黑芝麻9g。由慢火煎1小时，取200mL，加入白蜜1匙。和匀，分2次温服，连服5剂。

二诊（12月6日）：药后大便已不干，但次数较多，自觉通畅舒适，无其他不适感，食纳佳。脉右转沉滑，左沉细，舌如前。原方续服，2日1剂，再服5剂。同时，原方加茯苓9g，法半夏6g，陈皮4.5g。以十倍量浓煎3次，再浓缩，酌量加蜜，收为清膏，每早晚各服9g，开水冲服。

三诊（12月27日）：自觉服膏子药不如汤药力大，大便同前。脉正常，舌淡无苔。续服膏子药，可加大剂量。在原基础上，再加1匙药膏和1匙蜜，续服。

四诊（1964年2月15日）：病情续减。脉舌无大变化。前方去决明子，煎服法同前，连服5剂，逐渐恢复。

（现代中医名家蒲辅周医案选自《蒲辅周医疗经验》）

2. 思考讨论

（1）蒲辅周认为本案“非火结之证”，试述其辨证依据。

（2）本案如何从补肾治疗？

（四）邓铁涛医案

1. 医案

黄某，男，71岁，住院号118612。初诊：1999年10月8日。

患者4月前不明原因开始大便干结，有时长达1周不能自解，曾在某医院灌肠，治疗效果不佳，前来我院要求中医治疗，经用滋阴降火攻下之品（药有大黄、玄参、生地黄），服后效果仍不理想，邀邓教授会诊。诊见：面色无华，准头色黄，纳差，便秘，小便正常，唇淡，舌嫩、色暗红，苔黄浊厚，脉右虚大，左沉虚。诊为便秘，证属脾气虚，肠道闭阻。治以益气健脾，润肠通便。

处方：黄芪 60g，五爪龙、白术各 50g，党参、秦艽各 30g，柴胡、升麻、火麻仁、苦杏仁各 10g，枳实 12g，肉苁蓉、瓜蒌子各 15g。3 剂，每天 1 剂，早晚分服。

同时嘱患者可轻按肾俞穴以下至尾闾，顺 20 次，逆 20 次，悬灸此部位亦可。

二诊：患者服上方 1 剂后即自行排便，胃纳好转，舌嫩、色暗红，苔薄白。自此，每天早晨都有排便，患者要求出院，嘱继服前方。

（国医大师邓铁涛医案选自《新中医》）

2. 思考讨论

（1）本案为何用滋阴降火攻下之品（如大黄、玄参、生地黄）等治疗未效？

（2）本案为何用大剂量黄芪、白术治疗？试分析组方用药及剂量特点。

（五）路志正医案

1. 医案

方某，女，15 岁，学生。初诊：2006 年 1 月 25 日。

3 年来大便干燥，未予治疗，近来大便干燥加重，数日一行，服用麻仁润肠胶囊不效，面部可见雀斑，双腿有硬币大小皮疹，瘙痒。平素喜食生冷，近来纳食不香，睡眠正常，小便黄，月经周期正常，量稍多，白带量多，舌淡，苔白稍黄，脉沉弦。证属湿浊中阻，治以健脾和中，芳香化浊法。

处方：藿梗（后下）10g，荷梗（后下）10g，炒苍术 12g，生白术 20g，厚朴花 12g，薏苡仁 20g，桃仁 10g，炒杏仁 10g，茯苓 20g，车前子（包煎）12g，椿根皮 15g，鸡冠花 12g，皂角子 8g，晚蚕沙（包煎）12g，甘草 8g。

药后便秘改善，每日一行，大便干硬减轻，双下肢皮疹消失，白带稍减。乃药后脾胃和，气结之症渐除，但仍湿浊尚盛，继以疏肝健脾、祛湿固带为治，以上方少事增减，续进 14 剂而收功。

（国医大师路志正医案选自《世界中西医结合杂志》）

2. 思考讨论

（1）本案辨证为湿浊中阻的依据是什么？

（2）试分析本案处方配伍意义。

四、临床拓展

1. 便秘涉及多个脏腑

便秘既是一个独立的病症，也是在多种急慢性疾病过程中经常出现的症状。本病病位在大肠，并与脾胃肺肝肾密切相关。从脏腑关系上来看，脾虚传送无力，糟粕内停，致大肠传导功能失常；胃热炽盛，下传大肠，燔灼津液，大肠热盛，燥屎内结；表里相关，肺之燥热下移大肠，则大肠传导功能失常；肝主疏泄，若肝气郁滞，则气滞不行，腑气不能畅通；肾主五液而司二便，若肾阴不足，则肠道失润，若肾阳不足，则大肠失于温煦而传送无力，均可导致便秘。

2. 便秘常见虚实兼夹或转化

便秘病变有虚实之分，实者为热结、气滞、寒凝、食积等，邪滞肠腑，壅塞不通，传导失司；虚者因阳气不足，肠失温润，推动无力；阴血亏虚，肠腑枯燥，导致大肠传导功能失常。病机之间常相兼为病，或互相转化，如肠胃积热与气机郁滞可以并见；阴寒积滞与阳气虚衰可以相兼；气机郁滞日久化热，可导致热结；热结日久，耗伤阴津，又可转化成阴虚。

3. 六腑以通为用，灵活运用下法

大便干结，解便困难，可用下法，但应在辨证论治基础上根据虚实，根据热、冷、气秘之不同，分别施治，以润下为基础。个别证型虽可暂用攻下之药，也以缓下为宜，以大便软为度，不得一见便秘，便用大黄、芒硝、巴豆、牵牛之属。尤其是老年患者，更需要注意用药的法度。

4. 养成良好饮食生活习惯尤为关键

便秘可以通过生活方式干预改善，在临床工作中帮助患者养成良好的排便习惯，是减少便秘发生的重要的干预措施。患者应注意：①调整饮食习惯，合理膳食，在饮食中增加纤维量，适当摄取粗粮，新鲜水果和蔬菜，多饮水；②适量的全身运动以增加肠蠕动，如散步、做体操、打太极拳等；③调整心理，稳定患者情绪，消除其紧张因素；④排便时取合适的体位和姿势有利于发挥重力作用，以增加腹内压力；⑤对于发生便秘者，可用针刺疗法，腹部做环行按摩，也可采用简易通便、灌肠或服泻药等方法；⑥及时治疗引起便秘的原发疾病及并发症。

【复习思考题】

1. 便秘当如何运用通下法？
2. 在便秘治疗中如何运用“肺与大肠相表里”的理论？

（刘征堂　孙丽霞）

第四章　肝胆系病证

第一节　胁　痛

一、知识要点

（一）概念

胁痛是指以一侧或两侧胁肋部疼痛为主要表现的病证。

（二）病因病机

胁痛病因包括情志不遂、跌仆损伤、饮食所伤、外感湿热、劳欲久病。基本病机为肝络失和，可归纳为“不通则痛”和“不荣则痛”两类。病理性质有虚实之分，因肝郁气滞、瘀血停着、湿热蕴结所致者多属实证，属“不通则痛”；阴血不足、肝络失养所导致者多属虚证，属“不荣则痛”。一般胁痛以实证为多。病理因素主要有气滞、血瘀、湿热。病变脏腑主要在于肝胆，与脾、胃、肾有关。胁痛病因病机示意图如下所示（图4–1）。

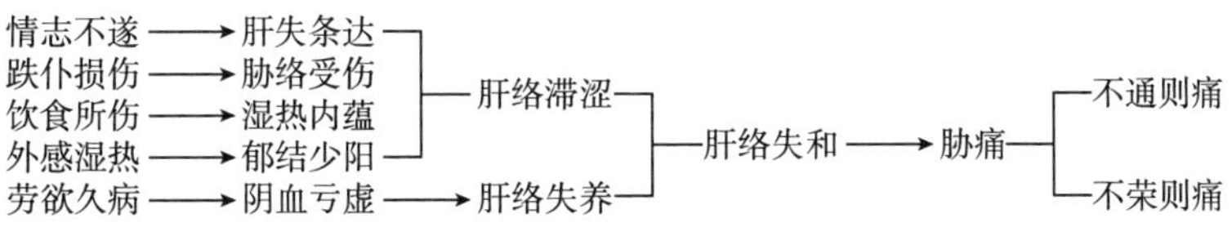

图 4–1　胁痛病因病机示意图

（三）辨证要点

胁痛辨证主要是辨清在气在血，属虚属实。气滞以胁肋胀痛为主，且游走不定，痛无定处，时轻时重，症状的轻重每与情绪变化有关；血瘀以刺痛为主，痛处固定不移，疼痛持续不已，局部拒按，入夜尤甚。实证之中以气滞、血瘀、湿热为主，与虚证比较，其病程相对较短，来势急，症见疼痛较重而拒按，脉多有力；虚证多属阴血不足，脉络失养，症见其痛隐隐，绵绵不休，病程长，来势缓，并伴见全身阴血亏耗之证。本病病程中可与黄疸、鼓胀等循序或重叠出现，要注意与悬饮相鉴别。胁痛诊断辨证思路示意图如下所示（图4–2）。

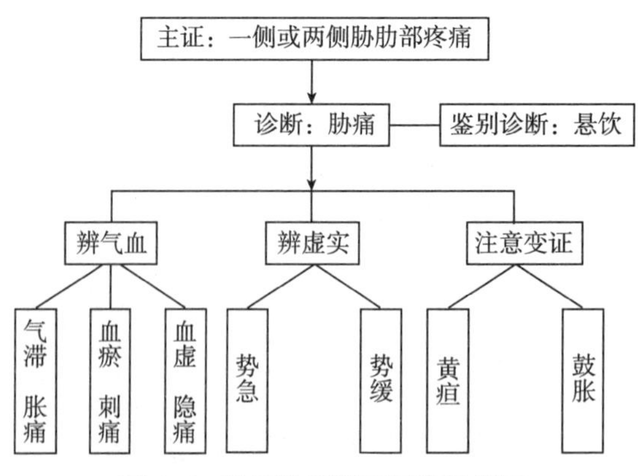

图 4-2　胁痛诊断辨证思路示意图

（四）治疗

胁痛之治疗当根据“通则不痛”的理论，以疏肝和络止痛为基本治则。实证宜用理气、活血、清利湿热之法；虚证宜补中寓通，采用滋阴、养血、柔肝之法。胁痛常见证治简表如下所示（表 4-1）。

表 4-1　胁痛常见证治简表

证名	症状	证机概要	治法	代表方	常用药
肝郁气滞证	胁肋胀痛，走窜不定，甚则引及胸背肩臂，纳少口苦；舌苔薄白，脉弦	肝气失于条达，阻于胁络	疏肝理气	柴胡疏肝散	柴胡、枳壳、香附、白芍、甘草、川芎、郁金
肝胆湿热证	胁肋胀痛或灼热疼痛，口苦口黏，胸闷纳呆，恶心呕吐，小便黄赤，大便不爽；舌红，苔黄腻，脉弦滑数	湿热蕴结肝胆，肝胆失于疏泄	清热利湿	龙胆泻肝汤	龙胆、栀子、黄芩、枳壳、延胡索、当归、生地黄、泽泻、车前子
瘀血阻络证	胁肋刺痛，痛有定处，痛处拒按，入夜痛甚，胁肋下或见有癥块；舌质紫暗，脉沉涩	肝郁日久，气滞血瘀，或跌仆损伤，致瘀血停着	祛瘀通络	血府逐瘀汤	当归、川芎、桃仁、红花、柴胡、枳壳、香附、郁金、五灵脂、延胡索、三七
肝络失养证	胁肋隐痛，悠悠不休，遇劳加重，口干咽燥，心中烦热，头晕目眩；舌红少苔，脉细弦而数	肝郁日久化热，或久病精血亏损，耗伤肝阴	养阴柔肝	一贯煎	生地黄、枸杞子、黄精、沙参、麦冬、当归、白芍、炙甘草、延胡索

二、医案分析

（一）陈玉峰医案

1. 医案

陈某，男，48 岁，干部。

患者于 1978 年开始自觉右胁部胀痛，连及右肩背，头晕脘闷腹胀，纳少乏力，不能坚持工作，1979 年 1 月在某医院住院治疗，诊断为早期肝硬化、脾功能亢进症、门静脉高压症，建议做脾切除术，因本人不同意而出院。同年 2 月请陈氏诊治。自诉周身乏力，右胁部胀痛，脘闷腹胀，纳呆。查体：面色晦暗，形体消瘦，有肝掌及蜘蛛痣，舌质隐青，脉沉弦。超声波检查：肝较密微波，上界第 5 肋间，剑突下 3cm，脾肋下 2.5cm，体积 4.0cm×11.5cm×14cm。钡餐透视：食管中下段静脉曲张。血常规：白细胞计数 3.4×10^9/L。辨证为气滞血瘀型，治宜疏肝理气，活血化瘀。

处方：当归 15g，青皮 10g，川芎 10g，柴胡 5g，枳壳 10g，香附 10gg，木香 5g，郁金 10g，鳖甲 20g，生牡蛎 20g，桃仁 10g，麦芽 15g。

经加减服药 20 余剂后，各种自觉症状消失，遂将前方减青皮、木香、郁金、桃仁，加党参、厚朴、焦楂、神曲，配蜜丸服用。半年后在某医院复查：食道静脉曲张减轻，脾肿大较前减少，肝功正常，白细胞计数 6.4×10^9/L。至今状态良好，坚持正常工作。

（现代中医名家陈玉峰医案选自《当代名医临证精华》）

2. 思考讨论

（1）试分析本案的病机。

编者按：本案为中年患者，病程较长，病势缠绵。清代叶天士《临证指南医案·胁痛》曰："久病在络，气血皆窒。"患者胁痛以胀痛为主，见有脘闷腹胀，为肝气郁结，气机阻滞，肝脾不调，肝络不和，不通则痛。患者面色晦暗，有肝掌及蜘蛛痣，舌质隐青，为瘀血征象。主要病机特点为气滞血瘀。病性以实为主，但需要注意长期病程，易于正气暗耗。病位在肝，涉及脾胃。

（2）本案为何重用鳖甲、生牡蛎？二诊为何去行气解郁之青皮、木香、郁金和活血祛瘀之桃仁，加健脾益气之品？

编者按：鳖甲、牡蛎为咸寒之品，能软坚散结，消痞化积，可消除肝脾肿大。本案胁肋胀痛为主症，但同时有积聚特点，治疗上还需参考积聚的三期治则，治疗过程中应重视邪正虚实的关系。本案在二诊中，右胁胀痛、脘闷纳呆等缓解，故调整用药，加强健脾益气和胃之品，重在扶助正气，固护后天之本，避免攻伐太过。

（3）试述活血化瘀法在本案例治疗中的运用。

陈氏治疗本证时重视疏肝理气和活血化瘀相结合，这样可使肝气疏而脾胃得健，瘀血去而新血得生。方中尤重视川芎及鳖甲的运用。陈氏认为川芎入肝胆经，乃血中之气药，对活血祛瘀生新有良效。而鳖甲入肝脾二经，可软坚散结，消痞化积，可消除肝脾肿大，其生用效果更佳。

（二）周仲瑛医案

1. 医案

许某，男，48 岁。初诊：2001 年 5 月 7 日。

有乙型肝炎病史 5 年，肝功能轻度异常，选用中西药物，病情难以控制，近来复查 B 超提示慢性肝损害；HBsAg（+）、HBeAg（+）、HBeAb（+）；Pre-S2（+）；肝功能检查示：ALT 98U/L，AST 75U/L。刻诊：肝区、胁背部隐痛不适，尿黄，两目干涩，舌苔薄黄腻，舌质暗红，脉细涩。证属肝肾阴伤，湿热瘀滞，肝失疏泄。治拟滋养肝肾、清化湿热瘀毒为法。

处方：北沙参 12g，麦冬 10g，生地黄 12g，枸杞子 10g，当归 10g，牡丹皮 10g，丹参 10g，川楝子 10g，炒延胡索 10g，姜黄 10g，醋柴胡 5g，制香附 10g，蒺藜 10g，炒黄芩 10g，苦参 10g，夏枯草 10g，九香虫 5g，桑寄生 15g。

上方化裁，日服 1 剂，连续服半年余，2002 年 1 月 21 日复诊，除两目仍有干涩外，症状基本消失，复查肝功能正常，HBsAg、HBeAg 转阴，仅 HBcAb（+）。仍从清化调养法治疗，以巩固疗效。

（国医大师周仲瑛医案选自《周仲瑛医案赏析》）

2. 思考讨论

（1）试分析本案治法及用药特点。

编者按：本案中患者即为湿热瘀毒之邪留恋，瘀热日久，耗伤肝肾之阴，治当清化湿热瘀毒以祛邪，滋养肝肾之阴以扶正。周老仿一贯煎、柴胡疏肝散、金铃子散等方义而组方，药用北沙参、麦冬、生地黄、枸杞子、桑寄生滋养肝肾；醋柴胡、姜黄、炒延胡索、制香附、蒺藜、川楝子疏肝解郁，条达肝气；黄芩、苦参、夏枯草、牡丹皮、丹参清热化湿，解毒消瘀。诸药相合，标本兼治，病势得控。

（2）从辨证治疗与辨病治疗，谈谈本案中使用苦参的意义。

编者按：本案中医辨证属肝肾阴伤，湿热瘀滞，肝失疏泄，苦参味苦性寒，具有清热燥湿的作用，切合本案湿热互结的病理特点；从辨病角度分析，本案胁痛为 HBV 感染所致，现代药理学研究发现苦参具有抗 HBV 作用。因此，苦参在本案中的应用，以辨证为基础，以辨病为补充，体现了辨证治疗与辨病治疗相结合的处方思路。

3. 拓展

周仲瑛教授治疗疫毒感染相关胁痛学术思想。周老认为，疫毒内侵，与湿、热等邪气搏结，困遏脾胃，湿热蕴遏交蒸，土壅木郁，横犯肝胆，肝之疏泄失司，气机不畅，肝络失和，发为胁痛。清化调养是治疗大法。清化者，清解疏化也，调养者，调养肝脾也。祛邪的治法应当贯穿于疫毒感染相关胁痛的治疗始终，临床上，尚须辨清湿、热、瘀、毒、虚的轻重，灵活组方用药。适当兼顾正虚，避免攻伐伤正。

三、医案讨论

（一）董建华医案

1. 医案

金某，男，62 岁。患肝病 20 年余，右胁痛反复发作，曾诊断为慢性肝炎、肝硬化。近年来，右胁痛加剧，甚及左胁亦痛，头晕心悸，乏力纳呆，腹胀便溏，舌紫暗，苔灰黄燥裂，脉沉细数。左胁下积块如拳（超声波显示脾肿大小 2 ～ 6cm），血红蛋白 82g/L。

西医诊断为肝硬化、脾功能亢进症。中医辨证为气结血瘀，脾虚湿阻，兼有郁热。治以化瘀行气，健脾利湿，清解郁热，用通经逐瘀汤加减：穿山甲（代）、鳖甲、干蟾皮、桃仁、红花、柴胡、赤芍、皂角刺、清半夏、太子参、连翘各 10g。服 7 剂后，自觉胁痛减轻，力强纳增，照原方服用 20 余剂，胁痛止，精神大增。守方适当加减，调理 2 个月余，诸症趋平，苔薄黄而润，脉沉细。半年后患者脾功能亢进已基本痊愈。迄今稍觉胁部不适，自行按原方服用 2 ～ 3 剂，即可获效。

（中国工程院院士董建华医案选自《古今名医内科医案赏析》）

2. 思考讨论

（1）试分析本案的辨证依据。

（2）通经逐瘀汤为王清任治疗“瘀血凝滞于血管”所致痘疮的方剂，董老为何用治本案？

3. 拓展

董建华从瘀阻肝络治疗胁痛经验。

（二）蒋文照医案

1. 医案

倪某，女，32 岁。初诊：1992 年 3 月 17 日。

气滞瘀阻，经脉不和，胁部隐痛，右侧尤剧，腰腿酸痛，神倦乏力，夜寐欠安，苔薄白，脉弦细。处方：柴胡 9g，生白芍 15g，炒当归 9g，郁金 9g，广木香 6g，炒香附 9g，川楝子 9g，炙黄芪 15g，狗脊 12g，川续断 12g，桑寄生 12g，炒杜仲 12g，炒枣仁 10g，夜交藤 30g，五味子 6g，白茯苓 15g。7 剂。

二诊、三诊、四诊（略）。

五诊（4 月 21 日）：经守法服疏理调摄之剂，症情逐次减轻，刻下诸恙皆平。苔薄脉细。处方：炙黄芪 15g，潞党参 15g，炒当归 9g，生白芍 15g，白茯苓 15g，炙鸡内金 9g，炒香附 9g，郁金 9g，制川厚朴 5g，炒杜仲 12g，狗脊 12g，桑寄生 12g，炒川续断 12g，川牛膝 10g，炒枣仁 10g，夜交藤 30g。15 剂。

（现代中医名家蒋文照医案选自《古今名医内科医案赏析》）

2. 思考讨论

（1）本案为何用当归、白芍？

（2）川楝子可导致药物性肝损伤，请简述在胁痛中应用的注意事项。

3. 拓展

蒋文照从肝肾不足论治胁痛经验。

（三）丁甘仁医案

1. 医案

沈左。胁乃肝之分野，肝气夹痰瘀入络，气机不得流通，胁痛偏左，呼吸尤甚。肺司百脉之气，宜宣肺气以疏肝，化痰瘀而通络。广郁金 4.5g，当归须 6g，延胡索 3g，广木香2g，旋复花（包煎）4.5g，真新绛2g，橘红、橘络各3g，丝瓜络6g，炒竹茹4.5g，青葱管4.5g，鲜枇杷叶（去毛、包煎）4张。

（现代中医名家丁甘仁医案选自《丁甘仁医案》）

2. 思考讨论

（1）为什么宣肺气可以疏肝？

（2）试分析本案的药物组方，如何体现“化痰瘀而通络”作用？

3. 拓展

“肝肺同治”“肝脾同治”在治疗胁痛时的临床意义。

（四）焦树德医案

1. 医案

某某，男，60岁，病案号651169。某国驻华大使。初诊1985年10月10日。

主诉：右胁下隐痛15年。

病史：15年来经常右胁下隐痛不适，失眠有噩梦，无恶心呕吐，饮食及二便正常。4年前曾在我国B超检查诊为肝内结石，40年前曾患黄疸型肝炎已治愈。

查体：皮肤黏膜及白睛未见黄染，舌苔白，根部微黄，舌质正常。腹部平软，未扪及积块，右脉沉弦滑有力，左脉沉滑。

B超提示：肝左叶4.8cm×6.5cm，右叶厚12.3cm，肝右叶内可见一个0.5cm的强光团，后部有声影。胆囊前后径2.7cm，胆管0.6cm，B超诊断肝内小结石，余未见明显异常。

辨证：肝经湿热蕴结，久滞不散而成石。

治法：疏肝散结，清利湿热，佐以化石。

燮枢汤加减：柴胡10g，黄芩10g，炒川楝子12g，茯苓30g，猪苓20g，泽泻20g，土茯苓30g，鸡内金12g，海金砂（包煎）15g，金钱草30g，片姜黄10g，皂刺6g，珍珠母（先下）30g。7剂，水煎服。服药20剂后，症状基本消失。

二诊（1986年6月5日）：舌苔薄白，脉象和缓。B超复查：肝内回声均匀，未见明显强回声。肝内结石已消失。为巩固疗效，以下方善后调理：柴胡12g，黄芩10g，炒川楝子12g，茯苓30g，土茯苓30g，泽泻20g，炒鸡内金12g，焦四仙各10g，红花10g，大叶金钱草30g，厚朴9g，远志10g，半夏10g，藿香10g，枳实10g。14剂，水煎服。

（现代中医名家焦树德医案选自《吉林中医药》）

2. 思考讨论

（1）请分析焦树德燮枢汤组方特点。

（2）请简述皂角刺在本方中的作用。

3. 拓展

结合本案，谈谈少阳为枢在胁痛治疗中的应用。

四、临床拓展

1. 胁痛用药刚柔相济

肝为刚脏，将军之官，同时肝为藏血之脏，体阴而用阳。胁痛以肝气郁滞，肝失条达为先，疏肝解郁、理气止痛是治疗胁痛的常用之法。疏肝理气药大多辛温香燥，若久用或配伍不当，易于耗伤肝阴，甚至助热化火。临证注意柔肝养肝，避免过用疏泄攻伐。选药尽量轻灵平和，如玫瑰花、苏梗、佛手片、绿萼梅之类；同时适当配伍柔肝养阴药物，如柴胡与白芍并用。

2. 结合辨病选方用药

胁痛可见于多种肝胆疾病，治疗时在辨证的基础上，适当配伍针对疾病特点的药物，如病毒性肝炎肝郁气滞证，可选用柴胡疏肝散、四逆散，酌情配伍叶下珠、半枝莲、蚩休等清热解毒之品；胆道结石多为湿热阻滞煎熬而成，治疗当清利肝胆，排石，可选大柴胡汤，通腑泻下常用大黄、芒硝，化石排石可选用金钱草、海金沙、鸡内金、郁金、茵陈等。

3. 胁痛病程日久，注意变证

胁痛病程迁延，可进展为黄疸、鼓胀、积聚等疾病，如出现目睛黄染、腹胀如鼓、腹部结块等，临证需密切观察。如出现意识障碍、神志不清等精神及神经表现，又当中西医结合积极救治。

【复习思考题】

1. 胁痛的主要病机是什么？它是如何形成的？
2. 胁痛如何辨虚实，临证如何处理虚与实的关系?

（方南元）

第二节　黄　疸

一、知识要点

（一）概念

黄疸是以目黄、身黄、小便黄为主要症状的病证，其中目睛黄染尤为本病重要特征。古籍中有“谷疸”“酒疸”“女劳疸”“黑疸”“胆黄”“瘟黄”等名称。元代罗天益在《卫生宝鉴·阴黄治验》中提出“阳黄”“阴黄”的分类方法。

（二）病因病机

黄疸病因有外感湿热疫毒和内伤饮食劳倦、它病续发。病理因素有湿邪、热邪、寒邪、疫毒、气滞、瘀血六种，但以湿邪为主。湿邪困遏脾胃，壅塞肝胆，疏泄不利，胆汁泛溢，是黄疸形成的主要病机。病位主要在脾胃肝胆，亦可充斥三焦，内朦心窍。病理性质有阴阳之分，湿从热化，湿热交蒸，发为阳黄；湿从寒化，寒湿阻滞，发为阴黄。黄疸病因病机示意图如下所示（图 4–3）。

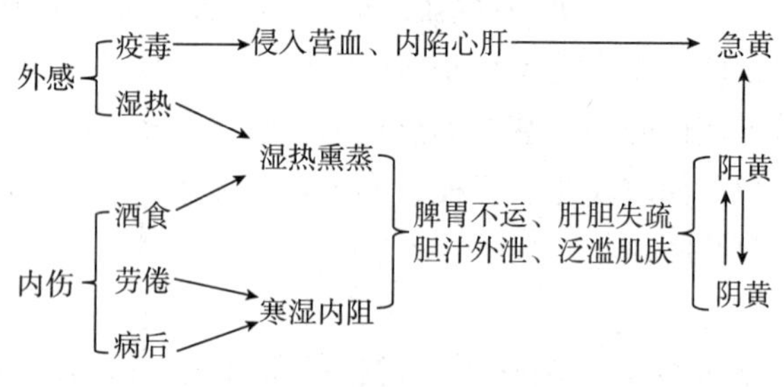

图 4–3　黄疸病因病机示意图

（三）辨证要点

黄疸的辨证应以阴阳为纲，根据黄疸的色泽，结合症状、病史予以辨别。阳黄以湿热疫毒为主，有热重于湿、湿重于热、胆腑郁热与疫毒炽盛的不同，急黄为阳黄之重症，病情急骤，兼见神昏、发斑、出血等危象；阴黄以脾虚寒湿为主，日久可兼夹血瘀。本病要注意与萎黄相鉴别。黄疸诊断辨证思路示意图如下所示（图 4–4）。

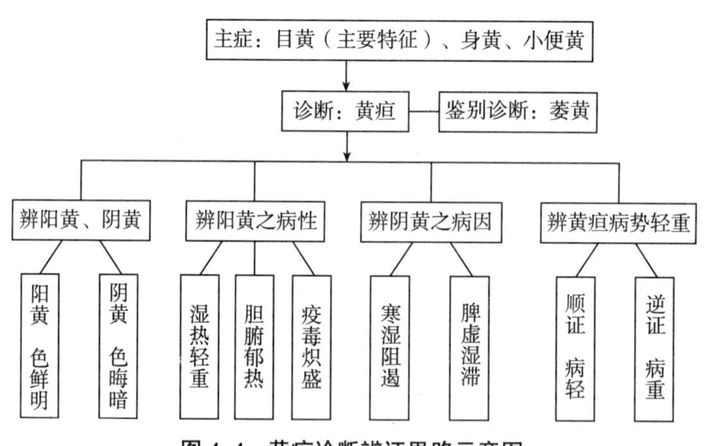

图 4–4　黄疸诊断辨证思路示意图

（四）治疗

黄疸治疗大法为化湿邪、利小便。阳黄当清热化湿，必要时还应通利腑气；疫毒炽盛证，治疗当以清热解毒、凉营开窍为主；阴黄应以温化寒湿。黄疸消退后仍应调治，以免湿邪不清，肝脾未复，导致黄疸复发，甚或转成癥积、鼓胀。黄疸常见证治简表如下所示（表 4–2）。

表 4–2　黄疸常见证治简表

分类	证名	症状	证机概要	治法	代表方	常用药
阳黄	热重于湿证	身目俱黄，黄色鲜明，发热口渴，或见心中懊憹，腹部胀闷，口干而苦，恶心呕吐，小便短少黄赤，大便秘结；舌苔黄腻，脉象弦数	湿热熏蒸，困遏脾胃，壅滞肝胆，胆汁泛滥	清热通腑，利湿退黄	茵陈蒿汤	茵陈、山栀、大黄、黄柏、连翘、垂盆草、蒲公英、茯苓、滑石、车前草
	湿重于热证	身目俱黄，黄色不及前者鲜明，头重身困，胸脘痞闷，食欲减退，恶心呕吐，腹胀或大便溏垢；舌苔厚腻微黄，脉濡数或濡缓	湿遏热伏，困阻中焦，胆汁不循常道	利湿化浊运脾，佐以清热	茵陈五苓散合甘露消毒丹	藿香、白豆寇仁、陈皮、茵陈蒿、车前子、茯苓、薏苡仁、黄芩、连翘
	胆腑郁热证	身目发黄，黄色鲜明，上腹右胁胀闷疼痛，牵引肩背，身热不退，或寒热往来，口苦咽干，呕吐呃逆，尿黄赤，大便秘；舌红，苔黄，脉弦滑数	湿热郁滞，脾胃不和，肝胆失疏	疏肝泻热，利胆退黄	大柴胡汤	柴胡、黄芩、半夏、大黄、枳实、郁金、佛手、茵陈、山栀、白芍、甘草
	疫毒炽盛证（急黄）	发病急骤，黄疸迅速加深，其色如金，皮肤瘙痒，高热口渴，胁痛腹满，神昏谵语，烦躁抽搐，或衄血便血，肌肤瘀斑；舌质红绛，苔黄而燥，脉弦滑或数	湿热炽盛，深入营血，内陷心肝	清热解毒，凉血开窍	千金犀角散	水牛角、黄连、栀子、大黄、板蓝根、生地黄、玄参、牡丹皮、茵陈、土茯苓
阴黄	寒湿阻遏证	身目俱黄，黄晦暗如烟熏，脘腹痞胀，纳谷减少，大便不实，神疲畏寒，口淡不渴；舌淡，苔腻，脉濡缓或沉迟	中阳不振，寒湿滞留，肝胆失于疏泄	温中化湿，健脾和胃	茵陈术附汤	附子、白术、干姜、茵陈、茯苓、泽泻、猪苓
	脾虚湿滞证	面目肌肤淡黄，甚则晦暗不泽，肢软乏力，心悸气短，大便溏薄；舌质淡，苔薄白，脉濡	黄疸日久，脾虚血亏，湿滞残留	健脾养血，利湿退黄	黄芪建中汤	黄芪、桂枝、生姜、白术、当归、白芍、茵陈、茯苓、甘草、大枣
消退后	湿热留恋证	黄疸消退后，脘痞腹胀，胁肋隐痛，饮食减少，口中干苦，小便黄赤；苔腻，脉濡数	湿热留恋，余邪未清	清热利湿	茵陈四苓散	茵陈、黄芩、黄柏、茯苓、泽泻、车前草、苍术、苏梗、陈皮
	肝脾不调证	黄疸消退后，脘腹痞闷，肢倦乏力，胁肋隐痛不适，饮食欠香，大便不调；舌苔薄白，脉来细弦	肝脾不调，疏运失职	调和肝脾，理气助运	柴胡疏肝散或归芍六君子汤	当归、白芍、柴胡、枳壳、香附、郁金、党参、白术、茯苓、山药、陈皮、山楂、麦芽
	气滞血瘀证	黄疸消退后，胁下结块，隐痛、刺痛不适，胸胁胀闷，面颈部见有赤丝红纹；舌有紫斑或紫点，脉涩	气滞血瘀，积块留着	疏肝理气，活血化瘀	逍遥散合鳖甲煎丸	柴胡、枳壳、香附、当归、赤芍、丹参、桃仁、莪术，并服鳖甲煎丸以软坚消积

二、医案分析

（一）李今庸医案

1. 医案

某男，18 岁，住湖北省新州县农村，农民。初诊：1975 年 6 月某日。

发病 3 天，两白眼珠及全身皮肤皆发黄如染，腹满，小便不利，口渴，脉缓。病属黄疸，治宜利湿退黄；拟茵陈五苓散合栀子柏皮汤：茵陈蒿 15g，桂枝 10g，茯苓 12g，炒白术 10g，猪苓 10g，泽泻 10g，栀子 10g，黄柏 10g。上 8 味，以适量水煎药，汤成去渣取汁温服，每日 2 次。

药服 6 剂而黄尽，诸症退。

（国医大师李今庸医案选自《李今庸临床经验辑要》）

2. 思考讨论

（1）本案如何辨证？

编者按：患者年轻男性，发病 3 天，以“两白眼珠及全身皮肤皆发黄如染”为主症，病属“黄疸”（阳黄）。两目及全身皮肤发黄是湿热郁滞；湿困脾运，津液不能上布则口渴；不能下行则小便不利；湿瘀滞于中则腹满；湿遏阳气，血气流行不畅，故脉象见缓。病机为湿邪内蕴中焦，脾胃运化失职，肝胆疏泄受阻，胆汁泛溢肌肤。

（2）本案为何不用茵陈蒿汤，而用茵陈五苓散、栀子柏皮汤治疗？三方组成、主治有何区别？

编者按：茵陈蒿汤（茵陈、栀子、大黄）清热利湿退黄，主治湿热黄疸，热重于湿证。栀子柏皮汤（栀子、黄柏、甘草）清热利湿，主治伤寒身热发黄。茵陈五苓散（茵陈、白术、茯苓、猪苓、泽泻、桂枝）利湿清热，主治湿热黄疸，湿重于热证。

本案属阳黄，湿热并重，阳气困遏，但无阳明腑实之证，故不选含大黄之茵陈蒿汤，而以茵陈五苓散加栀子皮汤。白术、茯苓、猪苓、泽泻健脾利湿；茵陈、黄柏、栀子清泄湿热；桂枝升发湿遏之阳气。

（二）关幼波医案

1. 医案

韩某，男，33 岁。疲乏，食少伴反复黄疸一年余。一年前开始食欲不振，厌恶油腻，疲乏无力，尿黄、目黄，黄疸指数 13 单位，某医院诊断为毛细胆管炎。近一年内每半月至二十天出现一次巩膜黄染及小便深黄，反复不愈。患者舌苔薄白，脉弦细滑。辨证为湿热未清，瘀阻中焦，脾失健运，久则气虚血滞。立法为清热祛湿，芳化活血，佐以益气养血。

处方：茵陈 60g，酒芩 9g，公英 15g，通草 3g，藿香 15g，杏仁 9g，橘红 9g，香附 9g，泽兰 15g，生黄芪 15g，砂仁 6g，焦白术 9g，杭芍 30g，当归 12g，车前子（包煎）12g。

服上方药数十剂后，患者精神体力好转，食欲增加，腹胀已除，小便清，大便调。黄疸指数5单位。服药期间未见黄疸出现。后以原方重用生黄芪调理，病未复发。

（现代中医名家关幼波医案选自《名老中医经验全编》）

2. 思考讨论

（1）试分析本案使用几种祛湿法治疗黄疸？

编者按：本案中焦湿热久稽不清，表现为反复黄疸，食欲不振，厌恶油腻。关教授除重用茵陈清热利湿、黄芩苦寒清热燥湿、车前子和通草利小便外，还用芳香化湿的藿香、砂仁，藿香、砂仁配焦白术等健脾开胃，以治生湿之本。

（2）本案瘀阻中焦，气虚血滞，如何用药祛瘀滞？

编者按：古人有“瘀热发黄”“瘀血发黄”等阐述。清代张璐《张氏医通·黄疸》云：“诸黄虽多湿热，经脉久病，不无瘀血阻滞也。”本案血滞，由气郁、湿邪久困所致，故用香附解郁以活血，泽兰利水以活血，当归养血以活血，乃祛瘀而不伤正。因湿热生痰，痰阻血络，杏仁、橘红、郁金可祛痰湿，痰不阻络，瘀热易清，黄可速去。活血祛瘀而未必用三棱、莪术之峻剂。

3. 拓展

关幼波治疗黄疸的经验：“治黄必治血，血行黄易却”“治黄需解毒，解毒黄易除”“治黄要治痰，痰化黄易散”。常用的活血药如赤芍、丹参、红花、益母草、藕节等外，必用泽兰。常用解毒药有土茯苓、败酱草、金银花、公英、草河车、板蓝根、野菊花。常用杏仁、橘红、郁金祛痰湿，痰不阻络，瘀热易清，黄可速去。

三、医案讨论

（一）刘惠民医案

1. 医案

刘某，男，4岁。初诊：1957年3月11日。

主诉：七八天前，发现患儿性情烦躁，睡眠不沉，易惊悸，发热，不愿进食，厌油腻，闻油味即恶心呕吐，尿色深黄似茶。赴医院检查，肝大肋下一指，有压痛。化验肝功，麝香草酚浊度试验10U，黄疸指数30μmol/L，诊断为急性黄疸型肝炎，住院，采用保肝治疗，1957年3月11日邀刘老会诊。

诊查：白睛轻微黄染，舌苔黄而略厚，脉细略数。

辨证：肝胆郁热，脾为湿困。

治法：清热利湿，疏肝健脾。

处方：柴胡3g，茵陈9g，赤小豆6g，龙胆1.5g，苦参3g，山栀3g，淡豆豉6g，橘络6g，钩藤6g，白术6g，白豆寇3g，茯苓皮3g，神曲6g，灯心草1.5g。

二诊（4月5日）：服上方药十余剂，体温正常，烦躁、惊悸等症消失，恶心、干呕减轻，饮食仍差。近日复查，肝肋下刚触及，黄疸指数10μmol/L，舌苔薄白，脉细，数象已减。热象减轻。原方去山栀、豆豉、钩藤，加山茱萸6g，大枣3枚。

三诊（4 月 17 日）：又服药十余剂，饮食睡眠均恢复正常。检查：白睛黄疸已退清，肝肋下未触及，肝功能恢复正常。舌苔薄白，脉缓细。原方加党参 6.6g，继服数剂，以巩固疗效。

（现代中医名家刘惠民医案选自《中国现代名中医医案精华》）

2. 思考讨论

（1）本案证属肝胆郁热，脾为湿困，试分析其辨证依据。

（2）“见肝之病，知肝传脾，当先实脾”在本案治疗中是如何体现的？

（二）潘澄濂医案

1. 医案

胡某，男，31 岁。初诊：1962 年 6 月 12 日。

患者因面目遍身黄染，神志狂乱，于 1962 年 6 月 10 日入院。诊断为急性黄疸型传染性肝炎（暴发型），6 月 12 日除西药治疗外，并邀中医会诊。面目遍身发黄，如橘子色，狂躁不宁，喜怒骂无常，齿衄，口渴引饮，且欲呕恶，纳呆，大便已 3 日未解，小溲黄赤，舌苔黄燥，质红绛，脉弦滑而数。湿热炽盛，肝胆郁结，腑气不通，营液耗灼，心神被扰，病起一周，证属急黄。治以清热通腑，凉血解毒。

处方：生大黄、黑山栀各 12g，黄柏、枳壳、郁金各 9g，菖蒲 6g，鲜生地黄 24g，茵陈 30g，鲜白茅根 30g。先煎汤、去滓取汁代水，放入上述各药浓熬，服二剂。

二诊（6 月 14 日）：服前方后，大便解过三次，色焦黄，隐血试验（＋），神志略定，黄疸未见加深，呕恶已止，腹尚平软，小便黄赤，舌苔略润，质仍红绛，脉象弦滑，再守原法加减，于前方减去菖蒲，加血余炭、地榆炭。服 2 剂。

三诊（6 月 16 日）：神志转清，黄疸亦见减轻，但仍懊憹，苔转黄腻，质尚红，脉象弦滑，病情虽越险岭，未登坦途，再以清热养阴，疏肝利胆。方用：生大黄 6g，黑山栀 12g，郁金、黄柏、麦冬、鸡内金各 12g，枳壳 6g，川石斛 12g，茵陈 30g。半枝莲 30g 先煎沸，去滓取汁代水，放入其他药再熬。服 4 剂。

四诊（6 月 20 日）：黄疸减轻，寐仍未安，肝区隐痛，大便正常，小溲仍黄，舌苔薄黄而腻，质红，脉象弦滑，再于原方减去大黄，加酸枣仁 12g，茯苓 12g。再服 4 剂。

五诊（6 月 25 日）：两目发黄明显减轻，寐亦转安，知饥欲食，但仍乏力，苔转薄腻、质红，脉象弦缓，湿热虽轻，气营未复，肝郁未舒，再以疏肝利胆，清化湿热。方用：黄柏 9g，黑山栀 12g，郁金 6g，茜草 15g，茯苓 9g，生地黄 12g，糯稻根 30g，茵陈 18g，夜交藤 12g，制香附 9g。再服 5 剂。

患者于同年 7 月 10 日复查肝功能，黄疸指数 14 单位，谷丙转氨酶 80 单位，自觉症状消失，继以疏肝利胆、益气生津之剂，用当归 9g，生白芍 12g，黑山栀 12g，茜草 15g，郁金 9g，太子参 18g，茵陈 15g，生地黄 12g，麦冬 9g，杞子 12g，鸡内金 9g 等加减，续服 20 剂，复查肝功能正常而出院。

（现代中医名家潘澄濂医案选自《新医药学杂志》）

2. 思考讨论

（1）本案有神志异常，为何没有用重镇安神药亦有效？

（2）试分析本案数诊治疗方法调整的意义。

3. 拓展

吴又可提出“退黄以大黄为专攻”。

（三）原明忠医案

1. 医案

邢某某，男，52 岁。初诊：1965 年 2 月 8 日。

主诉：两旬前吃油腻食物后，突然胸中疼痛阵作（尚可忍受），饮水或进食后加重。近日疼痛加剧，全身发黄瘙痒，白睛发黄，口干苦。大便正常，尿色赤，西医诊断为急性胆囊炎、胆结石、胆汁淤积性黄疸。

诊查：舌质淡红少津，苔全部剥脱呈镜面舌（光莹舌）。右上腹近右胁处按之痛甚、拒按，脉象沉细。肝功能化验：黄疸指数 30 单位，谷丙转氨酶 390 单位，麝香草酚浊度试验 6 单位。

辨证：黄疸（阳黄）。证属肝胆湿热郁阻、胆热腑实证。

治法：清湿热，利胆通腑。以大柴胡汤合茵陈蒿汤加减。

处方：柴胡 12g，黄芩 10g，半夏 12g，白芍 20g，大黄 15g，茵陈 30g，栀子 10g，元胡 12g，香附 10g，良姜 4g，甘草 12g，郁金 10g，元明粉（冲服）12g。

进上方药两剂后水泻四次，胸痛大减。又连服两剂，胸痛消失。原方将元明粉减为 6g，又连服 12 剂，黄疸消退，舌上渐生薄白苔而润。于 2 月 26 日出院后门诊治疗，原方去大黄继服药 35 剂，复查肝功能正常。胆囊造影报告：未见胆结石影像，胆囊浓缩功能正常。

（全国师承指导教师原明忠医案选自《中国现代名中医医案精华》）

2. 思考讨论

（1）如何看待本案首诊出现的镜面舌？为何处方中未见养阴生津之品？

（2）试从六经辨证分析本案选方的意义。

（四）颜正华医案

1. 医案

杨某，女，76 岁，家庭妇女。初诊：1992 年 10 月 5 日。

黄疸 60 天，从起病至今不发热，肝胆区不痛，不呕吐，医院怀疑为胆系感染或肿瘤，服西药治疗多时效不理想，遂来就诊。刻诊精神尚佳，皮肤及巩膜黄染，肝脾不大，肝胆区无压痛。口苦口干，纳少，寐差，大便秘，3 ～ 5 日一行，小便黄。左脚肿，行走不便。舌红苔薄黄，脉弦滑。年轻时体健，1978 年曾查出宫颈癌，并行手术切除。近年常因为儿女担心，而情志不舒。证属肝胆湿热，肝气瘀滞，治以清利湿热，疏肝化瘀，佐以和中安神。

处方：茵陈蒿 30g，炒山栀子 10g，炒黄柏 6g，全瓜蒌 30g，郁金 10g，炒枳壳 6g，丹参 12g，牛膝 12g，生牡蛎 30g（打碎，先下），茯苓 20g，炒谷芽 12g，夜交藤 30g。7 剂，每日 1 剂水煎服。忌食辛辣油腻及鱼腥发物，并嘱其子女多对其开导，以调畅其情志。

二诊：上方仅服 4 剂，即便畅，尿黄减轻，纳增，眠佳，左腿肿消，走路轻快。上方瓜蒌减至 15g，丹参增至 15g，并加白花蛇舌草、半枝莲各 30g，续进 7 剂。

三诊：皮肤及巩膜黄染减轻，尿微黄，纳虽增但饭后脘胀，大便又转干，色黑，2 日一行，并伴头晕。上方去炒枳壳、牛膝，加赤芍、刺蒺藜、菊花各 10g，并增瓜蒌至 20g，黄柏减至 5g。续进 7 剂。

四诊：皮肤及巩膜黄染已不明显，尿微黄，仍头晕，大便每日 1 行，纳差，脘腹有凉感。治以清利湿热，健脾化瘀和中。药用茵陈 15g，白花蛇舌草、半枝莲各 30g，茯苓 20g，泽泻、生白术、陈皮、赤芍各 10g，丹参 24g，炒枳壳 6g，炒谷芽 15g，砂仁 5g（打碎，后下）。续进 7 剂。

半年后（1993 年 5 月 6 日）又来就诊，用上方连进 10 余剂，黄疸消，纳香，眠佳，唯见时而头晕头胀。

（国医大师颜正华医案选自《颜正华临证验案精选》）

2. 思考讨论

（1）试分析本案出现黄疸的病因病机。

（2）试分析首诊和三诊用药不同之处，说明理由。

四、临床拓展

1. 鉴别诊断要抓住主症，仔细询问病史

黄疸临床见目黄、肤黄、小便黄，其中目睛黄染为本病的重要特征；常伴恶寒发热、食欲减退、恶心呕吐、胁痛腹胀、乏力等症状；常有外感湿热疫毒，内伤酒食不节，或有胁痛、癥积等病史，或有肝炎患者接触史，或使用化学制品、药物等。萎黄之病因与饥饱劳倦、食滞虫积或病后失血有关，多见于大失血或重病之后；其病机为脾胃虚弱，气血不足，肌肤失养；主症为肌肤萎黄不泽，目睛及小便不黄；常伴头昏倦怠，心悸少寐，纳少便溏等症状。

2. 辨证首要区分阳黄与阴黄

黄疸的辨证，应以阴阳为纲。一般阳黄为热证、实证，病机关键以湿热蕴结为主，黄色鲜明，发病急，病程短，常伴身热，口干苦，舌苔黄腻，脉象弦数。急黄为阳黄之重症，病情急聚，病机关键为热毒内陷心肝、营血。疸色如金，兼见神昏、发斑、出血等危象。阴黄多为虚证，日久可兼夹血瘀，病机关键是寒湿中阻，脾阳受困。黄色晦暗，病程长、病势缓，常伴纳少，乏力，舌淡，脉沉迟或细缓。

3. 黄疸治疗需要知常达变

黄疸治疗大法，主要为化湿邪，利小便。化湿宜分温、清，湿热当清热化湿，寒湿应健脾温化。利小便通过淡渗利湿以达到退黄的目的。此外，通下法（大黄等）、清热解毒法、芳化利湿法、活血化瘀法、扶正达邪法、肝脾同治法等也是临床常用退黄之法。

4. 把握黄疸的预后转归

一般说来，阳黄病程较短，消退较易；但阳黄湿盛于热者，消退较缓，应防其迁延转为阴黄。急黄为阳黄的重症，湿热疫毒炽盛，病情重笃，常可危及生命，若救治得当，亦可转危为安。阴黄病程缠绵，收效较慢，预后较差；倘若湿浊瘀阻肝胆脉络，黄疸可能数月或经年不退，气滞血瘀，则有发展为癥积、鼓胀的可能，须耐心调治。

【复习思考题】

1. 如何理解《金匮要略》提出的“黄家所得，从湿得之”？
2. 如何区别阳黄、急黄与阴黄？
3. 黄疸会出现哪些变证与兼症？

（薛博瑜）

第三节　鼓　胀

一、知识要点

（一）概念

鼓胀是指以腹部胀大如鼓、皮色苍黄、脉络暴露为特征的一类病证。古籍中又称“单腹胀”“臌”“蜘蛛蛊”等。

（二）病因病机

鼓胀病因包括酒食不节、虫毒感染、情志刺激、他病继发。基本病机为肝、脾、肾三脏受损，气滞、血瘀、水停腹中。病变脏腑起于肝脾，久而及肾。病理性质无外乎本虚标实，初期以邪实为主，后期以虚为主。后期恶化可出现血证、昏迷、厥脱等危重变证。鼓胀病因病机示意图如下所示（图4–5）。

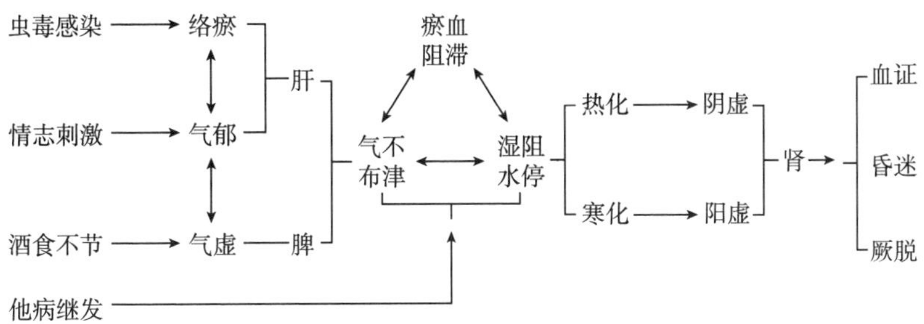

图4–5　鼓胀病因病机示意图

（三）辨证要点

鼓胀为本虚标实之证。首先应结合其分期阶段，辨其虚实标本的主次。初期以标实为主，后期以本虚为主。其标实当进一步辨其气滞、血瘀、水停的侧重，本虚者当进一步辨其阴虚与阳虚的不同。同时标实与本虚者均可进一步区分肝、脾、肾受累之不同。此外，本病还要注意辨识血证、昏迷与厥脱等危重变证。另外，本病需注意与水肿、积聚相鉴别。鼓胀诊断辨证思路示意图如下所示（图 4–6）。

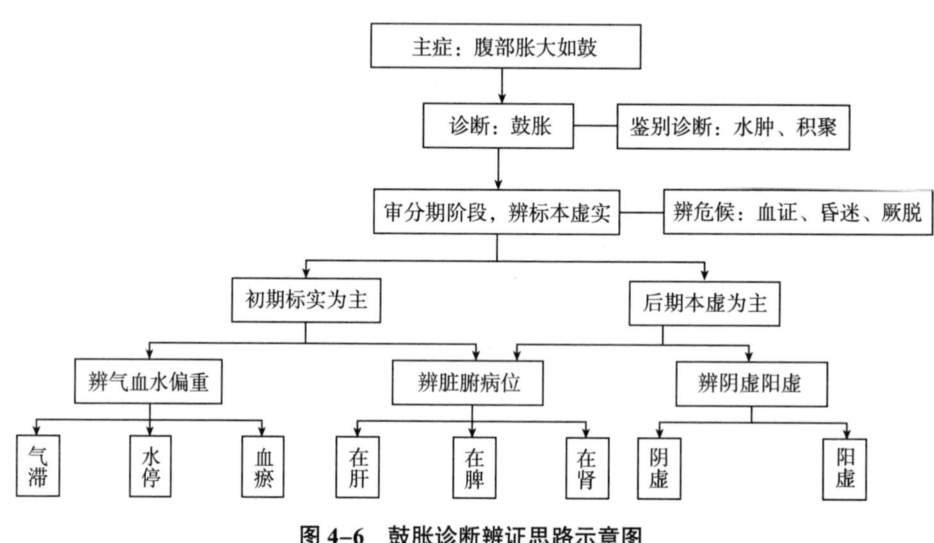

图 4–6　鼓胀诊断辨证思路示意图

（四）治疗

由于本病总属本虚标实，故治疗当攻补兼施，祛邪不伤正，扶正不留邪。标实为主者，可根据气滞、血瘀、水停之偏重，分别侧重于理气、活血、祛湿利水或暂用逐水之法，同时配合健脾疏肝之品；本虚为主者，根据阴阳的不同，分别采用温补脾肾或滋养肝肾之法，同时配合行气活血利水。鼓胀常见证治简表如下所示（表 4–3）。

表 4–3　鼓胀常见证治简表

证名	症状	证机概要	治法	代表方	常用药
气滞湿阻证	腹胀按之不坚，胁下胀满或疼痛，饮食减少，食后胀甚，得嗳气、矢气稍减，小便短少；舌苔薄白腻，脉弦	肝郁气滞，脾运不健，湿浊中阻	疏肝理气，运脾利湿	胃苓汤合用柴胡疏肝散	茯苓、苍术、陈皮、白术、桂枝、泽泻、猪苓、厚朴、甘草、生姜、大枣、陈皮、柴胡、枳壳、芍药、炙甘草、香附、川芎

续表

证名	症状	证机概要	治法	代表方	常用药
水湿困脾证	腹大胀满，按之如囊裹水，甚则颜面微浮，下肢浮肿，脘腹痞胀，得热则舒，精神困倦，怯寒懒动，小便少，大便溏；舌苔白腻，脉缓	湿邪困遏，脾阳不振，寒水内停	温中健脾，行气利水	实脾饮	附子、干姜、木瓜、厚朴、木香、槟榔、草果、甘草、白术、茯苓、生姜、大枣
湿热蕴结证	腹大坚满，脘腹胀急，烦热口苦，渴不欲饮，小便赤涩，大便秘结或溏垢；舌边尖红，苔黄腻或兼灰黑，脉象弦数	湿热壅盛，蕴结中焦，浊水内停	清热利湿，攻下逐水	中满分消丸	厚朴、枳实、黄连、黄芩、知母、半夏、陈皮、茯苓、猪苓、泽泻、砂仁、干姜、姜黄、人参、白术、炙甘草
肝脾血瘀证	脘腹坚满，青筋显露，胁下癥结痛如针刺，面色晦暗黧黑，或见赤丝血缕，面、颈、胸、臂出现血痣或蟹爪纹，口干不欲饮水，或见大便色黑；舌质紫暗或有紫斑，脉细涩	肝脾瘀结，络脉滞涩，水气停留	活血化瘀，行气利水	调营饮	莪术、川芎、当归、延胡、赤芍药、瞿麦、大黄、槟榔、陈皮、大腹皮、葶苈子、赤茯苓、桑白皮、细辛、官桂、炙甘草、生姜、大枣、白芷
脾肾阳虚证	腹大胀满，形似蛙腹，朝宽暮急，面色苍黄，或呈苍白，脘闷纳呆，神倦怯寒，肢冷浮肿，小便短少不利；舌体胖，质紫，苔淡白，脉沉细无力	脾肾阳虚，不能温运，水湿内聚	温补脾肾，化气利水	附子理苓汤	附子、干姜、人参、白术、茯苓、泽泻、猪苓、桂枝、甘草
肝肾阴虚证	腹大胀满，或见青筋暴露，面色晦滞，唇紫，口干而燥，心烦失眠，时或鼻衄，牙龈出血，小便短少；舌质红绛少津，苔少或光剥，脉弦细数	肝肾阴虚，津液失布，水湿内停	滋肾柔肝，养阴利水	一贯煎合六味地黄丸	北沙参、麦冬、当归、生地黄、枸杞、川楝子、熟地黄、山药、山茱萸、茯苓、牡丹皮、泽泻

二、医案分析

（一）邹良材医案

1. 医案

刘某，男，50岁。初诊：1978年7月10日。

1978年5月19日发现二次黑便，诊为上消化道出血，原因待查。6月30日复发住院，经检查确诊为肝硬化合并食道静脉破裂出血，历十日血方止。但腹部逐渐膨大，腹水明显，腰直脐平，傍晚足肿，谷纳不香，大便次频量少，小便少，脉细弦，苔花剥有紫瘀斑。肝肾阴虚，水湿泛滥证，证情复杂，拟方以观动静。

泽兰12g，泽泻12g，黑料豆15g，路路通12g，楮实子15g，带子腹皮15g，生木香5g，马鞭草12g，半枝莲15g，煨黑丑6g，生鸡内金9g，海金砂草12g。

二诊（7月25日）：服上药15剂后颇适，小便渐畅，大便正常，腹形渐小，胃纳增多，脉细弦，苔花剥而裂，有紫瘀斑。肝肾两伤，治守原意加入养金制木之品。前方去腹皮、木香、黑丑，加南沙参15g，大麦冬10g，细川石斛10g。

三诊（8月20日）：进兰豆枫楮汤加味月余，小便量多，腹胀消失。超声波检查显示腹部未见移动性液平。胃肠钡餐透视：食道、胃及十二指肠未见器质性病变。复查肝功能：麝香草酚浊度8单位，硫酸锌浊度15单位，谷丙转氨酶正常。脉细弦，苔花剥而裂，再予原意。

泽兰12g，黑料豆15g，路路通12g，楮实子15g，南沙参12g，北沙参12g，麦冬10g，川石斛10g，生山药12g，生鸡金5g，女贞子15g，旱莲草15g，碧玉散（包煎）15g。

此后继以前法出入调治，症情平稳，胃纳佳良，大小便正常，肝功能正常，随访至12月份已上班工作。

（现代中医名家邹良材医案选自《邹良材肝病诊疗经验》）

2. 思考讨论

（1）试分析本案证候的成因。

编者按：鼓胀阴虚之证常见来源有五：一者湿热伤阴，鼓胀气滞湿阻水停，每多因邪滞化热，热稽而致阴损；二者阳虚及阴，鼓胀阳虚水停的背后，其实是津液输布的障碍，因此其水湿停聚同时有精微不生的问题，渐积日久可显露而转阴虚；三者血去阴伤，血本阴液，又因乙癸同源，阴血互滋，故肝病每常由湿热相火迫而动耗；四者攻下伤阴，攻邪逐水之法用之太过，津液亦损；五者素体阴虚，且遇上述因素更易加重。阴虚日久同时累及气阳，加重其气化不利而致水停。本案患者出血后发病，病见脉细弦、苔花剥等明显阴伤之象，应系血去阴伤。此类阴虚血出多者常兼气耗，并因血溢脉外常有留瘀，从谷纳不香、大便频、舌紫瘀斑来看，本案亦类此。

（2）试分析本案针对阴虚鼓胀的治法特点。

编者按：鼓胀素有“阳虚易治，阴虚难调”一说。水为阴邪，得阳则化，故阳虚患者使用温阳利水药物，腹水较易消退。若是阴虚型鼓胀，温阳易伤阴，滋阴又助湿，治疗颇为棘手。此时治水，当以淡渗通利为主法，少用温化，正如叶天士所言，此时“通阳不在温，而在利小便”，故本案选用泽兰、泽泻、黑料豆、路路通等药，即是此意。此时益阴，又当以甘润为先，缓用滋养，亦如叶天士所言，此时“救阴不在血，而在津与汗”，故本案先选用沙参、麦冬、石斛等药，后选用女贞子、旱莲草等药，即是此意，先佐金平木，后滋水涵木，且其滋中有清，益中有通。因此本案疗效明显，确实是阴虚鼓胀可法之案。

3. 拓展

兰豆枫楮汤：为邹良材先生所创制的治疗阴虚鼓胀的经典方剂。其中泽兰、苦辛微温，入肝、脾两经。功能活血行水，明代李时珍《本草纲目》曰：“破宿血、消癥瘕。”黑料豆，甘平无毒，入脾、肾两经；功效活血，利水，祛风，解毒，以治水肿胀满；路路通，又名枫实，性味甘平，清代赵学敏《本草纲目拾遗》称其性能通行十二经穴，故治水肿胀满用之，以其能搜逐伏水也；褚实子，性味甘寒，入肝、脾、肾三经，功能滋肾，清肝，明目，治虚劳，目昏，水气浮肿。全方味甘，性平，稍兼苦辛开通，微有滋阴之功而不腻邪助邪，取药多用通利，兼取补益，使血水通利而无伤正之过，因此在阴虚鼓胀中常可随症选用。

（二）邢锡波医案

1. 医案

毛某，男，56岁，农民。

就诊前近半年来右胁胀痛不适，腹胀脘满，身倦无力，食欲尚可，日益消瘦，间发冷热，大便溏，小便短涩，查见腹部膨隆，肝脾肿大，肝功能异常，诊断为肝腹水。曾用氢氯噻嗪和螺内酯利尿，后改用呋塞米，腹水曾一度消失，腹胀减轻，停药后3周腹水又起，较前加剧，再服前药小便不多，腹胀如故。刻诊：面色苍黄，身体消瘦，腹部膨隆，有移动性浊音，未触及肝脾，胸背部有蜘蛛痣。查钡餐造影胃和食管未见静脉曲张。脉左关弦滑，尺脉虚弱无力，舌质红，苔黄腻。诊为鼓胀，湿热内蕴，肝郁气滞，脾虚湿阻证。治以清热解毒，疏肝理气，健脾利水。

处方：大腹皮15g，泽泻15g，丹参15g，蚤休12g，栀子10g，三棱10g，炒白术10g，生山药10g，沉香10g，姜黄10g，乳香10g，二丑面6g。

另以甘遂6g先消除腹水（制法：用面逐个包裹甘遂，置炉上煨半小时，等面熟取出甘遂，轧成细面，用枣肉煨丸），每早空腹服1次（共分2次服）。

二诊：当晚诉服药后20分钟，胃痛恶心欲呕，30分钟后腹痛又作，排大便1次，软稀便甚多，后5～10分钟大便1次，至中午12时共排大便13次，约计排水4600mL，腹软胀消，进软食，食量增加，身觉有力。晚服汤药以健脾复肝防止腹水再生。并嘱食易于消化的食物，少进流质及水浆，严记出入量，务使出入量平衡，以防腹水复发。

三诊：连服3剂汤药，腹部轻松，有轻度腹胀，身觉有力，面渐红润，脉弦滑，舌质红，苔薄白。仍以前方治疗，早空腹服逐水药1剂，后继服汤药3剂。

四诊：4日后复诊，服上药后腹胀已消2/3，不觉腹满，身觉有力，食欲增加，无自觉症状。1日后又服逐水药1次，以消净腹水。服逐水药后患者回家休养，嘱其汤药连续常服。

共服药近半年，病已痊愈，坚持下地劳动，随访15年终未复发。

（现代中医名家邢锡波医案选自《邢锡波医案集》）

2. 思考讨论

（1）为何本案使用利尿剂无效仍可使用逐水法取效？

编者按：逐水法多适用于鼓胀水热蕴结和水湿困脾等体实邪实之证。本案患者在出现腹水后，先后使用多种利尿剂，腹水减而复增，有身倦无力，脉尺脉虚弱无力，面色苍黄，日益消瘦，此为加服利水药过多，肾之阴气受损，故利尿无效，以此分析，逐水法不适用。但同时查患者腹胀脘满，腹部膨隆，其左关弦滑，舌质红苔黄腻，又有湿热蕴结当攻之象。其食欲尚可，也无明显消化道静脉曲张，故其脾虚不重，及血不深，尚有可攻之机。因此仍可用泻下逐水之药，导水由大便而出，如此逐水而不利尿，反使肾有修养之机，有类急下存阴之法，同时配合调肝理脾之药，以助正化防其复生，此又得逐水法应用之要。故本案虽使用利尿剂无效，仍可使用逐水法以获全功。

（2）本案若失治误治，可能出现哪些变化？

编者按：本案肝郁气滞，水湿停聚，湿热内蕴，其及血不深，尚属水臌范畴，但目前已见舌红，腹中癥积结块明显，若失治误治，迁延日久，可因瘀滞加重，转为血臌，而见脘腹坚满，青筋显露，腹内积块痛如针刺，面颈部赤丝血缕。同时本病已有肾之阴气受损，若失治误治，一者阴损加重，可转为肝肾阴虚之证，见臌胀加重，口干心烦、齿衄频作等，一者气损加重，可转为脾肾阳虚之证，见臌胀加重，下肢浮肿，怯寒肢冷。其阴虚者常致血热与风动，血热重者则出血加重，风动明显者则痉厥抽搐，若阴虚郁热炼液成痰、灼血为瘀，则又易闭心窍，可见神昏谵语。阳虚常致水湿化饮，留于胃肠者，可见腹满口干，大便溏泄；凌心犯肺者，又可见心悸喘满。同时两者又可转因正气衰败、气阴耗竭转为汗出肢冷、脉微欲绝的厥脱之证。

三、医案讨论

（一）张琪医案

1. 医案

某某，女，60岁。初诊：1998年3月14日。

经哈医大诊断为肝硬化失代偿期。西医多方治疗，收效甚微，求治于中医。就诊时患者神疲乏力，面色萎黄，巩膜黄染，大便溏泄，每日2～4次，低热，体温37.8℃，小便色深黄，舌质红，苔白，脉濡数。B超示：肝弥漫性病变，脾厚4.8cm，有中等量腹水。肝功能示：谷丙转氨酶445 IU，白蛋白20g/L，球蛋白30g/L，总蛋白50g/L，总胆红素251 IU，直接胆红素173 IU。湿热蕴蓄，湿盛于热，脾为湿困运化受阻。治以化湿理脾，清热解毒退黄。

处方：砂仁15g，白豆寇15g，苍术20g，石菖蒲20g，茵陈30g，藿香15g，大腹皮25g，黄连10g，板蓝根25g，神曲15g，芦根30g，甘草15g。

二诊：服药7剂后，食纳好转，体力有所增加，大便泄泻减少，仍觉腹胀满，小便黄，低热不退，口干口苦，改用温脾利湿清热法。以李东垣之中满分消丸加味。

处方：白术25g，茯苓25g，黄连10g，猪苓15g，干姜10g，大腹皮30g，白豆蔻15g，砂仁15g，厚朴20g，茵陈30g，桂枝10g，板蓝根30g，大青叶20g，甘草15g。

三诊：连服上方18剂，腹胀大减，仅有少量腹水，小便增多，大便每日1～2次，成形不溏，食欲较好，体力明显增加，颜面及巩膜黄染并明显消退。舌苔转薄，脉象缓和，低热消退，体温36.5℃左右。肝功能：谷丙转氨酶104 IU，总胆红素154 IU，直接胆红素81 IU。B超显示：腹水阴性，脾厚3.8cm。仍以上方化裁。

至8月21日诸症皆除，脉象缓和，舌润口和。肝功能：谷丙转氨酶14 IU，总蛋白72g/L，总胆红素19 IU。

1999年10月随访，一切均如前，远期疗效巩固。

（国医大师张琪医案选自《中国社区医师》）

2. 思考讨论

（1）试分析本案二诊处方的组方思路。

（2）试结合本案谈一谈你对“诸湿肿满皆属于脾”的理解。

3. 拓展

李东垣中满腹胀论。

（二）韩哲仙医案

1. 医案

某某，女性，53岁。初诊：1981年3月20日。

肝硬化腹水，已行脾切除。腹内作胀，肢面浮肿，二便不畅，苔薄脉弦细。超声示腹水液平4.5格。辨为臌胀，湿邪逗留，气机不畅证。治宜利水疏导，消胀退肿。

处方：川朴花4.5g，青皮、陈皮各9g，川牛膝15g，槟榔、大腹皮各9g，郁李仁24g（打），炒枳实8g，腹水草15g，香附9g，玉米须30g，冬瓜皮30g，车前子、车前草各15g。

二诊（3月28日）：上方7剂后，精神改善。上方加腹水丸12g（腹水丸系韩老自拟验方，由制甘遂1份，生大黄、尖槟榔、牙皂、莱菔子、黑丑、白丑、陈皮各3份组成，水泛为丸）。吞服，予5帖。

三诊（4月9日）：腹水尚有少量，小溲不畅，面部浮肿，苔薄白，脉细弦。4月3日超声波复查，见腹水液平2格。水湿余邪未退，姑再利水消胀。处方：大腹皮9g，茯苓皮9g，新会陈皮9g，猪苓9g，泽泻9g，赤豆30g，车前子30g（包煎），玉米须30g，虫笋30g，半边莲30g，陈葫芦30g，冬瓜皮30g。

四诊（4月23日）：4月20日复查超声，仅见腹水液平0.5格。症见耳鸣，梦扰，口干。改投养阴保肝剂。处方：川石斛9g，北沙参9g，旱莲草9g，女贞子9g，柏子仁12g，夜交藤30g，猪苓9g，泽泻9g，赤芍、白芍各9g，车前子（包煎）30g，八月札15g，枸橘李9g，绿萼梅4.5g，陈葫芦15g，白茅根30g。

以后守方治疗。治疗起始，即嘱停用食盐，病情好转后加用食疗。于5月28日复查超声，未见液平。门诊随访，诸症好转，腹水未作。

（现代中医名家韩哲仙医案选自《上海中医药杂志》）

2. 思考讨论

（1）试分析本案从初诊到四诊的病机变化。

（2）试结合本案谈一谈鼓胀气与水的关系。

（三）时振声医案

1. 医案

胡某，男，44岁，工人。初诊：1988年9月16日。

患慢性乙型肝炎7～8年，近1个月来腹部渐次胀大如鼓，纳食减少，乏力气短，胃脘部胀满，小便量少。曾在某市传染病医院住院，用中西药治疗 20 天，病情反加重，且每在输液时及服西药后出现呕吐及两下肢抽掣不适，要求转中医诊治。化验总蛋白 64g/L，白蛋白 25g/L，球蛋白 39g/L；肝功能谷丙转氨酸（GPT）75U/L，血清麝浊试验（TTT）9U/L，总胆红素（TBIL）39.8μmol/L；乙型肝炎病毒检查：HBsAg（+），抗 -HBe（+），抗 -HBc（+）。B 超提示：肝硬化，门脉高压，脾大；胆囊壁水肿，大量腹水（肠管内气体较多）。刻诊：面色青暗，两目轻度黄染，颈前有两处蜘蛛痣，胫及踝部中度水肿，腹水量（+++），移动性浊音，脾大，下缘在肋下 4cm，质硬，肝未触及。舌胖淡红有齿痕，苔薄稍白腻，脉沉弱。诊为肝硬化（失代偿期）。证属血瘀气滞，脾虚湿阻。

处方：生黄芪 30g，当归 9g，泽兰 15g，益母草 15g，车前子 30g，炙鳖甲（先煎）12g，红花 9g，丹参 20g，椒目 15g，三棱 9g，莪术 9g，茯苓 20g，木瓜 9g，桔梗 6g。12 剂。

9 月 29 日二诊：服上药后每天小便量达 2000mL，胃口大开，腹围由初诊时 91cm 减为 81cm，胫踝部水肿明显减轻。续上方去椒目加生白术 9g，牡蛎粉 15g。

10 月 20 日三诊：面色转红润，目黄染消退，纳食正常，下肢水肿消失，肝功能恢复正常，B 超提示腹部未见明确液性暗区。以上方去车前子、茯苓、桔梗调理，继而综上方制成丸剂坚持服 8 月之久，随访，病情稳定，能坚持上班。

（现代中医名家时振声医案选自《实用中医内科杂志》）

2. 思考讨论

（1）分析本案首诊处方，为什么药后腹胀水肿减轻？

（2）试结合本案论述鼓胀从瘀论治的思路。

（四）刘渡舟医案

1. 医案

丁某，男，43 岁。胁痛 3 年，腹臌胀而满 3 月，经检查诊为“肝硬化腹水”，屡用利水诸法不效。就诊时见：腹大如鼓，短气撑急，肠鸣辘辘，肢冷便溏，小便短少；舌质淡，苔薄白，脉沉细。诊为阳虚气滞，血瘀水停。

桂枝 10g，生麻黄 6g，生姜 10g，甘草 6g，大枣 6 枚，细辛 6g，熟附子 10g，丹参 30g，白术 10g，三棱 6g。

服药 30 剂，腹水消退，诸症随之而减，后以疏肝健脾之法，做丸善后。

（全国师承指导教师刘渡舟医案选自《古今名医临证金鉴·黄疸胁痛臌胀卷》）

2. 思考讨论

（1）试分析本案为什么用麻黄附子细辛汤治疗？

（2）试结合本案分析鼓胀与痰饮的关系。

四、临床拓展

1. 诊断要抓住主症结合病史

臌胀初起脘腹作胀，食后尤甚；继而腹部胀满如鼓，重者腹壁青筋显露，脐孔突起，晚期可出现肢体浮肿。常伴乏力纳差、面色萎黄、手掌殷红、面颈胸部有血痣赤缕、胁下癥积坚硬，齿衄、鼻衄、皮肤紫斑等。常有酒食不节、情志内伤、虫毒感染，以及黄疸、胁痛、癥积等病史。注意与水肿、积聚相鉴别。

2. 辨证要辨虚实、标本之主次

本病病理性质总属本虚标实，初起多为肝脾失调，以邪气盛实为主，正气亏虚不甚明显，病程相对较短，注意气、血、水三者既各有侧重，又常相互为因，错杂为病。久病多见肝、脾、肾损伤，以正虚为主，尚须辨阳虚与阴虚的不同：脾肾阳虚者见腹大但胀满不甚，早宽暮急；肝肾阴虚者，腹大胀满不舒，青筋显露。临证本虚标实往往错杂互见。

3. 治疗宜急则治其标，缓则治其本

标实者，分别采用行气、活血、利水或攻逐等法；本虚者，用温补脾肾或滋养肝肾法；本虚标实，错杂并见者，当攻补兼施。注意正气虚弱，或伴有食管静脉曲张者，不宜用峻烈利水剂。在攻逐水邪时，要照顾到患者的正气及胃纳，注意本虚标实的特点，先攻后补，或先补后攻，或攻补兼施。用药不宜过久，中病即止，以免损伤胃气。腹水消退后仍须调治：疏肝健脾，活血利水，培补正气，进行善后调理，以巩固疗效。

4. 预后一般较差，治疗颇为棘手

臌胀为四大难治病之一，古有“阳虚易治，阴虚难调”之说。病延至晚期，邪实正虚，若复感外邪，病情可致恶化，可出现血证、昏迷，甚至厥脱，宜中西医结合及时治疗。病发后身发高热者，宜解毒清热，疏肝化郁。黄疸者，宜疏肝利胆，消除黄疸；血证者，应先散瘀止血，防止大出血；神智昏迷者，应先通窍醒神。厥脱者，应先救脱回厥。待厥脱已复、神智已清、无出血之忧，有腹水者再行消水去胀。

【复习思考题】

1. 鼓胀的主要病机是什么？它是如何形成的？
2. 臌胀与水肿的辨治有何异同。

（冯哲）

第四节　瘿　病

一、知识要点

（一）概念

瘿病是以颈前喉结两旁结块肿大为主要临床症状的一类疾病。古籍中又称“瘿气”“瘿瘤”“影袋”“瘿囊”。

（二）病因病机

瘿病病因主要有情志内伤、饮食及水土失宜、体质因素。基本病机是气滞、痰凝、血瘀壅结颈前。病变主脏在肝脾，与心有关。病理性质以实证居多，久病由实致虚。瘿病病因病机示意图如下所示（图 4-7）。

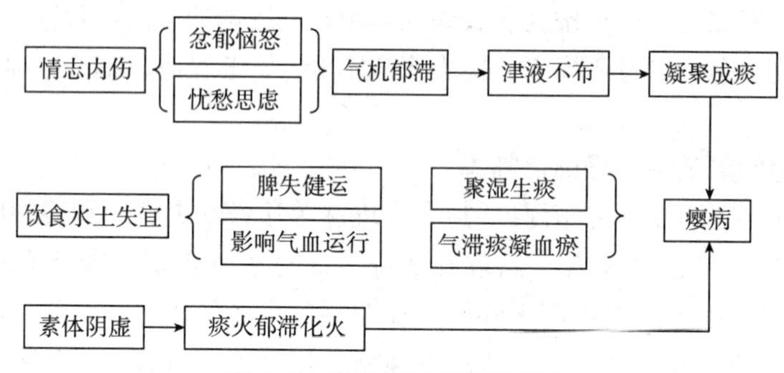

图 4-7　瘿病病因病机示意图

（三）辨证要点

首先辨虚实，瘿病早期以气、痰、瘀壅结颈前为主，一般属于实证。病久由实转虚，可出现心肝阴虚，或为虚实夹杂。其次辨气血，颈前肿块光滑、柔软，属气郁痰阻，病在气分；病久肿块质地较硬，甚则质地坚硬，表面高低不平，属痰结血瘀，病在血分。本病要注意与瘰疬、消渴相鉴别。瘿病诊断辨证思路示意图如下所示（图 4-8）。

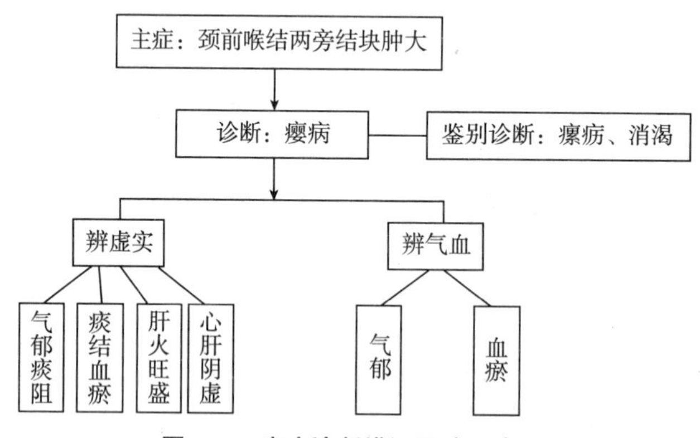

图 4-8　瘿病诊断辨证思路示意图

（四）治疗

治疗以理气化痰、消瘿散结为基本法则。瘿肿质地较硬及有结节者，应配合活血化瘀；火郁阴伤、阴虚火旺者，则当滋阴降火。此外，还需谨慎应用含碘药物。瘿病常见证治简表如下所示（表 4-4）。

表 4–4　瘿病病证治简表

证名	症状	证机概要	治法	代表方	常用药
气郁痰阻证	颈前喉结两旁结块肿大，质软不痛，颈部觉胀，胸闷，喜太息，或兼胸胁窜痛，病情常随意志波动；苔薄白，脉弦	气机郁滞，痰浊壅结	理气舒郁，化痰消瘿	四海舒郁丸	海带、海藻、海螵蛸、木香、青皮、陈皮
痰结血瘀证	颈前喉结两旁结块肿大，按之较硬或有结节，肿块经久未消，胸闷，纳差；舌质暗或紫，苔薄白或白腻，脉弦或涩	气滞痰凝，血脉瘀阻	理气活血，化痰消瘿	海藻玉壶汤	海藻、昆布、海带、青皮、陈皮、半夏、浙贝母、连翘、甘草、当归、独活、川芎
肝火旺盛证	颈前喉结两旁轻度或中度肿大，一般柔软光滑，烦热，容易出汗，性情急躁易怒，眼球突出，手指颤抖，面部红热，口苦；舌质红，苔薄黄，脉弦数	痰气郁结，气郁化火	清肝泻火，消瘿散结	栀子清肝汤合消瘰丸	柴胡、栀子、丹皮、当归、白芍、牛蒡子、川芎、茯苓、玄参、牡蛎、浙贝母
心肝阴虚证	颈前喉结两旁结块或大或小，质软，病起较缓，心悸不宁，心烦少寐，易出汗，手指颤动，眼干，目眩，倦怠乏力；舌质红，苔少或无苔，舌体颤动，脉弦细数	心肝阴虚，虚阳偏亢	滋阴降火，宁心柔肝	天王补心丹或一贯煎	生地黄、玄参、麦冬、天冬、人参、茯苓、当归、丹参、酸枣仁、柏子仁、五味子、远志、桔梗、辰砂、北沙参、川楝子

二、医案分析

（一）许芝银医案

1. 医案

患者女性，48 岁。初诊：2017 年 10 月 18 日。

体检发现甲状腺肿大并伴有结节 3 个月，自觉生气、焦虑时颈部有紧闷感，环唇色红，可见红疹，口渴甚；苔薄白，脉沉细。查体：右侧甲状腺 I°肿大，可扪及深部有一包块，大小 2.0cm×1.0cm，形态规则，边界清晰，活动度可，未及触痛与压痛。辅助检查：甲状腺功能 7 项：正常；甲状腺 B 超：左叶 4.8cm×1.7cm×1.4cm，右叶 5.2cm×2.1cm×1.9cm，峡部 0.4cm，甲状腺弥漫性病变，右侧甲状腺内见一回声团块，约 1.9cm×0.8cm，位于下极近背侧，纵横比小于 1，内部结构实性，未见点状强回声，形态规则，边界清晰，边缘光整，无声晕，后方回声无异常，TI–RADS 3 类。西医诊断：结节性甲状腺肿。中医诊断：瘿病（痰气交阻证）。治以疏肝理气，化痰散结。予“柴胡疏肝散和海藻玉壶汤”加减。

处方：柴胡、青皮各 5g，夏枯草、黄芩、川芎、牡丹皮、赤芍、桃仁、姜黄、法半夏、茯苓、生牡蛎、山慈菇、海藻各 10g。28 剂。

二诊（2017 年 12 月 27）：自觉脾气较前有所舒缓，口不干，有时寐差，梦多；舌淡红，苔薄白，脉细。查体：甲状腺不肿胀，质软，未见明显异常。辅助检查：甲状腺

B超：左叶 5.0cm×1.7cm×1.4cm，右叶 5.1cm×1.6cm×1.8cm，峡部 0.3cm，右叶可见一低回声区，约 0.4cm×0.2cm，边界尚清，弹性评分 2 分，TI–RADS 3 类。拟原方化裁：加茯神 20g 助眠。

三诊（2018 年 3 月 16 日）：颈部无明显不适，自诉情志较前开朗，唯月经量减少，经前有乳房胀痛感；舌淡红、苔薄白，脉缓。查体：甲状腺不肿胀，质软，未见明显异常。甲状腺 B 超示：左叶 5.0cm×1.7cm×1.4cm，右叶 5.1cm×1.6cm×1.8cm，峡部 0.3cm，右叶可见一低回声区 0.3cm×0.2cm，边界清，弹性评分 2 分，TI–RADS 3 类。辨为肝郁肾虚，痰瘀互结证，拟法继续巩固并补益肝肾。拟方：柴胡、陈皮、甘草各 5g，川芎、当归、赤芍、川续断、桑寄生、何首乌、郁金、青皮、牡丹皮、法半夏、茯苓、三棱、莪术、山慈菇、皂角刺、生牡蛎各 10g。28 剂。后随访 3 个月至今未有异常。

（全国师承指导教师许芝银医案选自《天津中医药》）

2. 思考讨论

（1）瘿病如何辨痰与瘀？本案用了哪些化痰化瘀药？

编者按：瘿病辨证主要辨痰与瘀。若瘿病初起，病机为气机瘀滞、津凝痰聚，痰气搏结颈前，表现为颈前喉结两旁结块肿大，质软不痛，颈部觉胀，治当理气化痰；病久深入血分，则血液运行不畅，血脉瘀阻颈前，表现为颈前喉结两旁结块肿大，按之较硬或有结节，肿块经久未消，需重视活血化瘀。

本案药用半夏、茯苓燥湿化痰、消痞散结；郁金、姜黄、川芎、当归、赤芍、三棱、莪术破血行气解郁；生牡蛎、山慈菇、皂角刺、海藻化痰散结。

（2）试分析本案为何从肝论治？如何从肝论治？

编者按：本案患者甲状腺肿大不适每每与情志刺激相关，且有月经量减少，经前有乳房胀痛感，此皆为肝气不舒之象。从经络循行的角度看，甲状腺、乳腺这些器官都处于足厥阴经的循行范围，正所谓“经络所过，主治所及”，故而甲状腺、乳腺的疾病常从足厥阴肝经的角度分析和辨治。

本案首诊用疏肝法，选柴胡疏肝散化裁。该方由“柴胡、醋炒青皮各 6g，川芎、煨芍药、麸炒枳壳、香附各 3g，炙甘草 1.5g”组成，为治疗胁肋疼痛、寒热往来等肝气郁滞诸症之要方。结合本案患者性情急躁、口干等肝火之象，故去枳壳、香附，改用青皮、牡丹皮、黄芩、夏枯草增强清泻肝火、散结化滞之功效；气滞则血瘀；本案加郁金、姜黄、桃仁、赤芍行气解郁活血之品；患者为女性，四十有八，月经量少，肝肾不足之象较为明显，三诊时加补益肝肾的川断、桑寄生，体现补肝法。

（二）段富津医案

1. 医案

王某某，女，36 岁。初诊：2016 年 10 月 12 日。

病史：颈前部肿大，按之较硬 1 年余。患者于 2016 年 10 月 10 日检查示：总三碘甲状腺原氨酸（TT_3）6.64nmol/L（参考值 0.92 ～ 2.79nmol/L）、总甲状腺素（TT_4）

187.2nmol/L（参考值 58.1 ～ 140.6nmol/L）、TSH 0.006 mU/L（参考值 0.35 ～ 5.50mU/L）、FT_3 12.47 pmol/L（参考值 2.41 ～ 6.78 pmol/L）、FT_4 154.80 pmol/L（参考值 11.50 ～ 22.70 pmol/L）。西医诊断为甲状腺功能亢进症。患者自诉 2 年前由于亲人离世过于悲伤诱发此病。刻诊：颈前部肿大，按之较硬，咽中不利，胸闷不舒，体胖，月经推迟 8 ～ 10 天，量少色暗有血块，舌暗，两侧有瘀斑，苔白，脉弦滑。

辨证：气机郁结、痰凝血瘀证。

治疗：理气化痰，活血祛瘀，软坚散结。自拟方柴夏煎加减治疗。

处方：连翘 15g，浙贝母 15g，土鳖虫 10g，赤芍药 15g，生牡蛎 30g，夏枯草 30g，柴胡 15g，郁金 15g，姜黄 15g，桃仁 15g，桔梗 15g。14 剂，每日 1 剂，水煎服，早晚分服。

二诊（2016 年 10 月 26 日）：患者自诉胸闷症状减轻，咽中偶有不利，舌稍暗，瘀斑渐消，苔薄白，脉弦滑。上方加半夏 15g，丹参 15g。14 剂。

三诊（2016 年 11 月 9 日）：患者欣喜而来，实验室检查示：TT_3 2.68nmol/L、TT_4 125.9nmol/L、TSH 0.39mIU/L、FT_3 5.56pmol/L、FT_4 19.78pmol/L。自诉颈部肿块渐小，按之已软，月经按时来潮，舌淡红，苔薄白，脉弦滑。上方去桃仁、土鳖虫，嘱制以水丸调治 1 个月。

（国医大师段富津医案选自《中医药学报》）

2. 思考讨论

（1）试分析本案痰瘀产生的原因、引起的病理变化及临床表现。

编者按：本案患者素体肥胖，肥人多痰湿，加之长期悲伤，气机不畅，气滞痰凝，结聚于颈前部而见肿大，积聚于胸及咽喉可见胸闷、咽中不利。气为血之帅，气郁痰凝，阻碍血液运行，故见月经延期，量少兼有血块。舌暗有瘀斑、脉弦滑为气机郁结、痰凝血瘀之象。

（2）试分析本案遣方用药特点。

编者按：方中以味辛苦性寒的夏枯草为君药，清郁热，散结气，为散结消瘿之要药。土鳖虫味咸性寒，专攻瘀血积聚；牡蛎味咸微寒，软积聚、消结肿。两药配伍，软坚散结，活血祛瘀，共为臣药。浙贝母味苦微寒，清热消痰，散结消肿；赤芍味苦性寒，凉血消肿，活血散结；连翘微苦性凉，清热解毒，散结消肿；郁金辛苦性凉，行气解郁，活血破瘀；姜黄、桃仁活血行气，止痛消肿，六药共为佐药。柴胡味苦性平，专以疏肝解郁行气；桔梗苦辛性平，宣利肺气，祛痰利咽，共为佐使药。三诊时患者诸症明显减轻，去桃仁、土鳖虫，以防活血太过，耗伤阴血。

三、医案讨论

（一）施今墨医案

1. 医案

陈某某，女，29 岁。病已年余，初起未予注意，当时只发觉颈部逐渐粗大，有时心悸、烦躁。今年1月，感觉症状日益增多，脉搏速加（110～120次/分钟），多食善饥，两目发胀，怕热多汗，头昏，多疑，疲乏无力，月经行期无定。经北大医院检查诊断为甲状腺功能亢进，曾住院治疗45天，现求诊中医施治。舌苔薄黄，六脉弦数，颈部显著肿大。瘿瘤古人已详论之，多属情志郁结以致气血瘀滞，结而为瘿瘤，治以软坚，平肝养心。

处方：昆布10g，远志10g，浙贝母6g，柏子仁10g，元参10g，山甲珠10g，云茯神10g，山慈菇10g，海藻10g，大力子10g，小蓟10g，夏枯草10g。另：三七（研粉分2次服）3g。

二诊：药服11剂，心跳好转，脉搏每分钟不越百至，汗出渐少，颈间舒适，已不堵闷。处方：决明子10g，石决明18g，生鹿角15g，龙眼肉10g，山慈菇10g，山甲珠10g，生牡蛎、生龙骨（同打先煎）各12g，夏枯草10g，浙贝母6g，远志10g，黑元参10g，茯神10g，海藻10g，小蓟10g，昆布10g。另：三七粉（分2次服）3g。

三诊：前方连服5剂，诸症更见好转，睡卧时脉搏恢复正常，起立、行动又稍增速，前方去龙眼肉，加黄菊花10克。

四诊：前方已服22剂，中间曾停药数次观察。停药时，脉搏增速，颈间堵胀，连服数剂，诸症即大见好转，拟用丸方缓图，以冀巩固。处方：生龙齿60g，淡昆布30g，浙贝母30g，炒远志30g，生牡蛎60g，白人参15g，夏枯草30g，苦桔梗15g，山甲珠30g，大小蓟各30g，润元参30g，川当归30g，柏子仁30g，旱三七15g，杭白芍30g，仙鹤草60g，龙眼肉30g，淡海藻30g。共研细末，炼蜜为小丸，每日早晚各服10g，白开水送。

（现代中医名家施今墨医案选自《施今墨医案解析》）

2. 思考讨论

（1）试分析本案的病因病机特点，本病需与哪些病症相鉴别？

（2）试分析本案处方特点，论述海藻、昆布类含碘类药物在甲状腺疾病中的应用及注意点。

（二）钱伯文医案

1. 医案

叶某，女，36岁。初诊：1974年9月。

甲状腺右侧有一个鸽蛋大小的肿块，质偏硬，表面光滑，边缘清楚，诊断为甲状腺瘤。初诊时患者经常低热不退，精神疲惫，心情急躁易怒，胃纳不佳，月经不调，经来腹胀腹痛，腰酸楚，苔薄腻，脉细弦。证属肝气郁结化火，灼伤津液，痰火胶结致成肿核。用海藻玉壶汤和内消瘰疬丸加减。

处方：夏枯草24g，昆布24g，海藻12g，黄芪12g，水红花子12g，玄参12g，煅牡蛎24g，象贝母3g，炒白术9g，香附12g，天龙2条。7剂。

二诊：服药后肿块未见改动，动辄烦躁易怒，颧红肢麻，苔薄，脉弦，治法以消肿软坚化痰，佐以滋阴降火。原方加牡丹皮10g，六味地黄丸（分吞）12g。7剂。

三诊：药后肿块稍转柔软，胃纳较佳，苔薄，脉弦，治法仍宗上意加减。原方加橘皮、橘叶各6g，苦桔梗6g，减去炒白术。14剂。

四诊：服药后躁怒颧红肢麻均有好转，肿块也稍见缩小。药方见效，再宗上意治之。原方加黄药子12g，去香附。14剂。

五诊：患者低热已退，甲状腺右侧肿块显著缩小，唯睡眠不熟，苔薄，脉弦。药方既效，不用改弦易辙，茯苓12g，夜交藤24g。7剂。

以后，患者以原方继服20余剂，4个月后肿块基本消失。随访3年，患者身体健康，甲状腺腺瘤一直没有复发。

（现代中医名家钱伯文医案选自《中国现代名中医医案精华》）

2. 思考讨论

（1）结合本案例说明情志因素在瘿病发病中的作用及理气药的使用要点。

（2）试述黄药子的功效主治及使用注意事项。

（3）本案例二诊时为何加服六味地黄丸并在汤剂中再加用丹皮？

（三）李斯炽医案

1. 医案

张某，女，37岁，教师。初诊：1975年2月17日。

患者于1974年10月发现颈前正中隆起，并有心累心跳症状，心率110次/分左右，出汗甚多，两手发颤，食量增大，但体重反而下降至80kg。经某医院进行甲状腺吸^{131}I功能试验，吸碘功能为76%，确诊为甲状腺功能亢进症。经过一段时间治疗，心率已控制在每分钟80～90次，出汗、多食情况亦有所改善。但颈前正中部位突起更甚，约有鸡蛋大，中微凹陷，皮色如常，头部和足部有明显浮肿，性急易怒，口干少津，体倦乏力，易患感冒。以后辗转求医，均未见好转，经人介绍来我处求诊。脉象细弦，舌质暗红，无苔。治宜暂从开郁调肝、软坚消瘿，待邪气稍减，再议扶正之法。

处方：刺蒺藜12g，牡丹皮9g，枳壳9g，白芍12g，青皮9g，郁金9g，天花粉12g，牡蛎12g，浙贝母9g，夏枯草15g，玄参9g，甘草3g。4剂。

二诊（2月21日）：患者服上方4剂后，胸中稍感开豁，但又患感冒，咽干微痛，鼻微塞。在前方意中，加玄麦甘桔汤并金银花，以清润开提。刺蒺藜12g，白芍12g，郁金9g，牡蛎15g，浙贝母9g，夏枯草15g，玄参9g，麦冬9g，桔梗6g，金银花9g，甘草3g。4剂。

三诊（2月28日）：患者感冒已解，心中更觉安和，两手脉弦象略减，口中仍觉干燥，颈上包块有变软感觉。再治以疏肝益胃，重用软坚散结之品。刺蒺藜12g，白芍12g，郁金9g，芡实12g，沙参12g，牡蛎15g，浙贝母9g，夏枯草15g，玄参9g，昆布9g，海藻9g。4剂。

四诊（4月28日）：上方加减，续服20余剂，颈下包块已开始缩小，性急易怒情况亦有改善，口中仍觉干燥，两手有麻木感，脉象不弦而细，并有短暂间歇，时发心累，肢体困倦。患者于1969年曾患肾盂肾炎，目前尚有水肿、腰痛情况。看来胸中郁结稍疏，理应扶正为主，证属心肾气阴两亏之象，故用六味地黄丸合生脉散，加消瘰药。生地黄9g，牡丹皮9g，菟丝子12g，茯苓9g，泽泻9g，牡蛎12g，浙贝母9g，玄参9g，党参9g，麦冬9g，五味子6g，山药12g。

五诊（8月8日）、六诊（8月16日）：略。

七诊（12月20日）：上方加减，续服80余剂，颈下包块已全部消散，水肿亦有消退，眠食俱佳，精神转旺，体重已增至100kg。11月初，经某医院复查，吸碘功能由76%下降到30%。目前只是在劳动后尚觉腰部酸胀，脚部尚有微肿，要求续服中药以巩固。党参12g，白术9g，茯苓9g，熟地黄12g，枣皮9g，泽泻9g，山药12g，牡丹皮9g，狗脊9g，杜仲9g，补骨脂9g，桑枝30g。

续服上方多剂，情况已基本正常，始终未见反复。随访至1977年1月，均一直坚持全天工作。

（现代中医名家李斯炽医案选自《中国现代名中医医案精华》）

2. 思考讨论

（1）试分析本案首诊处方意义。

（2）试分析归纳本案不同阶段的病机特点。

四、临床拓展

1. 瘿病当辨气滞、痰凝、血瘀的主次而论治

瘿病存在痰瘀证候，临证尚需分清两者先后及主次关系，辨其偏瘀血、偏痰结、兼夹虚实及寒热的不同。宜参考病程长短、甲状腺肿大有无结节肿块，加以区别。由于痰瘀的相伴为患，在具体治疗时，确定化痰与祛瘀的主从或是痰瘀并治。治痰治瘀虽然主次有别，但痰化则气机调畅，有利于活血；瘀去则脉道通畅，有利于痰清。同时应注意不可孟浪过剂，宜“中病即止”，以免耗伤气血阴阳。

2. 谨慎使用专病药物

许多消瘿散结的中药，如四海舒郁丸中的海带、海藻、海螵蛸、海蛤壳等药物的含碘量都较高，临证时须注意，若患者确系缺碘引起的单纯性甲状腺肿大，此类药物可以大量使用，若属甲状腺功能亢进症，则是用时需要谨慎。消瘿散结之黄药子，治疗痰结血瘀证和肝火旺盛证时可配合应用，但其有小毒，长期服用对肝脏损害较大，必须慎用，一般用量不宜超过10g。

3. 关注预后

预后有三种情况：瘿肿小，质软且病程短者，经治可愈；瘿肿较大，质较硬，或有结节者，不易消散；瘿肿坚硬，移动性差，增长迅速，须谨防恶变。

4. 重视情志，治中有防

忧思日久，肝气失调，气机郁滞，易形成此病，每遇情志刺激可使病症加重。凡精神情志之调节功能，与肝密切相关，临床常用疏肝理气解郁之法。

【复习思考题】

1.《诸病源候论》认为"瘿者，由忧郁气结所生"，你是如何理解的？

2. 试述痰结血瘀及肝火旺盛两种证候瘿病的治法及代表方药，两者在治疗上有何不同？

（王旭　孙斯凡）

第五章 肾系病证

第一节 水 肿

一、知识要点

（一）概念

水肿是体内水液潴留，泛滥肌肤，以头面、眼睑、四肢、腹背，甚至全身浮肿为特征表现的一类病症；严重的还可能伴有胸水、腹水等。东汉张仲景《金匮要略·水气病脉证论治》把水气病分为风水、皮水、正水、石水，宋代严用和《严氏济生方·水肿门》将水肿分为阴水、阳水两大类。

（二）病因病机

水肿病因主要有风邪外袭、湿毒浸淫、外感水湿、饮食不节及禀赋不足，久病劳倦。基本病机为肺失通调，脾失转输，肾失开合，水液潴留。病理因素为风邪、水湿、疮毒、瘀血。病变主脏在肺、脾、肾。明代张景岳在《景岳全书·肿胀》中指出水肿为“其本在肾”“其标在肺”“其制在脾”。病理性质有阴水、阳水之分。病变后期，肾气虚衰，水毒潴留，凌心犯肺，可出现关格、癃闭、眩晕等变证；脾肾虚衰，精微下泄，气血阴阳亏损，转为虚劳。水肿病因病机示意图如下所示（图 5-1）。

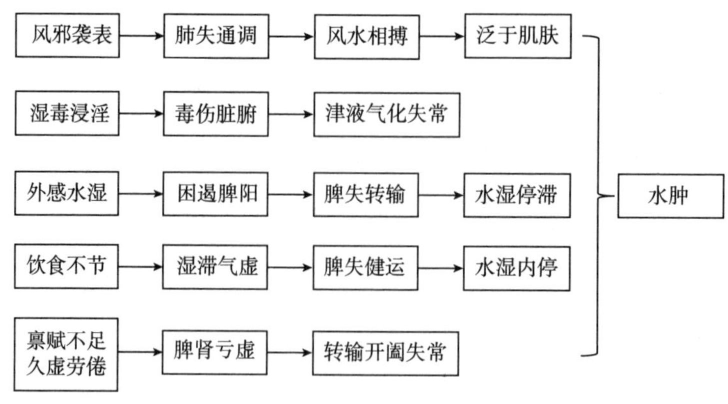

图 5-1 水肿病因病机示意图

（三）辨证要点

水肿辨证首先应辨阳水、阴水。阳水多发病较急，浮肿由面目开始，自上而下，肿处皮肤绷紧光亮，按之凹陷即起。阴水多发病缓慢，浮肿由足踝开始，自下而上，肿处皮肤松弛，按之凹陷不起。再辨病邪性质风、湿、热、疮毒之不同；辨肺、脾、肾、心之各异。还须辨虚实，实证多发生于年青体壮者，病程短，发病迅速，肿势急剧，咽喉肿痛或皮肤疮疡，小便短赤或不通，大便秘结；虚证多发生于年老体衰者，病程长，浮肿按之如泥，畏寒肢冷，腰膝酸软，小便清长，大便稀溏。注意阴阳虚实间的转化。本病要注意与鼓胀、溢饮相鉴别。水肿诊断辨证思路示意图如下所示（图5–2）。

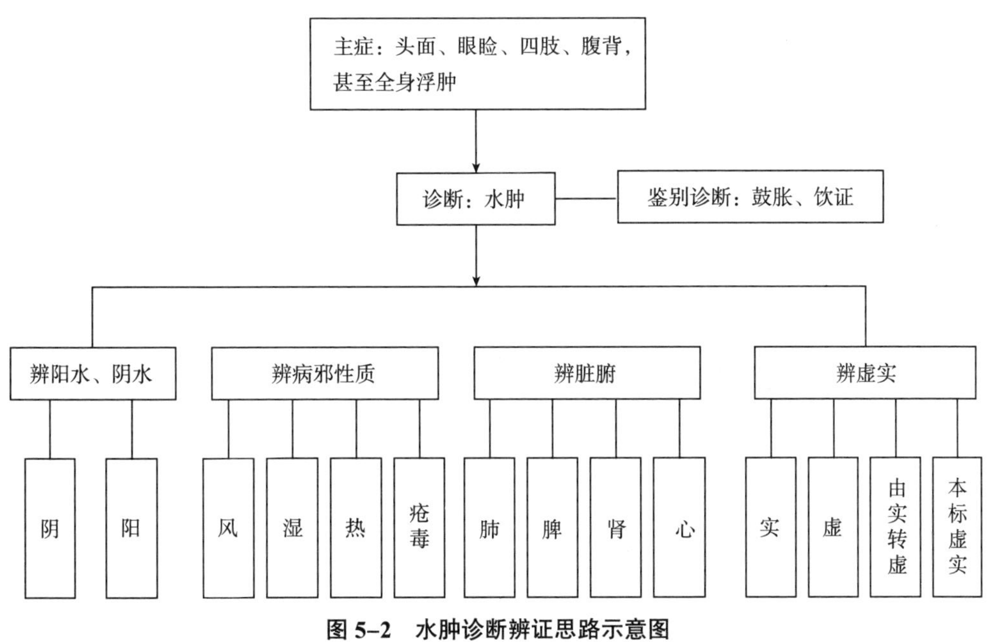

图 5–2 水肿诊断辨证思路示意图

（四）治疗

水肿治疗以发汗、利尿、泻下逐水为基本治则。阳水、阴水治疗各有侧重。阳水以祛邪为主，应予发汗、利水或攻逐，配合清热解毒、理气化湿等法；阴水当以扶正为主，健脾温肾，同时配以利水、养阴、活血、祛瘀等法；虚实夹杂者，则当兼顾，或先攻后补，或攻补兼施。水肿常见证治简表如下所示（表5–1）。

表 5-1 水肿常见证治简表

分类	证名	症状	证机概要	治法	代表方	常用药
阳水	风水相搏证	眼睑浮肿，继则四肢及全身皆肿，来势迅速；舌苔薄白，脉浮滑或浮紧	风水相搏，肺失通调	疏风清热，宣肺利水	越婢加术汤	麻黄、杏仁、防风、浮萍、白术、茯苓、泽泻、车前子、石膏、桑白皮、黄芩
	湿毒侵淫证	眼睑浮肿，延及全身，皮肤光亮，尿少色赤；舌质红，苔薄黄，脉浮滑数或滑数	疮毒内侵，肺脾失调	宣肺解毒，利湿消肿	麻黄连翘赤小豆汤合五味消毒饮	麻黄、杏仁、桑白皮、赤小豆、金银花、野菊花、蒲公英、紫花地丁、紫背天葵
	水湿侵渍证	全身浮肿，下肢明显，按之没指，小便短少；苔白腻，脉沉缓	水湿内停，脾失运化	运脾化湿，通阳利水	五皮饮合胃苓汤	桑白皮、陈皮、大腹皮、茯苓皮、生姜皮、苍术、厚朴、陈皮、草果、桂枝、白术、茯苓、猪苓、泽泻
	湿热壅盛证	遍体浮肿，皮肤绷紧光亮；舌红，苔黄腻，脉沉数或濡数	湿热壅滞，三焦不利	分利湿热	疏凿饮子	羌活、秦艽、防风、大腹皮、茯苓皮、生姜皮、猪苓、茯苓、泽泻、木通、椒目、赤小豆、黄柏、商陆、槟榔、生大黄
阴水	脾肾虚衰证	身肿日久，腰以下为甚，按之凹陷不易恢复；舌质淡，苔白腻或白滑，脉沉缓或沉弱	脾肾阳虚，气不化水	健脾温阳利水	实脾饮	干姜、附子、草果仁、桂枝、白术、茯苓、炙甘草、生姜、大枣、茯苓、泽泻、车前子、木瓜、木香、厚朴、大腹皮
	肾阳衰微证	水肿反复消长不已，面浮身肿，腰以下甚，按之凹陷不起，尿量减少或反多；舌质淡胖，苔白，脉沉细无力或沉迟无力	肾气虚衰，水失蒸化	温肾助阳，化气行水	真武汤	附子、肉桂、巴戟肉、仙灵脾、白术、茯苓、泽泻、车前子、牛膝
	瘀水互结证	水肿延久不退，肿势轻重不一，四肢或全身浮肿，以下肢为主；舌紫暗，苔白，脉沉细涩	瘀血阻滞，水湿停聚	活血祛瘀，化气行水	桃红四物汤合五苓散	当归、赤芍、川芎、丹参、益母草、红花、莪术、桃仁、桂枝、附子、茯苓、泽泻、车前子

二、医案分析

（一）段富津医案

1. 医案

患者，女，23 岁。初诊：2017 年 4 月 22 日。

患者下肢浮肿 3 月余，慢性肾小球肾炎病史 2 年余。刻诊：下肢浮肿，腰痛，小便少，口渴欲饮，舌暗红有裂纹，苔白润，脉弦滑。尿常规：蛋白（+），潜血（++）。证属肾精不足，水湿内停，损伤血络。治以补肾填精、化湿利水、宁络止血。方拟六味地黄丸加味：熟地黄 20g，山药 20g，山萸肉 15g，茯苓 15g，泽泻 15g，牡丹皮 15g，薏苡仁25g，白茅根30g，杜仲炭20g，阿胶（烊化）15g，仙鹤草20g，芡实20g。7剂，水煎服，每日1剂。

二诊（2017年4月29日）：下肢浮肿略消，腰痛减轻，舌暗红，苔白，脉弦滑。守方加车前草15g，萆薢15g。继服7剂。

三诊（2017年5月6日）：下肢肿大减，腰痛不明显，舌暗红，苔薄白，脉弦滑。守方继服用7剂善后。

（国医大师段富津医案选自《中国中医药信息杂志》）

2. 思考讨论

（1）试分析本案辨证为“肾精不足，水湿内停”依据。

编者按：患者慢性肾小球肾炎病史2年余，久病及肾，肾主水功能失职，蒸化无权，膀胱气化不利，则小便少；水湿内聚，泛溢肌肤，故见下肢浮肿；肾精不足，腰府失养，不荣则痛，故腰痛；肾精亏损，津不上承，故口渴欲饮，舌红有裂纹；苔白润、脉弦滑皆为水湿内停之征。四诊合参，肾精不足，水湿内停，虚实夹杂。

（2）本案为何用六味地黄丸治疗？滋补是否会加重水湿？

编者按：本案本虚标实，治疗补肾利湿兼顾。方中熟地黄补益肾精；山药补脾益肾，既补肾固精，又补脾以助后天生化之源；山萸肉、杜仲炭补益肝肾，温肾助阳；泽泻利湿泄浊，并防熟地黄滋腻之性；茯苓健脾渗湿，配山药、芡实补脾健运；牡丹皮清泄相火，兼制山萸肉温涩；薏苡仁甘淡利水，渗湿消肿；仙鹤草、白茅根、阿胶补虚止血兼通利小便。六味地黄丸为补泻兼施的代表方，配以健脾祛湿，标本兼顾，非一味滋补，不会加重水湿。

（二）俞长荣医案

1. 医案

张某，男，19岁。初诊：1963年5月24日。

全身浮肿已五年，经某医院诊断为慢性肾炎，治疗未效。近来症状加剧，就诊时除全身浮肿外，兼见大便溏泄，一日数行，小溲短少，时时欲呕，或食后即吐。精神萎靡，面色㿠白，唇淡不荣，舌苔薄白，脉沉细涩。足胫按之凹陷。尿化验：蛋白（++++），粒状管型（+++），脓球（+++），红细胞（++）。

辨证：脾失健运，关门不利，升降失职，水邪弥漫。

治法：健脾利水。

处方：异功合防己茯苓汤加鸡内金、海金砂等，连服5剂。

二诊（6月3日）：进上药后，除食入欲吐得平外，余症仍然，大便竟至一日十数行，粪便稀薄。遂于运脾渗湿之中，益以温暖命门之品。炒土白术12g，明党参、茯苓各15g，炒薏苡仁、赤小豆各30g，补骨脂9g，小桂尖、吴茱萸各4.5g，炙甘草3g。连服3剂。

三诊（6月10日）：全身浮肿显退，大便成形，小便次数增加。临床症状基本消失，但肾功能未改善。善后之计，仍宜温阳补土为治，嘱以济生肾气汤与理中汤相间服用。另嘱每日以白薯一只约斤许，置炭火中煨焦，冲开水炖，随时服。盖白薯味甘，乃脾家珍品，火煨使焦，有益火补土作用，至9月10日，小便检查，蛋白（+），粒状管型少许，脓球（+++）。仍日服煨白薯汤一次，每周间服理中合补血汤2剂。至10月8日，小便常规复检，蛋白（+），脓球（+），余均阴性。至1964年8月初旬追踪，一年来未见复发。

（现代中医名家俞长荣医案选自《古今名医内科医案赏析》）

2. 思考讨论

（1）异功散、防己茯苓汤功效主治是什么？为何用于本案少效？

编者按：异功散即四君子汤加陈皮，功效为益气健脾，行气化滞，主治脾胃气虚兼气滞。防己茯苓汤功效为益气通阳利水，主治皮水。本案患者为年轻男性，久患肾疾，命门火衰，土失温煦，不能腐熟水谷，精微不运，大便溏泄；肾主水，肾虚则膀胱三焦决渎失司，水湿泛溢，则尿少而肢肿。因脾虚水湿与命门火衰不能暖土有关，所以服异功合防己茯苓汤加味不效。

（2）试分析本案二诊时为何用“温暖命门之品”？

编者按：二诊时，患者大便竟至一日十数行，粪便稀薄。结合首诊，全是浮肿，时时欲呕，精神萎靡，面色㿠白，唇淡不荣，舌苔薄白，脉沉细涩，辨证为脾虚湿盛，治疗以四君子汤健脾益气，加薏苡仁、赤小豆健脾利水渗湿，加四神丸温补肾阳，体现“补火助土”治疗方法。

3. 拓展

培土制水法是根据五行相克关系，用温运脾阳或温肾健脾药治疗水湿停聚为病的一种治疗方法，又称敦土利水法、温肾健脾法，适用于脾虚不运、水湿泛溢肌肤而致水肿胀满的一类病症。培土制水之“水”，一是相对肾而言，因肾为水脏；二是相对水湿而言，“制水”包含了制约肾脏（实际指温肾）和防止水湿泛溢。

三、医案讨论

（一）丁甘仁医案

1. 医案

徐某，女。产后2月余，遍体浮肿，颈脉动时咳，难于平卧，口干欲饮，大腹肿满，小溲短赤，舌光红无苔，脉虚弦而数，良由营阴大亏，肝失涵养，木克中土，脾不健运，阳水湿热，日积月聚，上射于肺，肺不能通调水道，下输膀胱，水湿无路可出，泛滥横溢，无所不到也。脉症参合，刚剂尤忌，急拟养肺阴以柔肝木，运中土而利水湿。

南沙参、北沙参各9g，连皮苓12g，生白术6g，清炙草1.5g，怀山药9g，川石斛9g，广陈皮3g，桑白皮6g，川贝母9g，甜光杏9g，大腹皮6g，汉防己9g，冬瓜子、冬瓜皮各9g，生薏苡仁15g，另用冬瓜汁温饮代茶。

二诊：服药3剂，小溲渐多，水湿有下行之势，遍体浮肿，稍见轻减，而咳嗽气逆，不能平卧，内热口干，食入之后，脘腹饱胀益甚，舌光红，脉虚弦带数，皆因血虚阴亏，木火上升，水气随之逆肺，肺失肃降之令，中土受木所侮，脾失健运之常也。仍宜养金制木，崇土利水，使肺金有治节之权，脾土得砥柱之力，自能通调水道，下输膀胱，而水气不致上逆矣。

南沙参、北沙参各9g，连皮苓12g，生白术6g，清炙草15g，川石斛9g，肥知母4.5g，川贝母6g，桑白皮6g，大腹皮6g，汉防己6g，炙白苏子4.5g，甜光杏9g，冬瓜子、冬瓜皮各9g，鸡内金炭6g。

（现代中医名家丁甘仁医案选自《丁甘仁医案》）

2. 思考讨论

（1）试分析本案水肿产生的原因。

（2）试分析本案如何体现“养金制木，崇土利水”治法的。

3. 拓展

简述《景岳全书》提出水肿“其本在肾”“其标在肺”“其制在脾”的临床意义。

（二）周仲瑛医案

1. 医案

汪某，男，37岁。初诊：1995年5月30日。

患者浮肿月余，省某医院诊断为肾病综合征，曾应用激素60mg/d，治疗月余，病情无明显改善，现尿蛋白（++++），遂来中医门诊治疗。现症见：浮肿以下肢为甚，按有明显凹陷，腹胀，腰酸痛，尿少色黄，尿意难尽，食纳平平，口干苦，舌苔中部黄腻，底白质紫，脉小弦数。证属湿热瘀阻，气不化水。治宜益气利水，清化湿热，活血通络。药用：生黄芪20g，木防己12g，炒苍术10g，黄柏10g，萆薢15g，六月雪20g，五加皮10g，猪苓15g，茯苓15g，大腹皮10g，石韦15g，泽兰10g，泽泻15g，鬼箭羽10g，车前草10g。水煎服，每日1剂。

二诊（6月7日）：服药后浮肿显减，尿量有增，小腹不胀，腰仍酸，右耳闭气，舌苔黄中后部薄腻，质紫红，脉小弦。尿检（–），效不更方，治守前方。原方7剂，水煎服，每日1剂。

三诊（6月14日）：浮肿全消，自觉腰酸，夜寐早醒，尿黄，舌苔黄腻，质暗红，脉弦。尿检正常，仅脓细胞（+）。再予清理下焦，活血通络法。药用：生黄芪20g，木防己12g，炒苍术10g，黄柏10g，萆薢15g，六月雪20g，五加皮10g，泽兰10g，泽泻15g，鬼箭羽10g，石韦15g，狗脊10g，川断12g，茯苓10g。7剂，水煎服，每日1剂。

服药后患者仅自觉劳累后腰酸，偶有便溏，续按上法加减调治，病情稳定，尿检持续阴性，肾功能检查正常。激素逐渐减撤，观察近年，始终尿检（–），血查胆固醇、血清白蛋白恢复常值，病情康复。

（国医大师周仲瑛医案选自《当代名医肾病验案精华》）

2. 思考讨论

（1）本案水肿属阴水还是阳水？

（2）本案处方由防己黄芪汤及二妙丸加减而来，试分析其处方配伍意义。

（3）本案配伍泽兰、鬼箭羽等活血化瘀药，试述其在水肿治疗中的作用。

（三）邹燕勤医案

1. 医案

张某，男，60岁。初诊：2010年6月30日。

全身浮肿半年余。半年多前无明显诱因出现双下肢浮肿，渐及全身，至当地医院检查，B超示：双肾实质回声增强，肾囊肿，肝大，胆囊壁水肿，腹水，血生化：白蛋白（ACB）14.8g/L，肌酐（SCR）85μmol/L，总胆固醇（CHO）7.74mmol/L，尿蛋白5.2g/24h，乙肝两对半示"小三阳"。刻下：全身浮肿，双下肢按之重度凹陷，不易恢复，腹部胀大，有腹水，纳可，尿少，大便日行二次，夜能平卧，无胸闷气喘，舌苔黄，舌质红，脉细。治拟补气养阴、淡渗利水法。

处方：生黄芪50g，太子参40g，生地黄10g，南沙参20g，北沙参20g，川石斛20g，生薏苡仁30g，茯苓皮50g，川续断15g，桑寄生15g，杜仲15g，制僵蚕15g，蝉蜕8g，牛蒡子15g，石韦20g，怀牛膝15g，桃仁10g，红花10g，大腹皮15g，陈皮10g，茅根30g，芦根30g，车前子（包煎）30g，泽兰20g，泽泻20g。7剂。

二诊：全身浮肿减轻，腹部明显缩小，体重由原来的90kg降为70kg，尿蛋白由（+++）减为（++），苔黄，舌质红，脉细。从肝脾肾气阴两虚证辨治。生黄芪50g，太子参40g，生地黄10g，山萸肉10g，女贞子20g，川石斛20g，生薏苡仁30g，茯苓皮50g，猪苓40g，川断15g，杜仲20g，怀牛膝15g，茅根30g，芦根30g，制蚕15g，蝉蜕8g，牛蒡子15g，石韦20g，丹参20g，桃仁10g，红花10g，陈皮10g，大腹皮15g，桑白皮15g，车前子（包煎）40g，泽兰20g，泽泻20g。7剂。

三诊：肿势明显减退，体重又降至65kg，腹围缩小，但觉药后脘胀，苔薄黄，舌质红，脉细。处方：上方去生地黄、山萸肉、女贞子，加枳壳10g，佛手片10g，当归20g，赤芍10g，白芍10g，枸杞子30g。加用雷公藤多甙片10mg，每天3次降尿蛋白。

四诊：体重减至62kg，脘胀缓解，下肢水肿减退，唯足踝部水肿，大便不成形，日行一次，纳可，舌质红，苔薄黄，脉细。24小时尿蛋白定量7.78g，血ALB 14.6g/L。处方：二诊方去山萸肉、生地黄、女贞子，加荷叶10g，当归20g，赤芍10g，白芍10g，枸杞子30g。半月后体重维持在62kg，仅足踝部微肿，复查24小时尿蛋白定量2.4g。

（国医大师邹燕勤医案选自《辽宁中医杂志》）

2. 思考讨论

（1）试分析在本案首诊处方中如何体现"淡渗利水"的治法。

（2）方中重用黄芪、太子参的意义何在？

（四）张琪医案

1. 医案

李某，女，48 岁。甲状腺功能亢进症术后，引起甲减 3 年。中西医多方治疗，效果不佳。患者肢体浮肿，四肢厥冷，面色苍白，毛发干枯脱落，心悸气短，纳呆腹胀，尿少，每 24 小时 400mL，舌体大，有齿痕，舌质淡紫，苔白厚，脉沉而无力。化验：血清三碘甲状腺原氨酸（T_3）0.69mg/mL，血清四碘甲状腺原氨酸（T_4）2.47mg/mL，甲状腺激素（TSH）63.8mg/mL。中医诊断为“阴水”，辨证为脾肾阳虚，水湿不化，血脉瘀阻。

处方：附子（先煎）15g，茯苓、白术、泽泻、麦冬、丹参、益母草、桃仁、猪苓、红花、赤芍、白芍各 20g，红参 15g，五味子 15g。

服药 28 剂，浮肿基本消退，加五加皮、防己、防风各 20g。患者先后服药 60 余剂，诸症消除，一如常人，复查甲状腺功能，T_3 1.34mg/mL，T_4 4.29mg/mL，TSH 11.8mg/mL。遂停药。

（国医大师张琪医案选自《吉林中医药杂志》）

2. 思考讨论

（1）本案治疗的基本方是什么？基本方是如何加减的？

（2）本案处方中为何用麦冬、五味子？

（五）马骥医案

1. 医案

徐某，男，54 岁。初诊：1978 年 11 月。

因外出途中感寒，回家后周身不适，关节酸重，发热恶寒。三日后发现眼睑浮肿，继而颜面周身浮肿，经市某医院检查，诊断为急性肾炎，请中医诊治。诊见：发热恶寒，关节酸痛沉重，颜面及周身浮肿，小便不利，苔薄白，脉浮紧。诊为风水风寒证。治以宣肺解表，利水渗湿之法表里兼顾。方用麻黄加术汤合五皮饮加减。处方：麻黄 15g，桂枝 15g，炒杏仁 10g，苍术 15g，橘皮 30g，茯苓皮 25g，大腹皮 20g，桑白皮 20g，生姜皮 15g，地肤子 20g，紫背浮萍 20g。

二诊：服药 3 剂，遍身得微汗，小便通利，浮肿顿消，表证已解，尚倦怠无力，苔腻脉缓，为湿邪未尽，改为甘淡渗湿之法。处方：茯苓皮 15g，桑白皮 20g，车前子 20g，石韦 10g，白茅根 25g，陈皮 15g，苦竹叶 10g。

三诊：服药 3 剂苔腻已退，湿邪已除。除自觉倦怠无力外，他无所苦。改用善后调理之方，服药 1 周。经市某医院复查痊愈。

1981 年 5 月 15 日追访，病愈后未再复发。

（黑龙江名医马骥医案选自《古今名医临证金鉴·水肿关格卷》）

2. 思考讨论

（1）本案使用麻黄加术汤和五皮饮治疗的依据是什么？

（2）试分析本案首诊、二诊处方转变的思路及意义。

四、临床拓展

1. 水肿治疗原则发汗、利尿、泻下逐水

阳水治疗应以祛邪为主，发汗、利水、解毒或攻水。攻下逐水法即“去菀陈莝”之意，应慎用并掌握适应证，包括全身高度浮肿，气喘，心悸，腹水，小便不利，脉沉而有力。应中病即止，以免过用伤正。阴水当以扶正为主，温肾健脾；同时配以利水、养阴、活血祛瘀等法。对于虚实夹杂者或先攻后补，或攻补兼施，不可固执一法。同时避免使用马兜铃、关木通、木防己、益母草等肾毒性药物。

2. 抓住肺脾肾，注重灵活调治

水肿病位在肺、脾、肾，日久可及心。风水相搏证，治疗多以宣肺利水法，方选麻黄连翘赤小豆汤。风寒者可选用麻黄加术汤或麻杏薏甘汤，风热者可选用越脾加术汤或麻杏石甘汤加减。脾虚气弱、运化失健、水湿内停所致的水肿，治疗健脾益气利水，常用防己黄芪汤、防己茯苓汤。或湿邪困脾，脾运迟滞，治疗宜燥湿运脾利水，如胃苓汤等。命门火衰，气不化水，水湿泛溢，或脾肾阳虚，水肿较甚，常用真武汤、济生肾气丸加减。此外，补火暖土、崇土利水等临床应用较广泛。

3. 重视活血利水法在治疗水肿的应用

对于顽固性水肿，应重视活血利水药物的应用。水与血生理上皆属于阴，相互倚行，互宅互生。病理状态下，水病可致血瘀，瘀血可致水肿。东汉张仲景在《金匮要略》中有云：“血不利则为水。”水肿日久，水湿停积，久病入络，气机不利，血流不畅，称为瘀血，瘀水互结，治当化瘀行水，可用泽兰、赤芍、益母草活血化瘀，利水消肿。

4. 久病防变，加强调护

唐代孙思邈《备急千金要方》指出水肿有五不治：“面肿苍黑，是肝败不治；掌肿无纹理，是心败不治；腰肿无纹理，是肺损不治；阴肿不起者，是肾败不治；脐满反肿者，是脾败不治。”若病变后期，肾阳衰败，浊毒内闭，是由水肿发展为癃闭、关格。若阳损及阴，造成肝肾阴虚，肝阳上亢则可转变为眩晕。加强调护方面，注意清淡饮食，避外感风邪，防止水湿外侵，调畅情志，定期随访。

【复习思考题】

1. 如何理解水肿的病机主要在肺、脾、肾？如何理解水肿的关键在肾？
2. 常用利水消肿法有哪些？各自的适应证和代表方有哪些？
3. 如何理解明代吴崑《医方考》提出的“下焦之病，责之湿热”？

（孙伟）

第二节 淋 证

一、知识要点

（一）概念

淋证是以小便频数、淋漓刺痛、欲出未尽、小腹拘急，或痛引腰腹为主症的病证。古籍中又称“淋”“淋閟”“淋秘”等。《素问·六元正纪大论》称本病为“淋”“淋閟”，东汉张仲景在《金匮要略·五脏风寒积聚病脉证并治》中称其为“淋秘”。

（二）病因病机

淋证病因包括外感湿热、饮食不节、情志失调、禀赋不足或劳伤久病。基本病机为湿热蕴结下焦，肾与膀胱气化不利。病位主要在膀胱与肾，并与肝脾相关。病理因素主要为湿热之邪，由于湿热导致病理变化的不同，临床上有六淋之分。病理性质有虚实之分，可见虚实夹杂。淋证病因病机示意图如下所示（图 5–3）。

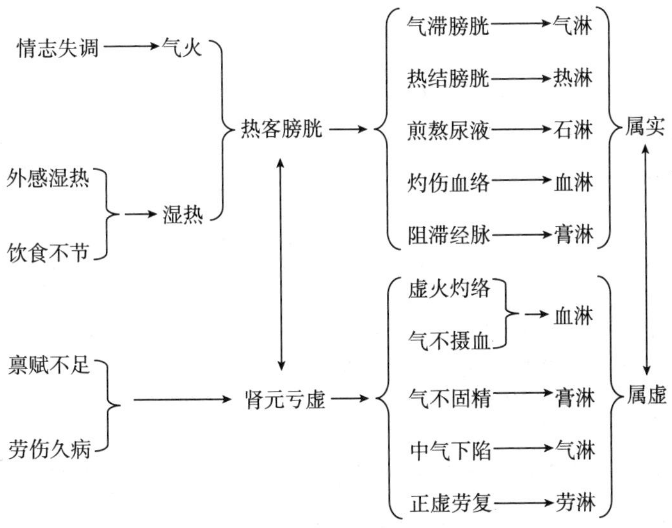

图 5–3 淋证病因病机示意图

（三）辨证要点

临证首当辨别六淋。小便灼痛，或伴发热者，为热淋；尿出砂石，或中断窘痛者，为石淋；小便艰涩、腹胀余沥者为气淋；溺血而痛者为血淋；尿浊腻而痛者为膏淋；小便涩痛不甚、淋漓不已、遇劳即发者，为劳淋。次辨证候虚实。一般初病多实，涩痛明显；久病多虚，涩痛不甚。同时，还要进一步分清六淋相兼、虚实夹杂者的标本缓急。淋证诊断辨证思路示意图如下所示（图 5–4）。

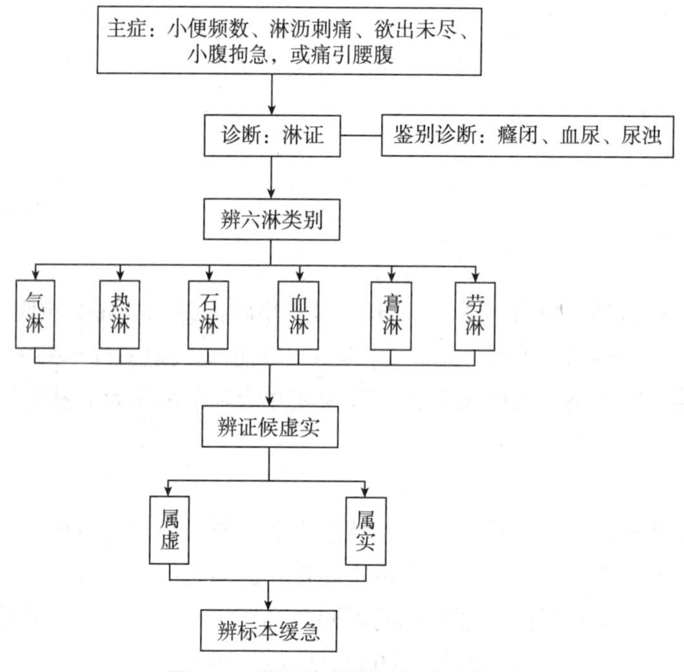

图 5-4 淋证诊断辨证思路示意图

（四）治疗

实则清利、虚则补益为淋证的基本治则。初起多实，以祛邪为主，常用清利湿热、凉血止血、理气疏导、排石通淋等法。日久虚象明显，多补益脾肾。虚实夹杂者，治当清利补虚并用。淋证常见证治简表如下所示（表 5-2）。

表 5-2 淋证常见证治简表

分类	证名	症状	证机概要	治法	代表方	常用药
热淋		小便频数短涩，灼热刺痛，溺色黄赤，少腹拘急胀痛，寒热起伏，口苦，呕恶，腰痛拒按，大便秘结；苔黄腻，脉滑数	湿热蕴结下焦，膀胱气化失司	清热利湿通淋	八正散	瞿麦、萹蓄、木通、车前子、滑石、栀子、灯心草、大黄、甘草
石淋		尿中夹砂石，排尿涩痛，或排尿时突然中断，尿道窘迫疼痛，少腹拘急，往往突发，一侧腰腹绞痛难忍，甚则牵及外阴，尿中带血；舌红，苔薄黄，脉弦或带数	湿热蕴结下焦，尿液煎熬成石，膀胱气化失司	清热利湿，排石通淋	石韦散	石韦、冬葵子、瞿麦、滑石、车前子
血淋	实证	小便热涩刺痛，尿色深红，或夹有血块，疼痛满急加剧，心烦；舌尖红，苔黄，脉滑数	湿热蕴结下焦，热甚灼络，破血妄行	清热通淋，凉血止血	小蓟饮子	小蓟、生地黄、蒲黄、藕节、滑石、木通、淡竹叶、栀子、当归、甘草
	虚证	尿痛涩滞不显著，腰膝酸软，神疲乏力；舌淡红，脉细数	久病肾阴不足，虚火扰动阴血	滋阴清热，补虚止血	知柏地黄丸	熟地黄、山萸肉、山药、茯苓、泽泻、牡丹皮、知母、黄柏

续表

分类	证名	症状	证机概要	治法	代表方	常用药
气淋	实证	郁怒之后，小便涩滞，淋漓不已，少腹胀满疼痛；苔薄白，脉弦	气机郁结，膀胱气化不利	理气疏导，通淋利尿	沉香散	沉香、橘皮、当归、白芍、石韦、滑石、冬葵子、王不留行、甘草
	虚证	久病少腹坠胀，尿有余沥，面色萎黄；舌质淡，脉虚细无力	脾虚中气下陷，膀胱气无权	补益中气，化气升提	补中益气汤	黄芪、人参、白术、炙甘草、当归、橘皮、升麻、柴胡
膏淋		小便浑浊，乳白或如米泔水，上有浮油，置之沉淀，或伴有絮状凝块物，尿道热涩疼痛，尿时阻塞不畅，口干；苔黄腻，舌质红，脉濡数	湿热下注，阻滞络脉，脂汁外溢	清热利湿，分清泄浊	程氏萆薢分清饮	萆薢、黄柏、车前子、石菖蒲、茯苓、白术、莲子心、丹参
劳淋		小便不甚赤涩，溺痛不甚，但淋漓不已，时作时止，遇劳即发，病程缠绵，面色萎黄，少气懒言，神疲乏力，腰膝酸软，畏寒肢冷，或面色潮红，五心烦热；舌质淡，脉细弱	湿热留恋，脾肾两虚，膀胱气无权	补脾益肾	无比山药丸	山药、地黄、山茱萸、肉苁蓉、菟丝子、杜仲、巴戟天、赤石脂、五味子、茯神、泽泻、牛膝

二、医案分析

（一）邹云翔医案

1. 医案

闻某，女，41岁。患者于就诊4年前患痢疾，并发肾盂肾炎，经用抗生素治疗，暂时控制，但未能根治，经常反复发作。近日复发，曾使用多种抗生素治疗，初用之时，尚觉有效，续用则不敏感。来诊时，腰痛及腹，尿频日解20余次，大便不实，纳少，腹胀，不时低热（体温常在37.5℃），舌苔黄厚。尿常规示：脓细胞（+～+++），红细胞（+-～+），蛋白（+-～+），尿培养有大肠杆菌。既往有支气管扩张、慢性支气管炎及神经衰弱病史。诊为淋证，证属脾肾两虚，兼有湿热蕴伏，将及肺金。治以脾肾两补，宣湿和络，佐以清养肺金。

处方：土炒党参12g，土炒山药15g，土炒白术9g，炒扁豆12g，云茯苓9g，制苍术2.4g，焦白芍9g，炒陈皮4.5g，法半夏3g，炮干姜3g，干荷叶12g，补骨脂4.5g，炒独活3g，桑寄生9g，炙黄芪9g，炒青蒿9g，煅鳖甲3g，米炒北沙参9g，川贝母（杵）3g，香连丸（吞服）1.8g，滋肾丸（吞服）2.4g。

患者连服上方近50剂，诸症消失，尿常规复查正常，尿培养阴性。

随访10月余，未见复发。

（现代中医名家邹云翔医案选自《邹云翔学术思想研究选集》）

2. 思考讨论

（1）古有“淋证忌补”之说，为何本案采用补法治疗？

编者按：“淋证忌补”之说以朱丹溪为代表，《丹溪心法》曰：“最不可用补气之药，气得补而愈胀，血得补而愈涩，热得补而愈盛。”但丹溪所言忌补，主要针对的是气滞、血涩、热盛之淋之实证，而淋之虚证当补，实则不必有所禁忌。《诸病源候论》言：“肾虚则小便数，膀胱热则水下涩。”本案淋证病久，以小便频数为突出表现，涩滞不显，可知其为肾虚摄纳无权之淋证虚证，且其反复发作，归劳淋的范畴。本案患者大便不实，纳少，腹胀，可知其又有脾虚运化失职之变，实为脾、肾两虚。同时，本案患者有肺病宿疾，当虑其母病及子与子盗母气之肺虚之变。因此本案当用补法，宜从肺、脾、肾三脏议补。

（2）试分析本案遣方用药思路。

编者按：本案淋证起于痢疾，苔色黄厚，低热起伏，兼有湿热蕴伏不化，虽脾肾亏虚宜补，又多兼湿热，需要兼顾。故治脾取缪希雍资生丸之法，以参苓白术散补脾运脾，胃苓汤与香连丸助化湿滞；治肾取独活寄生汤之主药温肾化气，黄芪鳖甲散之主药与滋肾通关丸助其透热通淋；治肺又选沙参、贝母。故全方虽用补法，但兼顾清化，故其用后效佳，能除此缠绵反复之疾。

3. 拓展

邹燕勤《邹云翔学术思想研究选集》从肺脾肾议补治劳淋法。

（二）周仲瑛医案

1. 医案

潘某，男，50岁，职工。初诊：1986年4月。

患者患乳糜尿数年，经病原学检查诊为血丝虫病。曾经多方治疗效果不显。刻诊：尿液混浊殷红，排尿有灼痛感，腰酸腿软，下肢轻度浮肿，面色萎黄，舌红苔薄，脉细兼数。尿常规：蛋白（++++），红细胞（+++），白细胞（++）。辨为淋证，证属阴虚火灼，损伤血络，肾失封藏。治从大补阴丸合犀角地黄汤加减。

处方：盐水炒知母、炒黄柏10g，大生地黄15g，水牛角（先煎）12g，牡丹皮10g，赤芍10g，龟甲（先煎）12g，明阿胶（烊冲）10g，大小蓟各12g，萆薢10g，水蜈蚣30g，飞廉10g，墨旱莲10g，六一散（包煎）15g。

二诊：服14剂后，膏淋显著减轻，小便间或微浑。尿常规：蛋白（++），红细胞（+），白细胞少许。原方续服。

三诊：服30剂后，诸症悉缓，小便转清。尿常规：蛋白（+），红细胞、白细胞均阴性。上方去大蓟、小蓟，加菟丝子、金樱子各10g。

续服2月后逐渐痊愈，恢复正常工作。

（国医大师周仲瑛医案选自《周仲瑛临床经验辑要》）

2. 思考讨论

（1）本案为何未使用治疗膏淋的主方如萆薢分清饮而疗效明显？

编者按：本案虽起病为膏淋，但其日久伤阴，湿热已转血热，同时伤及血络，浊阻已转瘀阻，故其证见尿液混浊殷红，腰酸腿软，舌红苔薄，脉细兼数，表现阴虚火灼、损伤血络的血淋之象。故本例实为膏淋转兼血淋。此时当以滋阴凉血，化瘀通络，从血淋论治为主，酌配化浊泻浊从膏淋论治的验方专药。因其阴复而热易清透，瘀散而浊阻易化，服药后，不唯血淋得减，膏淋也显著减轻。

（2）徐灵胎谓："治淋之法，有通有塞，要当分别。"请结合本案谈谈你的理解。

编者按:《诸病源候论》言:"诸淋者，由肾虚膀胱热故也。"其明示淋证辨治的虚实两纲，故而淋证之治法可以据此以通塞二意概之。通法和塞法可根据虚实情况或单用或兼用。言膀胱热者，提示淋之实者多热，然此热之来由因湿热或气火之别，热成又有炼石、滞伤血络与脂络之变。故其通法，除通淋导热外，尚有清热利湿、利气疏导、化石排石、凉血化瘀与化浊分清等不同，需审证选用。本案选用犀角地黄汤加大蓟、小蓟、墨旱莲，即是以凉血化瘀之法为通之主法。言肾虚者，又有热稽伤阴与湿困损阳之别。故其塞法，又有助阳化气与滋阴降火之别。本案选用大补阴丸，即是以滋阴降火法为塞之主法。

三、医案讨论

（一）黄文东医案

1. 医案

黄某，女，28 岁，工人。初诊：1975 年 4 月 6 日。

昨起小便频急，涩痛而赤，腰酸，少腹胀，心烦，少寐。舌质红，苔腻，脉细数。查尿常规：蛋白（++），红细胞（++++），白细胞 0 ～ 1 个 /HP。湿热蕴蓄于下焦，膀胱气化不利，血得热而下注，证属血淋。法宜凉血滋阴，清利湿热。

处方：生地黄 15g，竹叶 9g，生甘草 4.5g，木通 3g，黄芩 15g，小蓟草 30g，乌药 9g。3 剂。

二诊（4 月 8 日）：药后诸症一度减轻，尿色稍清。今晨又见尿频涩痛，腰酸乏力，少腹胀痛。苔腻，脉细数。查尿常规：蛋白微量，红细胞（++++），白细胞 0。再予前方加味，原方加萆薢 15g，2 剂。

三诊（4 月 10 日）：尿频明显减轻，尿色已清，少腹胀痛基本消失，腰酸乏力，脉细带数。查尿常规：红细胞 0 ～ 1 个 /HP，白细胞 0 ～ 1 个 /HP。再守原意，前方去木通。4 剂。

（现代中医名家黄文东医案选自《古今名医内科医案赏析》）

2. 思考讨论

（1）试分析本案三诊中虚实变化。

（2）本案诊为血淋，为何治疗仅选用小蓟草一味以止血为主要功用的药物?

（二）杜雨茂医案

1. 医案

刘某某，男，40 岁。初诊：1979 年 12 月。

患者于1979年12月以腰痛待查收住医院病房。其起病以来，医者曾先投八正散加减，后予参苓白术散及六味地黄丸，共服药70余剂，其效不著，故延杜老诊治。刻诊：腰痛右侧为著，小便色黄，频涩热痛，平素胃脘满痛，喜温喜按，胃纳较差，体瘦乏力，面黄少华，脉细数，舌红苔微腻。辅检：查尿常规：蛋白（+），脓球（+），上皮细胞少许。尿培养：含白色葡萄球菌。肾盂静脉造影：除右侧肾盂排泄迟缓，双侧肾盂肾盏未发现异常。辨为淋证，证属湿热久蕴，阴损及阳，肾气亏虚。治宜益气补肾，佐以清利。

处方：党参12g，猪苓12g，苍术9g，桑寄生14g，续断12g，茯苓12g，泽泻9g，滑石12g，车前子9g，芒硝10g，萹蓄24g，槐花9g，厚朴12g，柴胡12g。每日1剂，水煎服。

服6剂后患者腹痛加剧，腹亦挛痛，继之从尿道排出约1.2cm×0.8cm大的结石，并伴有小米粒大的8块结石排出，各症随之俱减。宗前法渐增加健脾固肾，减少清利之品。

经过约4个多月的调治，患者诸症消失，身体康复，于次年2次随访，病愈后上班，未再复发。

（现代中医名家杜雨茂医案选自《陕西中医函授》）

2. 思考讨论

（1）试分析本案为何用“益气补肾，佐以清利”法治疗？

（2）试分析本案选用了哪些经方化裁治疗。

3. 拓展

杜雨茂教授运用经方治疗肾系病症与结石经验。

（三）任继学医案

1. 医案

沈某，女，37岁。初诊：1982年7月15日。

患者2年前即发腰痛，小腹坠胀，尿频，尿急，尿道有灼热感，大便干。经某医院用青霉素、庆大霉素治疗数月不愈。后又经多方治疗，时好时犯，劳累加重，故来我院就诊。刻诊：腰酸膝冷，少腹坠胀冷痛，四肢欠温，尿频尿急，遇热减轻，遇寒加重，劳累尤甚，舌质淡红，苔白而润，脉沉濡无力。病久肾阳不足，膀胱气化不利，取温肾壮阳为主，方用济阳汤加减。

处方：通草15g，附子5g，肉桂10g，盐茴香15g，威灵仙10g，姜黄柏15g，盐知母10g，仙茅15g，地肤子50g。

共服药20余剂，其病告愈。

（国医大师任继学医案选自《中国现代名中医医案精华》）

2. 思考讨论

（1）除六淋外，《华佗中藏经》等医籍尚有“冷淋”的分类，试结合本案分析“冷淋”的病机。

（2）本案治则为温肾壮阳，为何药选黄柏和知母？

（四）胡翘武医案

1. 医案

王某，女，38岁。与夫口角争吵后，肾盂肾炎之宿恙又发，小便频涩且痛，伴恶寒发热、腹痛便结等。尿常规：白细胞（++），红细胞（+），蛋白（+）。服用消炎及清热通淋之药2周，寒热症状虽减，但淋涩及腹痛之症不除。来余诊时，默默寡语，纳减寐差，胸胁痞满，小腹隐痛，常以太息为快，口干且苦，四肢不温，但手心灼热，心烦。询问有七情伤感史。拟四逆散加味：柴胡10g，枳壳10g，炒白芍10g，大黄6g，蝉衣6g，桔梗6g，香附10g，路路通10g，川楝子10g，黄芩10g，甘草6g。

3剂症减，又5剂即已，尿常规也趋正常。

（现代中医名家胡翘武医案选自《古今名医临证金鉴·淋证癃闭卷》）

2. 思考讨论

（1）试结合本案分析淋证为何可以从肝论治。

（2）试分析本案是否可选择小柴胡汤治疗。

四、临床拓展

1. 注意虚实转化与“六淋”兼见

淋证病理性质初病多实，久则转虚，除需分清标本虚实的主次外，还需注意虚实转化相兼。如实证转虚过程中，可呈虚实夹杂，或虚证兼感新邪，多见本虚标实。此外，“六淋”也常转化兼见。如血淋、石淋、膏淋最初可为由热淋起病转化而来，故其初期多兼热淋，病久由实转虚，多归劳淋，故后期又多与劳淋相兼，而中间阶段由于浊聚石阻滞气耗气，伤络伤阴，石淋、膏淋又常与气淋、血淋互兼。

2. 正确认识淋证忌汗和忌补

临证需知常达变，注意忌汗和忌补的正确运用，若淋证确由外感诱发，或新感外邪，症见恶寒发热、鼻塞流涕、咳嗽咽痛者，仍可适当配合运用辛凉解表之剂。诸如脾虚中气下陷，肾虚下元不固，自当运用健脾益气、补肾固涩等法治之，不必有所禁忌。

3. 预后一般较好，慎防转化出现其他病症

淋证初起，调治得当一般预后良好，若处理不当，也可出现热毒炽盛，内犯营血，或石阻水道、水凌心肺等病症转化；久淋不愈，脾肾两虚，不仅可转为劳淋，甚者可因脾肾衰败，转为水肿、虚劳，或因肾虚肝旺，转为头痛、眩晕，出现多种病症转化。若失治误治，无论淋证初起还是久淋，又均可出现向癃闭、关格转化的情况。

【复习思考题】

1. 淋证的主要病机是什么？“六淋”的病机有何异同？
2. 淋证常用的治疗方法有哪些？

（冯哲）

第三节 癃 闭

一、知识要点

（一）概念

癃闭是以小便量少、排尿困难，甚则小便闭塞不通为主要特征的病症。其中小便不畅、点滴而短少、病势较缓者称为癃；小便闭塞、点滴不通、病势较急者称为闭。两者虽有程度上的差别，但都是指排尿困难，故多合称癃闭。

（二）病因病机

癃闭病因主要有外邪侵袭、饮食不节、情志内伤、浊瘀内停及体虚久病。病位在肾与膀胱，病机总属膀胱气化不利。病变脏器涉及肺、脾、肾。病理性质有虚实之分：膀胱湿热、肺热壅盛、肝郁气滞、尿路阻塞属实；中气下陷、肾阳虚惫、肾阴亏耗属虚。尿闭不通，水毒上犯，可见诸多危候：上犯于肺表则喘急，外溢肌肤则肿胀，上逆犯胃则呕恶，水毒凌心则昏厥。癃闭病因病机示意图如下所示（图 5–5）。

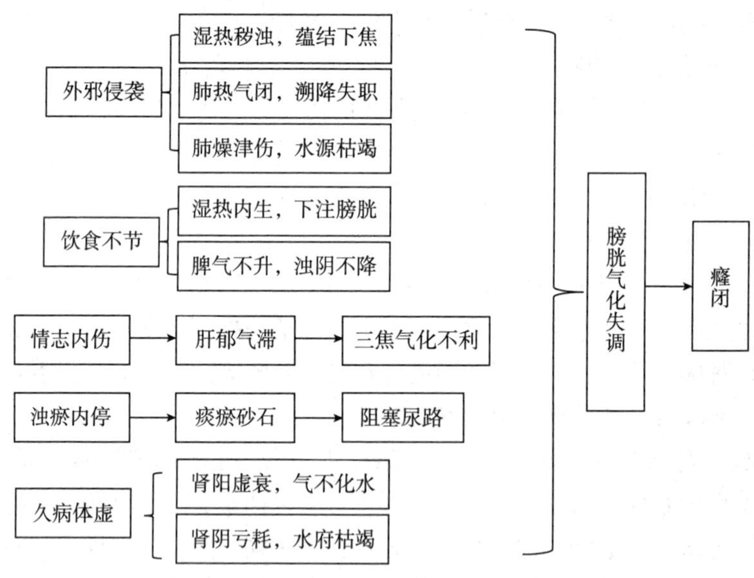

图 5–5 癃闭病因病机示意图

（三）辨证要点

癃闭辨证首先应辨膀胱有尿与无尿。有尿表现为小腹胀满膨隆，小便欲解不得或点滴而下，为水蓄膀胱，病情较轻；无尿是小腹无胀满或胀满不甚，外形如常，无排尿意，尿量少或无，为津伤液涸、肾元衰竭所致，往往病情较重。其次辨应虚实。实证每多起病较急，病程较短，尿意急迫，小便短少色黄，涩滞不畅，苔黄腻，脉弦数。虚证一般起病较缓，病程较长，排尿无力，神疲乏力，舌质淡，脉沉细。三辨病情缓急。小便闭塞，点滴不通为急病，小便量少，点滴能出为缓证。如见神昏烦躁、抽风痉挛等症，则病情危笃。癃闭应注意与淋证、水肿与关格等病相鉴别。癃闭诊断辨证思路示意图如下所示（图 5–6）。

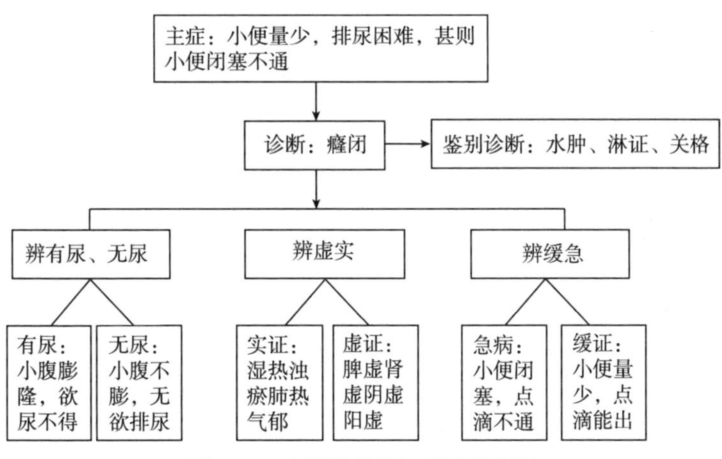

图 5–6　癃闭诊断辨证思路示意图

（四）治疗

癃闭应以“通利”为治疗原则。早期治疗重在通利；晚期治疗重在补益脾肾，以助气化，气化则水行。癃闭常见证治简表如下所示（表 5–3）。

表 5–3　癃闭常见证治简表

证名	症状	证机概要	治法	代表方	常用药
膀胱湿热证	小便点滴不通，或量极少而短赤灼热，小腹胀满，口苦口黏，或口渴不欲饮，或大便不畅；舌质红，苔黄腻，脉数或濡数	湿热下注，蕴结膀胱	清热利湿，通利小便	八正散	黄柏、山栀、大黄、滑石、瞿麦、萹蓄、茯苓、泽泻、车前子
肺热壅盛证	小便不畅，甚或点滴不通，咽干，烦渴欲饮，呼吸急促，或有咳嗽；舌红，苔薄黄，脉数	肺热气壅，通调失职	清泄肺热，通利水道	清肺饮	黄芩、桑白皮、鱼腥草、麦冬、芦根、天花粉、地骨皮、车前子、茯苓、泽泻、猪苓
肝郁气滞证	小便不通或通而不爽，情志抑郁，或多烦善怒，胁腹胀满；舌红，苔薄黄，脉弦	肝郁气滞，疏泄不畅	理气开郁，通利小便	沉香散	沉香、橘皮、柴胡、青皮、乌药、当归、王不留行、郁金、石苇、车前子、冬葵子、茯苓
浊瘀阻塞证	小便点滴而下，时有排尿中断，或尿如细线，甚则阻塞不通，小腹胀满疼痛；舌紫暗，或有瘀点、瘀斑，脉涩	浊瘀阻塞，水道不通	行瘀散结，通利水道	代抵当丸	当归尾、山甲片、桃仁、莪术、大黄、芒硝、郁金、肉桂、桂枝

续表

证名	症状	证机概要	治法	代表方	常用药
脾气不升证	时欲小便而不得出，或量少不畅，伴小腹坠胀，神疲乏力，食欲不振，气短而语声低微；舌淡，苔薄，脉细弱	中气下陷，浊阴不降	升清降浊，化气行水	补中益气汤合春泽汤	人参、党参、黄芪、白术、桂枝、肉桂、升麻、柴胡、茯苓、猪苓、泽泻、车前子
肾阳虚衰证	小便不通或点滴不爽，排尿无力，面白神萎，神气怯弱，畏寒肢冷，腰膝冷而酸软无力；舌淡胖，苔薄白，脉沉细或弱	命门火衰，气不化水	温补肾阳，化气利水	济生肾气丸	附子、肉桂、桂枝、地黄、山药、山茱萸、车前子、茯苓、泽泻

二、医案分析

（一）张伯臾医案

1. 医案

任某，男，56岁。初诊：1975年6月25日。

患者有前列腺肥大史，尿少色黄且痛，足肿按之如泥，凹陷不起，面色灰滞，眼睑浮肿，本月六日起尿闭，曾三次导尿。刻下小便不畅，尿频而量少，夜尿5～6次，舌边红，苔白干燥，脉沉细濇，超声波检查：膀胱积水500mL。湿热瘀阻于下焦，膀胱宣化失司，发为淋漓而痛。治拟清利通淋。

方药：炒知柏各9g，肉桂丸（分吞）1.5g，木通9g，萹蓄草18g，滑石30g，金钱草30g，红藤30g，败酱草30g，桃仁12g，防己12g，虎杖30g，生升麻9g。7剂。

二诊（7月2日）：小溲较利，量亦增多，尿痛亦止，足肿亦消2/3，苔薄白，脉沉细。尿利肿消，水湿已得下泄，超声波复查：膀胱余尿仅100mL，原方再进。7剂。

三诊（7月9日）：足肿又退，小便次数减至每夜1～2次，但尿色深黄且混，味臭，纳呆乏力，脉沉细，苔薄，舌质红。下焦湿热未除，再守原意进退。方药：炒知母、炒黄柏各9g，肉桂丸（分吞）1.2g，红藤30g，粉萆薢12g，败酱草30g，米仁15g，木通4.5g，竹叶9g，虎杖30g，生黄芪15g，防己9g，六一散（包煎）30g。14剂。

四诊（7月22日）：年逾半百，脾肾两亏，阳不足则阴无以化，故服通利之剂，足肿虽减而未能尽退，观其尿色黄混，量不多，面色灰黄。乃湿热尚未清彻之故也。法当标本兼顾。方药：炒知柏各9g，肉桂丸（分吞）1.8g，红藤30g，败酱草30g，熟附片6g，白术、白芍各9g，猪苓、茯苓各12g，泽泻18g，椒目6g，虎杖30g。7剂。

服本方后，足肿退净，水湿得泻故也，尿量多，色淡黄，超声波检查，膀胱积水已消，下焦湿热已得净化，患者已无自觉症状，再以前方续服，巩固疗效。

（现代中医名家张伯臾医案选自《张伯臾医案》）

2. 思考讨论

（1）本案患者“尿频尿少且痛”，应当诊断为淋证还是癃闭?

编者按：癃闭与淋证均属膀胱气化不利，故皆有排尿困难、点滴不畅等症。但癃闭无尿道刺痛，每日尿量少于正常，甚或无尿排出。而淋证表现为小便频数短涩，滴沥刺痛，欲出未尽，而每日尿量正常。清代程国彭《医学心悟·小便不通》曰：“癃闭与淋证不同，淋则便数而茎痛，癃闭则小便点滴而难通。”淋证日久不愈，可发展成癃闭；癃闭感受外邪，常可并发淋证。本案患者起病急，病程短，不仅尿少色黄且痛，尿量减少，尿闭，曾三次导尿，超声波检查：膀胱积水。诊断：癃闭。

（2）本案方中加入红藤、败酱草、桃仁的意义是什么?

编者按：红藤、败酱草在此既可以清热解毒以除膀胱湿热，更兼有活血消肿之功效，佐以桃仁加强活血作用，因癃闭日久，膀胱气化不利，水液蓄积膀胱或湿热阻滞，常易导致瘀血内生，瘀血与败精阻塞尿路，使水道不通。故在治疗中常加入活血化瘀药以行瘀散结，通利水道，可以加强疗效。

（二）施今墨医案

1. 医案

秦某，男，66 岁。主诉尿意频频而排尿甚难，有时尿闭，需导尿始能排出，病已 8 年之久，经医院检查为前列腺肥大，须动手术，希望中医治疗。诊查舌苔正常，脉象濡数。辨证心肾不交，水火无制，清阳不升，浊阴不降，致成小便淋漓、涩痛，而尿意频频。治宜升阳利尿，调和水火为法。

处方：盐黄柏、盐知母各 6g，车前草、旱莲草各 10g，嫩桂枝 5g，海浮石（同打先煎）10g，鱼枕骨（同打先煎）24g，赤小豆 18g，赤茯苓 10g，炙升麻 3g，海金沙（同布包煎）10g，滑石块（同布包煎）24g，台乌药 6g，吴茱萸（黄连水炒）18g，炙草梢 3g，引：蟋蟀 7 枚。

二诊：前方服 2 剂效果甚好，小便已非点滴淋漓，排尿顺利，但仍频数，要求常服方。处方：盐黄柏、盐知母各 6g，车前草、旱莲草各 10g，醋炒川楝子 6g，台乌药 6g，赤茯苓 18g，赤小豆 10g，海浮石、海金沙各（同布包煎）6g，炙升麻 3g，吴茱萸（黄连水炒）5g，鱼枕骨、滑石块各 24g，冬瓜子、冬葵子（同捣）各 12g，嫩桂枝 5g，炙草梢 3g，引：蝼蛄 1 枚，蟋蟀 7 枚。每星期服 3 剂。

（现代中医名家施今墨医案选自《施今墨医案解读》）

2. 思考讨论

（1）本案为何要以桂枝、升麻之类升阳？为什么升阳可以利浊?

编者按：此所谓“提壶揭盖法”，即通过开提肺气或升举中气，而使下焦之气通利的方法。其理论依据是“上窍开则下窍自通”，是取类比象于提壶倒水时需揭其盖方能倒出的现象。因开提肺气有助于恢复肺的通调水道、下输膀胱的功能。桂枝、升麻均属于开提肺气的药物，其他如桔梗、紫苏叶、杏仁等。

（2）试分析本案的处方用药特点。

编者按：本案方中应用桂枝、升麻，意在升其阳利浊阴。既要行水又须化坚，药用海浮石、海金沙、鱼枕骨、滑石块、赤茯苓、赤小豆之属。用知母、黄柏以抑相火，用吴茱萸辛温通散。蝼蛄、蟋蟀均可利水消肿，通利小便。车前草、旱莲草为施今墨治淋常用药对，名为二草丹，出自清代沈金鳌《杂病源流犀烛》，主治小便出血。

三、医案讨论

（一）李斯炽医案

1. 医案

何某，女，50岁。初诊：1978年7月15日。

患者小便黄少，有时小便不通，胃部及腹部两侧胀满，自觉有水停滞于内，饮食很差，常嗳气，多矢气，喉中时觉有痰，头部昏重，手足发烧，晚上口干，出气觉热，有时心慌心跳。曾服香燥清利汤药均未奏效，反觉胀满愈甚，小便更加不通。诊得脉象微弱，舌质淡萎。辨证：气血不足，脾肾阳虚。治法：补气益血，扶脾强肾，佐以润肺。

处方：泡参9g，炒白术9g，茯苓9g，黄芪12g，当归9g，川芎6g，白芍9g，益智仁9g，菟丝子12g，补骨脂9g，肉桂3g，砂仁6g，广木香6g，麦冬9g，甘草3g。

上方服6剂后，诸症大减，小溲已得通利，腹亦不胀，后续服至30余剂，自觉康复。随访2年多，情况良好。

（现代中医名家李斯炽医案选自《新医药学杂志》）

2. 思考讨论

（1）本案为何以补气益血、扶脾强肾为法？

（2）为何本案患者前面服用香燥清利药反而症状加重？

（二）吕仁和医案

1. 医案

患者，女，72岁。初诊：2009年11月13日。

主诉：双下肢轻度水肿5个月余。

病史：5个月前体检时发现左肾盂积水，B超示：左肾盂积水伴左侧输尿管扩张范围6.1cm×2.4cm，经导尿治疗后左肾盂积水消失，故拔出导尿管。2009年11月12日复查B超示：左肾扩张肾盂积水，左肾扩张范围3.1cm×6.0cm，右肾扩张范围1.9cm×1.9cm。患者不接受长期留置导尿的治疗方案，寻求中医药治疗。既往史：高血压史8年，风湿性心脏病10余年，房颤2年。刻下症：小腹胀，饭后甚，双下肢轻度水肿，无腰酸腰痛，急躁，汗出，纳可，眠差，夜尿频，大便每日一行，舌红、苔薄黄，脉细数。空腹血糖6.47mmol/L，尿素氮（BUN）7.1mmol/L，肌酐（Cr）90μmol/L，尿酸（UA）475μmol/L，甘油三酯（TG）2.36mmol/L，肾小球滤过率56mL/min。CT示：左肾、输尿管积水，神经源性膀胱，双肾囊肿。MRI示：左肾、输尿管积水，梗阻位于输尿管膀胱入口；神经源性膀胱。

西医诊断：神经源性膀胱，双肾积水。

中医诊断：癃闭（虚劳期）。辨证为肾气亏虚、督脉不畅、湿热下注。

治法：补肾通督、清利湿热。方以脊瓜汤加减。

处方：狗脊10g，续断10g，川牛膝30g，木瓜30g，郁金10g，荔枝核10g，橘核10g，石韦30g，瞿麦10g，萹蓄10g，连翘30g，木蝴蝶10g，甘草10g。10剂，水煎服，每日1剂。

二诊（2009年11月24日）：夜尿多。B超示：膀胱残余尿量823mL。辨证肾气亏虚、督脉不畅，治以补肾通督，处方：狗脊10g，续断10g，川牛膝30g，荔枝核10g，橘核10g，刺猬皮10g，炮山甲10g，木蝴蝶10g，甘草10g，石韦30 g，北柴胡10g，太子参30g，白芍30g。14剂，水煎服，每日1剂。

三诊（2009年12月8日）：尿量少，排尿不畅，无小腹胀满。B超示：膀胱残余尿量585mL。上方加冬葵子20g，瞿麦10g，萹蓄10g，夏枯草10g，鬼箭羽20g，以增强利尿通淋、散结通络之功。7剂，水煎服，每日1剂。

四诊（2009年12月14日）：尿已能排出，脉两寸弱。辨证脾肾亏虚，上方加黄芪30g，白术10g以增强益气健脾之力。14剂，水煎服，每日1剂。

此后患者一直在门诊中药调理，2010年11月20日肾动态显像（ECT）测肾小球滤过率：42.48mL/min；用药至2013年12月21日再次测ECT示肾小球滤过率：47mL/min。后监测膀胱残余尿量波动在150～300mL，Cr 57～65μmol/L，BUN 6～6.5mmol/L，UA 320～380μmol/L，病情稳定。

（国医大师吕仁和医案选自《中医杂志》）

2. 思考讨论

（1）试分析本案的病因病机特点及督脉不畅在癃闭中的意义。

（2）试分析木蝴蝶在本案处方中的意义。

（三）邹云翔医案

1. 医案

王某，男，32岁。初诊：1958年10月12日。

患者于10月6日起发热39℃，头痛，全身酸痛，食欲不振，白细胞正常，某医院急诊室予复方阿司匹林，体温不退，上升至40℃，并有轻度咳嗽，呕吐1次，全身症状加重，于10月10日住入某医院。入院后予输液、肌注青霉素等。翌日晨，体温退至36.7℃，此间呕吐8次，每次量为150～200mL，全为咖啡色，无小便，无尿意，膀胱不膨胀，注射部位及背部、腋下均出现出血点（10余年来，曾皮下出现紫斑和鼻出血多次）。血压不高，血尿素氮14.3mmol/L。10月12日上午8时导尿，得黄色尿液75mL，查尿蛋白（++++），有红细胞、白细胞及颗粒管型。血尿素氮39mmol/L，二氧化碳结合力18mmol/L。体温上升至38.5℃，再次导尿仅1.5mL。至此尿毒症现象已经十分显著，乃请中医会诊。刻下：面赤，口渴，小溲涓滴不通，舌尖红、中灰，诊脉右部数大，左手较细。证属升降气机窒塞，热毒内盛，肺胃阴虚。治宜镇逆清热，和养肺胃之阴。

处方：白蒺藜 9g，香青蒿 12g，姜竹茹 9g，紫苏 0.9g，黄连 0.9g，麦冬 12g，黑玄参 9g，橘红、橘络各 9g，制半夏 6g，西洋参 2.4g，海蛤粉 9g，天花粉 15g，鲜芦根（去节）3 尺，鲜藕（打）5 片。每日 1 剂，水煎服。

二诊（10 月 13 日）：服上方 1 剂，导尿得 95mL，尿检仍有蛋白（++++），红细胞（++++）。眼睑浮肿甚著，鼻唇沟消失，一度意识朦胧。辨析：肺主气，肾主水，肺气不宣，肾气衰竭，通调必失其常，患者平日劳累过甚，既伤其气，又损其肾，肺肾之气内戕，猝然无尿，不为无因。今因小溲不通，水毒凌心犯胃，呕逆不适，神智似有昏糊之象。体发红紫瘀点，此毒逢内达外之兆。舌质红绛，肺胃之阴亦耗。故欲止其吐，当先和其胃，欲和其胃，必须降逆，待清升浊降，吐止尿通，方有生机，否则难许方治。方拟开泄肺气，清养胃阴，佐以芳香淡渗，俾上窍开，下窍或可启乎。药用：西洋参 12g，麦冬 9g，甘草梢 6g，白桔梗 3g，枇杷叶（包煎）4 片，冬瓜子、冬瓜皮各 30g，石菖蒲（后下）3g，泽泻 9g，姜竹茹 6g，黄连 1.2g，车前子（包煎）30g，滑石 18g，川通草 1.5g。水煎服，每日 1 剂。另用蟋蟀干 3 只，血竭 3g，真麝香 0.09g，研末吞服。

三诊（10 月 14 日）：服上方后，意识较清楚，颜面浮肿消退，有尿意但仍难排出，导尿得 170mL。昨日下午起，腹痛，下腹部肌肉紧张，无压痛及反跳痛，无移动性浊音，白细胞 16.65×10^9/L，中性 0.85，血非蛋白氮 96mmol/L，二氧化碳结合力 14.4mmol/L。昨天用开肺气、养胃阴、佐以渗利之法，药入仍稍呕逆，小溲仍未自解，呕吐时甚至有痰血之块，舌干绛，苔罩黄灰，唇色干裂，显属水毒化热，凌心犯胃，肺胃津液日渐干涸之象。脉来软弱，神智尚未清醒，昏糊欲脱。病情险恶，殊难挽救，姑再宣肺气，养胃阴，以冀肺气得以下降，肾气亦通利之机，未知能否暂时获效。药用：西洋参 12g，麦冬 9g，鲜石斛 18g，黄连 1.5g，姜竹茹 6g，枇杷叶（包煎）4 片，鲜芦根（去节）60g，石菖蒲（后下）3g，郁金 6g，知母 6g，泽泻 9g，车前子（包煎）12g。水煎服，每日 1 剂。

四诊（10 月 28 日）：服上方后翌日，有尿 532mL，黄红色，比重 1.012，蛋白（++++），红细胞满视野，白细胞 0 ～ 2 个 /HP，管型未见。腹痛缓解，尿量逐渐增加，达 2210mL/d。至 10 月 19 日，血压上升至 150/96mmHg，一度出现神情烦躁不安，两目凝视，唤之不应，手足瘫痪，且有癫痫样发作，每次 1 分钟左右，每日 5 ～ 6 次。血压升至 180/110mmHg。脉细数（120 次 / 分）。医院予输液，注射硫酸镁，口服金霉素。躁动时注射安眠妥钠等，但入睡约 1 小时即醒，醒后烦躁依然。现症见：小溲已通利，继而腹胀，神志模糊，是浊气上攻所致，给以开窍养阴利湿之剂，诸恙悉解。迩来猝然抽风，两手瘫痪，牙关不利，神志不清，时而发狂，自哭不已，舌干无津，脉象细数，小便 1 日 3000mL，大便秘结。属津液偏渗，阴伤阳亢，肝风内动，筋脉失养使然。拟滋阴熄风，镇摄虚阳。药用：西洋参（另煎入水药内，并另煎代茶服）12g，麦冬 9g，阿胶（烊化冲入）12g，鸡子黄（冲入）1 个，钩藤 12g，羚羊角（磨汁冲入）1.2g，生地黄 24g，龙齿（先煎）24g，血珀粉（后下）0.9g，鲍鱼干 15g。水煎服，每日 1 剂。

五诊（10 月 29 日）：昨日进参麦阿胶鸡子黄汤，幸能顺利服下，神志转清，手足舞动已平，半日内小便有 1400mL，大便经灌肠后亦已通，能进食少许，体温正常，时或自悲，舌红尖干少津，左脉沉软数。虚阳未平，气阴大伤。再拟滋补肾阴，生津益气继进。药用：西洋参 9g，麦冬 9g，生地黄 18g，五味子 3g，白芍 9g，黑大豆 12g，制黄精 6g，郁金 6g，炙远志 4.5g，陈橘皮 3g，合欢皮花各 12g。水煎服，每日 1 剂。

服上方后，二便通调，能进稀粥，以后转入调理培本养阴之治法，病情日趋佳境。10 月 31 日尿检：蛋白（+-），红细胞偶见，白细胞 0～2 个 /HP；血非蛋白氮 48mmol/L，二氧化碳结合力 32mmol/L。至 11 月 18 日症状完全消失，体力日趋恢复，尿常规检查完全正常，血化验检查也正常。1959 年 1 月 3 日出院。出院时西医诊断：急性肾小球肾炎，尿毒症，过敏性紫癜。

（现代中医名家邹云翔医案选自《邹云翔医案选》）

2. 思考讨论

（1）癃闭的病位主要在肾与膀胱，本案中还与哪些脏腑相关？

（2）三诊时加大养阴清肺益肾之品，意义何在？

（3）在癃闭治疗中的作用，常常配伍活血祛瘀方药，谈谈你的看法。

（四）朱进忠医案

1. 医案

何某，女，15 岁。患者 6 天前在长途拉练的过程中突患感冒，医予复方乙酰水杨酸片（APC）2 片进行治疗，当夜感冒症状不但没有减轻，反而更重，并出现浮肿尿少，医者未予注意，复予 APC、长效磺胺各 2 片进行治疗，10 分钟后病情更加严重，高热持续不退，时时少量鼻衄，全身紫斑出现，高度浮肿。急转县医院进行治疗，诊断为急性肾炎。予青霉素、中药清热解毒利尿剂等治疗 2 天后，不但浮肿更加严重，而且出现大片紫斑，鼻衄齿衄，吐血咳血，尿血便血，时时烦躁不安，时或神昏谵语，恶心呕吐。再次转院治疗，诊断为急性肾功能衰竭、心包炎。西医除予纠正水电解质紊乱和酸碱平衡失调、控制感染、对症处理外，并采用中医清热解毒利水消肿等中药治疗 3 天，仍然无明显效果。现症见吐血、咳血、鼻衄、齿衄、便血、尿血、耳衄、崩漏，高度水肿，尿少尿闭，全身见大片紫斑，烦躁不安，身热如炭，舌质红绛，脉滑数。方用犀角地黄汤加味。

处方：犀角 10g（水牛角代），生地黄 30g，白芍 10g，牡丹皮 10g，大黄 6g，白茅根 30g，茜草 10g，小蓟炭 10g。水煎服，每日 1 剂。

服药 1 剂，衄血、吐血、便血、身热、神烦俱稍减，体温由 40.2℃降至 38.9℃，且小便微出。继服 1 剂，吐衄、便血大减，身热、烦躁亦减，体温降至 38.5℃，小便增多。再服上药 4 剂，吐衄俱止，尿量增加，饮食可进，病情缓解。

（山西省名中医朱进忠医案选自《中医临证经验与方法》）

2. 思考讨论

（1）本案是膀胱有尿还是无尿？为什么？其形成原因是什么？

（2）试分析本案用犀角地黄汤的依据及其意义。

四、临床拓展

1. 重视癃闭的疾病诊断

临证应结合实验室理化检查，尽快明确病因，既要明确是否存在尿潴留，又要明确肾功能及全身病情的严重程度，进而确定癃闭的轻重缓急。目前临床最常见的病因是前列腺疾病和肾功能衰竭，两者在辨证治疗思路上有明显不同。后者属于急重症范围，可致肿胀、喘促、心悸、关格等危重变证。

2. 急则治标，速予通利

癃闭如属水蓄膀胱证，内服药缓不济急，可急用导尿、针灸、少腹及会阴部热敷等法，急通小便。对膀胱无尿之证，可用中药灌肠方、高位保留灌肠等，可从大便排出水毒。

3. 下病上治，欲降先升

癃闭的形成与肾、肺、脾有关，尿的生产与排泄，除肾的气化外，尚有赖于肺的通调和脾的转输。元代朱丹溪在《丹溪心法·小便不通》中指出在内服药物的同时加用探吐法，即“提壶揭盖法”。急性尿潴留，常可在辨证论治的基础上，稍加开宣肺气、升提中气之桔梗、杏仁、紫苑、升麻、柴胡等，以寓下病上治、提壶揭盖、升清降浊之意。除内服药外，还可用取嚏法、探吐法。

4. 重视预防调护

保持心情舒畅，忌忧思恼怒，积极锻炼身体，注意起居饮食，勿过食肥甘、辛辣、酗酒，勿忍尿、纵欲，避免久坐少动。老年人尽量减少使用抗胆碱类药，如阿托品等。此外，需谨防个别中药的肾毒性，如关木通、木防己、马兜铃、益母草等。

【复习思考题】

1. 为什么说癃闭的病机是肾和膀胱气化不利？与其他脏腑有何关系？
2. 癃闭的辨治原则是什么？为什么？
3. 何为“提壶揭盖法”？其理论依据是什么？具体包括哪些内容？

（孙伟）

第六章　气血津液病证

第一节　自汗与盗汗

一、知识要点

（一）概念

自汗、盗汗是指由于阴阳失调、腠理不固，导致汗液外泄失常的病症。其中，不受外界环境因素的影响，而白昼时时汗出、动辄益甚者，称为自汗；寐中汗出、醒来自止者，称为盗汗，亦称寝汗。宋代陈无择在《三因极一病症方论·自汗证治》中对自汗、盗汗做了鉴别，曰："无问昏醒，浸浸自出者，名曰自汗；或睡着汗出，即名盗汗，或云寝汗。"

（二）病因病机

自汗、盗汗的病因与病后体虚、情志不调、饮食不节有关，基本病机为阴阳失调、腠理不固而致汗液外泄失常，病位在卫表肌腠，涉及肺、心、脾、胃、肝、肾，病理性质有虚实之分，但虚多实少。自汗多属气虚不固，盗汗多属阴虚内热。虚实之间每可兼见或相互转化，自汗日久可伤阴，盗汗久延则伤阳，以致出现气阴两虚或阴阳两虚之候。自汗、盗汗病因病机示意图如下所示（图 6–1）。

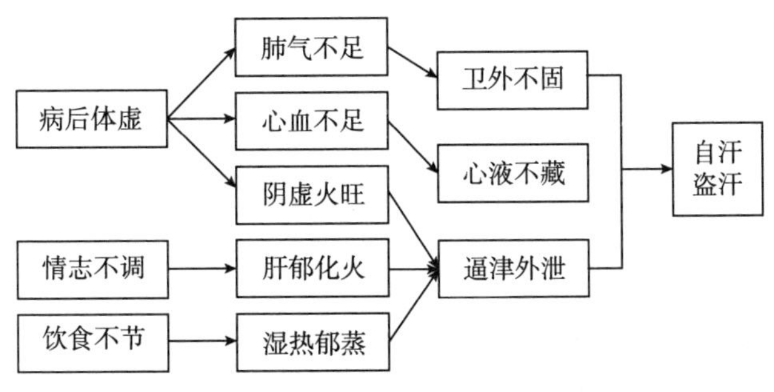

图 6–1　自汗盗汗病因病机示意图

（三）辨证要点

辨证应分虚实。自汗多属气虚不固，盗汗多属阴虚内热，然实证也间或有之。本病要注意与脱汗、战汗、黄汗相鉴别。自汗、盗汗诊断辨证思路示意图如下所示（图6-2）。

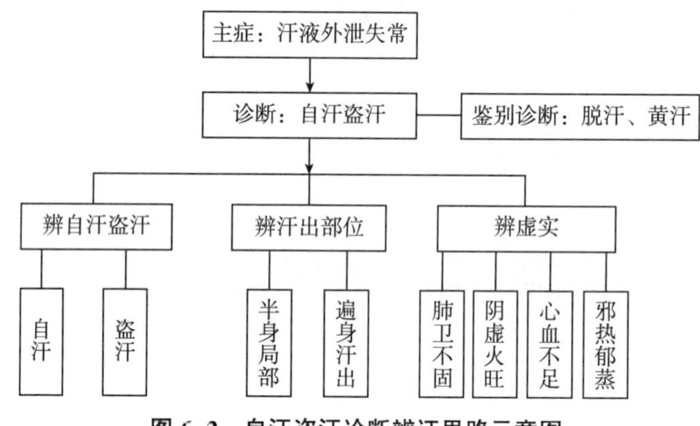

图 6-2 自汗盗汗诊断辨证思路示意图

（四）治疗

治疗分虚实，虚证应益气养阴，固表止汗；实证应清肝泻热，化湿和营；虚实夹杂者，当根据虚实的主次适当兼顾。此外，由于自汗、盗汗均以腠理不固、津液外泄为共同病因，故可酌加麻黄根、浮小麦、糯稻根、五味子、瘪桃干、牡蛎等固涩敛汗之品。自汗及盗汗常见证治简表如下所示（表6-1）。

表 6-1 自汗及盗汗常见证治简表

证名	症状	证机概要	治法	代表方	常用药
肺卫不固证	汗出恶风，稍劳汗出尤甚，易于感冒，体倦乏力，面色少华；苔薄白，脉细弱	肺卫不固，营卫不和	益气固表，调和营卫	玉屏风散	黄芪、防风、白术、浮小麦、糯稻根、牡蛎、桂枝、白芍
阴虚火旺证	夜寐盗汗，或有自汗，五心烦热，或兼午后潮热，两颧色红，口渴；舌红少苔，脉细数	阴虚火旺，虚热内蒸，逼津外泄	滋阴降火	当归六黄汤	当归、生地黄、熟地黄、黄连、黄芩、黄柏、五味子、乌梅、牡蛎、浮小麦、糯稻根
心血不足证	盗汗或自汗，心悸怔忡，少寐多梦，神疲气短，面色不华；舌质淡，苔白，脉细	心血不足，血不养心	养血补心	归脾汤	当归、党参、黄芪、白术、茯苓、酸枣仁、远志、五味子、牡蛎、浮小麦、麻黄根
邪热郁蒸证	蒸蒸汗出，汗黏，或衣服黄染，面赤烘热，烦躁，口苦，小便色黄；舌苔薄黄或黄腻，脉弦数	湿热内盛，迫津外泄	清肝泻热，化湿和营	龙胆泻肝汤	龙胆、黄芩、栀子、柴胡、泽泻、木通、车前子、当归、生地黄、糯稻根

二、医案分析

（一）张琪医案

1. 医案

房某，女，50岁。初诊：1987年6月14日。

患者自汗多年，反复发作，曾服用中药治疗，病情时轻时重，近2个月加重。出汗前周身烧灼感，面部烘热，心烦，体倦乏力，口干渴，舌质红，无苔，脉数。中医辨为火热内扰，阳加于阴，阳盛阴虚，表虚不固。治宜泻火滋阴，兼以固表。

处方：当归15g，黄芪50g，黄柏10g，川黄连10g，生地黄15g，熟地黄15g，五味子15g，龙骨20g，牡蛎20g，麻黄根15g，白芍20g。

二诊（6月28日）：服上方12剂，出汗时间缩短，余证同前，前方加牡丹皮15g，枸杞子15g，乌梅15g。

服上方15剂后，自汗愈，诸症消除。停药观察，亦未复发。

（国医大师张琪医案选自《张琪临床经验辑要》）

2. 思考讨论

（1）试分析本案病因病机。

编者按：患者女性，年过半百，阴气自半，自汗多年，反复发作，伴体倦乏力为气虚；面部烘热、周身烧灼感、心烦、口干、口渴、舌红、无苔、脉数皆为火盛阴虚之证。其病机关键为火热内扰，逼津外泄，日久津气两伤。

（2）试述本案处方用药有何特点。

编者按：本案治以当归六黄汤加减，用黄柏、川黄连清热泻火，邪祛则正安；用生地黄、熟地黄、龙骨、牡蛎滋阴潜阳；用五味子、白芍酸敛气阴；重用黄芪加当归益气养血固表；龙骨、牡蛎、五味子、麻黄根又能敛汗止汗。全方补泻并施，阴阳同调，标本兼顾，而自汗得止。

（二）周仲瑛医案

1. 医案

施某，女，28岁。近半月来，夜寐汗湿衣衫，自觉烘热，手足心热，口干喜冷饮，目眶暗黑，经行量少，色紫有块，舌紫有瘀斑，脉细而涩。自诉5月前曾做人流手术。证属阴虚血瘀，日久酿热。治拟活血化瘀，滋阴清热。

处方：炙鳖甲（先煎）、生地黄、功劳叶、地骨皮、赤芍、牡丹皮、丹参、桃仁、怀牛膝、茺蔚子各10g，白薇12g，川芎6g。

服药10剂，盗汗得止，恰好经行排下多量血块，此后经期转为正常。

（国医大师周仲瑛医案选自《周仲瑛临床经验辑要》）

2. 思考讨论

（1）本案证属阴虚血瘀，试分析其辨证依据。

编者按：本案因人工流产伤及奇经，阴血耗伤，虚火内生，逼液外泄，而发寐中盗汗；经行量少、自觉烘热、手足心热、口干喜冷饮为阴虚内热所致；阴虚则血行瘀滞，故见目眶暗黑，经行量少，色紫有块，舌紫有瘀斑，脉细而涩。四诊合参，辨证为阴虚血瘀证。

（2）试分析本案配伍意义，为何没用敛汗药也能汗止？

编者按：本案辨证为阴虚血瘀证。治疗用赤芍、牡丹皮、丹参、桃仁、川芎、怀牛膝、茺蔚子活血化瘀；用鳖甲、功劳叶、地骨皮、白薇、生地黄滋阴清热，以止盗汗。本案未用一味敛汗止汗药，但治病求本，针对虚火内灼、瘀热内阻、逼津外泄为主要病机，采用滋阴清热化瘀而汗止，不仅盗汗得止，同时月经复常，可谓一箭双雕。

三、医案讨论

（一）程门雪医案

1. 医案

徐某，女，41 岁。初诊：1958 年 3 月 31 日。

心悸烘热，自汗盗汗，汗后恶寒，胃纳不香，脉濡苔薄。营卫不和，心神不安。拟方安虚神，和营卫。

处方：桂枝 1.5g，炒白芍 9g，炙甘草 2.4g，淮小麦 15g，辰茯神 9g，炙远志 3g，炒枣仁 9g，煅牡蛎 18g（先煎），瘪桃干 9g，煅龙骨 9g（先煎），红枣 4 枚，糯稻根须 120g（煎汤代水煎药）。3 剂。

二诊：烘热汗出，夜不安寐，胃纳不香。再拟安神止汗。处方：淮小麦 18g，炙甘草 2.4g，辰茯神 9g，炙远志 3g，炒枣仁 9g，煅牡蛎 12g（先煎），煅龙骨 6g（先煎），瘪桃干 4.5g，夜交藤 12g，红枣 6 枚，糯稻根须 120g。（煎汤代水煎药）。6 剂。

三诊：烘热汗出依然不减，胃纳尚香，夜寐欠安，口干，再拟当归六黄汤加味。处方：炙黄芪皮 9g，生地黄 9g，熟地黄 9g，白归身 6g，大白芍 9g，酒炒黄芩 3g，酒炒川黄连 0.9g，地骨皮 9g，料豆衣 12g，熟女贞子 9g，墨旱莲 9g，泡麦冬 9g，五味子 0.9g，糯稻根须 120g（煎汤代水煎药）。6 剂。

四诊：投当归六黄汤法，诸症均减，效方不更。

（现代中医名家程门雪医案选自《程门雪医案》）

2. 思考讨论

（1）本案证属营卫不和，试分析其辨证依据。

（2）本案用药有何特色？谈谈你的看法。

3. 拓展

简述程门雪应用调和营卫法治疗自汗的经验。

（二）戴天木医案

1. 医案

汪某，女，47 岁。初诊：2007 年 11 月 20 日。

诉术后多汗伴畏寒、短气月余。1个月前在全麻下行左乳腺纤维瘤切除手术，术后出现盗汗、自汗，动则大汗淋漓，伴畏寒肢凉、短气不足以息、腰部冷痛、不能屈伸等症，大便每日4～5行，舌苔薄白，脉沉细。证属术后元气大伤，阴阳两虚。治以调和阴阳，益气固表。方用桂枝汤合参附汤、玉屏风散加味。

处方：制附片10g，桂枝10g，白芍10g，炙甘草10g，太子参30g，山茱萸15g，黄芪30g，白术10g，防风6g，补骨脂10g，淫羊藿15g，煅龙骨30g，煅牡蛎30g，生姜15g，红枣10枚。7剂，水煎服，每日1剂。

二诊（2007年11月27日）：诉服药后出汗大减，恶寒、短气、腰痛等症亦明显减轻，守上方改太子参为红参。7剂。

三诊（2007年12月4日）：诉诸症续减，但出现嗜睡，下肢沉重，阵热微汗。舌象同前，脉较前有力。守二诊方去防风、煅龙骨、煅牡蛎、淫羊藿，加茯苓20g，薏苡仁30g，山药30g，菟丝子15g。续服7剂。

四诊（2007年12月11日）：盗汗、自汗已止，且未复发，他症均除。守三诊方7剂善后。

（全国师承指导教师戴天木医案选自《国医论坛》）

2. 思考讨论

（1）试分析本案病因病机。

（2）本案为何用桂枝汤合参附汤、玉屏风散治疗？

（三）李延医案

1. 医案

王某，男，36岁。初诊：2005年7月10日。

头部汗出，反复发作2年余。曾服收涩敛汗之中药未效，平素嗜酒，酒后头面汗出尤甚，大汗出如雨淋，腹胀纳呆，胸闷肢倦，口干不欲饮，大便溏而不利，舌淡，苔白厚腻，脉弦滑。中医诊为汗证，证属湿热郁滞，弥漫上焦，困阻清阳，气机不畅。治宜宣畅气机，清热利湿，方用三仁汤加减。

处方：苦杏仁、藿香、防风各5g，白豆寇10g，半夏、泽泻、薏苡仁各15g，滑石25g，厚朴7.5g。每天1剂，水煎服。同时嘱患者戒酒。

服7剂，诸症大减。守上方加减，又服7剂，诸症消失。随访1年未复发。

（国医大师李延医案选自《新中医》）

2. 思考讨论

（1）试分析患者头面汗出的原因。

（2）试分析本案为何用收涩敛汗药未效而用三仁汤治疗有效。

（四）陈益昀医案

1. 医案

某女，49岁。初诊：2005年2月24日。

患者绝经1年，因烘热汗出、心慌失眠而来院就医。刻诊：烘热汗出，尤以上半身较重，心慌失眠，烦躁易怒，腰腿酸痛，食欲不振，二便尚可，舌质红，苔薄微黄，脉细数。诊为更年期综合征，属肾精亏虚，天癸不能滋养心肝所致。治宜滋肾健脾，宁心安神。更年益肾养肝汤加减。

处方：炒酸枣仁30g，合欢皮15g，浮小麦30g，枸杞子15g，女贞子15g，旱莲草15g，川续断15g，淫羊藿15g，郁金12g，莲子心5g，焦山楂、焦麦芽、焦神曲各10g，牡丹皮10g。每日1剂，水煎2次，早晚分服。

二诊（3月10日）：患者自诉服药14剂后烘热汗出明显好转，夜寐安和，食欲较好，但感头痛眩晕较重，故仍以上方去炒酸枣仁、莲子心、焦神曲、焦麦芽、焦山楂，加石决明30g，天麻10g。每日1剂，水煎2次，早晚分服。

三诊（4月31日）：患者自诉服药14剂后头痛眩晕明显好转，有时感轻微烘热汗出，但仍觉情绪不稳。故仍以前方加减以巩固疗效，药用何首乌15g，女贞子15g，浮小麦20g，百合10g，菟丝子15g，淫羊藿12g，天麻10g，郁金10g，甘草6g。取药14剂，每日1剂，水煎2次，早晚分服。1月后复查，其烘热汗出等症均消失，夜寐安和，食欲增加，二便调顺，3月后未复发。

（全国师承指导教师陈益昀医案选自《山东中医杂志》）

2. 思考讨论

（1）试分析本案用滋肾健脾，宁心安神法治疗依据。

（2）试分析本案药物配伍意义。

（五）连建伟医案

1. 医案

患者，男，14岁。初诊：2004年9月20日。

患者八月份曾患败血症，近半个月来倦怠乏力，嗜卧，寐则汗出，寤则自止。诊查：左关弦，右关有力，舌红苔黄。辨证为肝脾血虚，肝郁化热。治拟养血健脾，疏肝清热。方用丹栀逍遥散加减。

处方：柴胡3g，当归6g，赤芍10g，炒白芍10g，茯苓12g，生甘草5g，牡丹皮6g，黑山栀6g，生地黄15g，生枣仁15g。每日1剂，水煎服，共14剂。

二诊（2004年10月17日）：患者夜间盗汗已止，嗜卧亦减，左关弦，右关沉，舌红苔白，治拟前方出入：柴胡3g，当归6g，赤芍10g，炒白芍10g，茯苓12g，生甘草5g，牡丹皮6g，黑山栀6g，生地黄15g，生枣仁15g，炒白术6g，炒陈皮6g。每日1剂，水煎服，服14剂而愈。

（全国师承指导教师连建伟医案选自《广西中医药》）

2. 思考讨论

（1）试述本案辨证属肝脾血虚、肝郁化热的依据。

（2）试分析本案用丹栀逍遥散治疗的适应证。

四、临床拓展

1. 把握病机演变，辨证分清阴阳虚实

自汗、盗汗病理性质有虚实之分，但虚多实少，一般自汗多属气虚，盗汗多属阴虚，由于阴阳互根，邪正消长，故自汗、盗汗可以相互兼见及转化，表现为阴阳虚实错杂。如邪热郁蒸，久则伤阴耗气，转为虚证；虚证亦可兼有火旺或湿热；自汗日久可伤阴，盗汗久延则伤阳，以致出现气阴两虚或阴阳两虚之候。

2. 预后一般较好，注意重症

单纯出现的自汗、盗汗，一般预后较好，经过治疗大多可以在短期内治愈或好转；伴见于其他疾病过程中的自汗，尤其是盗汗，则病情往往较重。治疗时应着重针对原发疾病，如汗出过多，而又伴有喘促，脉微等症者，为预后严重的表现。

【复习思考题】

1、如何理解“汗为心之液”？

2、谈谈你对《景岳全书·汗证》提出的“汗出六不治”的看法。

（韩善夯）

第二节　血　证

一、知识要点

（一）概念

凡血液不循常道，或上溢于口鼻诸窍，或下泄于前后二阴，或渗出于肌肤，所形成的一类出血性疾患，统称为血证。在古代医籍中，亦称为血病或失血。本节讨论内科常见的鼻衄、齿衄、咳血、吐血、便血、尿血、紫斑等。

（二）病因病机

血证的病因外感以风热燥邪为主，内伤多与酒热辛肥、抑郁忧思、体虚久病等有关。基本病机为火热熏灼，迫血妄行，或气虚不摄，血溢脉外。实证主要是气火亢盛、血热妄行而致出血；虚证主要是气虚不能摄血和阴虚火旺灼伤血络，血溢脉外而出血。此外，出血后的“留瘀”也使血脉瘀阻，血行不畅，血不循经，成为出血不止或反复出血的原因之一。血证病因病机示意图如下所示（图 6–3）。

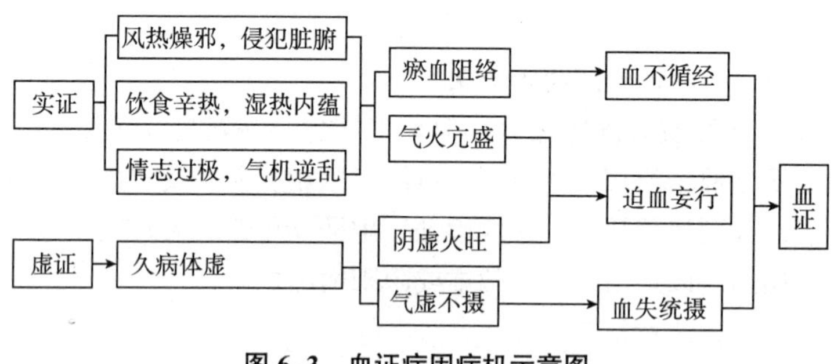

图 6–3　血证病因病机示意图

（三）辨证要点

血证辨证主要是辨清出血的部位、病变的脏腑、引起出血的原因、证候的虚实。由于引起出血的原因及出血部位的不同，应注意辨清不同的病症。同一血证可以由不同的脏腑病变而引起，如同属鼻衄，但病变脏腑有在肺、在胃、在肝的不同；吐血有病在胃及病在肝之别；齿衄有病在胃及在肾之分；尿血则有病在膀胱、肾或脾的不同。一般初病多实，久病多虚；由火热迫血所致者属实，由阴虚火旺、气虚不摄，甚至阳气虚衰所致者属虚。血证诊断辨证思路示意图如下所示（图 6–4）。

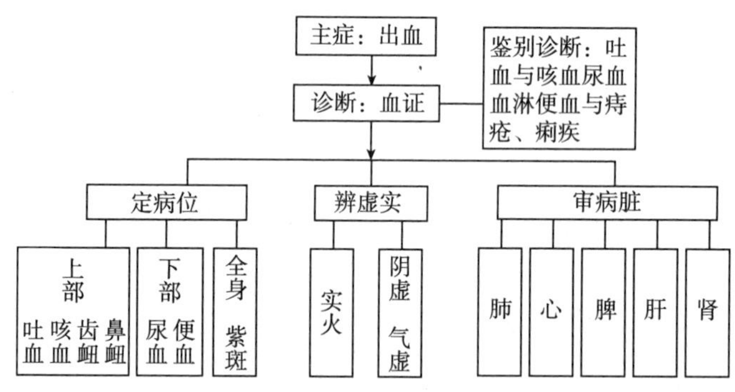

图 6–4　血证诊断辨证思路示意图

（四）治疗

血证的治疗应掌握治血、治火、治气三个原则。治血包括收敛止血、凉血止血和化瘀止血；治火包括清热泻火、滋阴降火；治气包括清气降气、补气益气。清代唐容川《血证论・吐血》提出的止血、消瘀、宁血、补虚仍是当今治血应当遵循的四原则。血证常见证治简表如下所示（表 6–2 ～表 6–8）。

表 6–2 血证 – 鼻衄证治简表

证型	症状	证机概要	治法	代表方	常用药
热邪犯肺证	鼻燥衄血，口干咽燥，或兼有身热、咳嗽痰少等症；舌质红，苔薄，脉数	鼻为肺窍，燥热伤肺，血热妄行，上溢清窍	清泄肺热，凉血止血	桑菊饮	桑叶、菊花、薄荷、连翘、桔梗、杏仁、甘草、芦根、牡丹皮、白茅根、旱莲草、侧柏叶
胃热炽盛证	鼻衄，或兼齿衄，血色鲜红，口渴欲饮，鼻干，口干臭秽，烦躁，便秘；舌红，苔黄，脉数	胃火上炎，迫血妄行	清胃泻火，凉血止血	玉女煎	石膏、知母、地黄、麦冬、牛膝、大蓟、小蓟、白茅根、藕节
肝火上炎证	鼻衄，头痛，目眩，耳鸣，烦躁易怒，两目红赤，口苦；舌红，脉弦数	火热上炎，迫血妄行，上溢清窍	清肝胃火，凉血止血	龙胆泻肝汤	龙胆、柴胡、栀子、黄芩、木通、泽泻、车前子、生地黄、当归、甘草、白茅根、蒲黄、大蓟、小蓟、藕节
气血亏虚证	鼻衄，或兼齿衄、肌衄，神疲乏力，面色㿠白，头晕，耳鸣，心悸，夜寐不宁；舌质淡，脉细无力	气虚不摄，血溢清窍，血去气伤，气血两亏	补气摄血	归脾汤	党参、茯苓、白术、甘草、当归、黄芪、酸枣仁、远志、龙眼肉、木香、阿胶、仙鹤草、茜草

表 6–3 血证 – 齿衄证治简表

证名	症状	证机概要	治法	代表方	常用药
胃火炽盛证	齿衄血色鲜红，齿龈红肿疼痛，头痛，口臭；舌红，苔黄，脉洪数	胃火内炽，循经上薰，血溢脉外	清胃泻火，凉血止血	加味清胃散合泻心汤	生地黄、牡丹皮、水牛角、大黄、黄连、黄芩、连翘、当归、甘草、白茅根、大蓟、小蓟、藕节
阴虚火旺证	齿衄，血色淡红，起病较缓，常因受热及烦劳而诱发，齿摇不坚；舌质红，苔少，脉细数	肾阴不足，虚火上炎，络损血溢	滋阴降火，凉血止血	六味地黄丸合茜根散	熟地黄、山药、山茱萸、茯苓、牡丹皮、泽泻、茜草根、黄芩、侧柏叶、阿胶

表 6–4 血证 – 咳血证治简表

证名	症状	证机概要	治法	代表方	常用药
燥热伤肺证	喉痒咳嗽，痰中带血，口干鼻燥，或有身热；舌质红，少津，苔薄黄，脉数	燥热伤肺，肺失清肃，肺络受损	清热润肺，宁络止血	桑杏汤	桑叶、栀子、淡豆豉、沙参、梨皮、贝母、杏仁、白茅根、茜草、藕节、侧柏叶
肝火犯肺证	咳嗽阵作，痰中带血或纯血鲜红，胸胁胀痛，烦躁易怒，口苦，舌质红，苔薄黄，脉弦数	木火刑金，肺失清肃，肺络受损	清肝泻火，凉血止血	泻白散合黛蛤散	青黛、黄芩、桑白皮、地骨皮、海蛤壳、甘草、旱莲草、白茅根、大蓟、小蓟
阴虚肺热证	咳嗽痰少，痰中带血或反复咳血，血色鲜红，口干咽燥，颧红，潮热盗汗；舌质红，脉细数	虚火灼肺，肺失清肃，肺络受损	滋阴润肺，宁络止血	百合固金汤	百合、麦冬、玄参、生地黄、熟地黄、当归、白芍、贝母、甘草、白及、藕节、白茅根、茜草

表 6–5 血证 – 吐血证治简表

证名	症状	证机概要	治法	代表方	常用药
胃热壅盛证	脘腹胀闷，甚则作痛，吐血色红或紫暗，常夹有食物残渣，口臭，便秘，大便色黑；舌质红，苔黄腻，脉滑数	热伤胃络，血溢脉外	清胃泻火，化瘀止血	泻心汤合十灰散	黄芩、黄连、大黄、牡丹皮、栀子、大黄、大蓟、小蓟、侧柏叶、茜草根、白茅根、棕榈皮
肝火犯胃证	吐血色红或紫暗，口苦胁痛，心烦易怒，寐少梦多；舌质红绛，脉弦数	肝火横逆，损伤胃络，血溢脉外	泻肝清胃，凉血止血	龙胆泻肝汤	龙胆、柴胡、黄芩、栀子、泽泻、木通、车前子、生地黄、当归、白茅根、藕节、旱莲草、茜草
气虚血溢证	吐血缠绵不止，时轻时重，血色暗淡，神疲乏力，心悸气短，面色苍白；舌质淡，脉细弱	中气亏虚，统血无能，血液外溢	健脾益气摄血	归脾汤	党参、茯苓、白术、甘草、当归、黄芪、酸枣仁、远志、龙眼肉、木香、阿胶、仙鹤草、炮姜炭、白及、乌贼骨

表 6–6 血证 – 便血证治简表

证名	症状	证机概要	治法	主方	常用药
肠道湿热证	便血色红，大便不畅或稀溏，或有腹痛，口苦；舌质红，苔黄腻，脉濡数	湿热蕴结，脉络受损，血溢肠道	清化湿热，凉血止血	地榆散合槐角丸	地榆、茜草、槐角、栀子、黄芩、黄连、茯苓、防风、枳壳、当归
气虚不摄证	便血色红或紫暗，食少，体倦，面色萎黄，心悸，少寐；舌质淡，脉细	中气亏虚，气不摄血，血溢胃肠	益气摄血	归脾汤	党参、茯苓、白术、甘草、当归、黄芪、酸枣仁、远志、龙眼肉、木香、阿胶、槐花、地榆、仙鹤草
脾胃虚寒证	便血紫暗，甚则黑色，腹部隐痛，喜热饮，面色不华，神倦懒言，便溏；舌质淡，脉细	中焦虚寒，统血无力，血溢胃肠	健脾温中，养血止血	黄土汤	灶心土、白术、附子、甘草、地黄、阿胶、黄芩、白及、乌贼骨、三七、花蕊石

表 6–7 血证 – 尿血证治简表

证名	症状	证机概要	治法	主方	常用药
下焦热盛证	小便黄赤灼热，尿血鲜红，心烦口渴，面赤口疮，夜寐不安；舌质红，脉数	热伤脉络，血渗膀胱	清热泻火，凉血止血	小蓟饮子	小蓟、生地黄、藕节、蒲黄、栀子、木通、竹叶、滑石、甘草、当归
肾虚火旺证	小便短赤带血，头晕耳鸣，神疲，颧红潮热，腰膝酸软；舌质红，脉细数	虚火内炽，灼伤脉络	滋阴降火，凉血止血	知柏地黄丸	地黄、怀山药、山茱萸、茯苓、泽泻、牡丹皮、知母、黄柏、旱莲草、大蓟、小蓟、藕节、蒲黄
脾不统血证	久病尿血，甚或兼见齿衄、肌衄，食少，体倦乏力，气短声低，面色不华；舌质淡，脉细弱	中气亏虚，统血无力，血渗膀胱	补脾摄血	归脾汤	党参、茯苓、白术、甘草、当归、黄芪、酸枣仁、远志、龙眼肉、木香、熟地黄、阿胶、仙鹤草、槐花
肾气不固证	久病尿血，血色淡红，头晕耳鸣，精神困惫，腰脊酸痛；舌质淡，脉沉弱	肾虚不固，血随尿出	补益肾气，固摄止血	无比山药丸	熟地黄、山药、山茱萸、肉苁蓉、菟丝子、杜仲、巴戟天、茯苓、五味子、赤石脂、仙鹤草、蒲黄

表 6-8 血证 - 紫斑证治简表

证名	症状	证机概要	治法	主方	常用药
血热妄行证	皮肤出现青紫斑点或斑块，或伴有鼻衄、齿衄、便血、尿血等，或有发热，口渴，便秘；舌质红，苔黄，脉弦数	热壅经络，迫血妄行，血溢肌腠	清热解毒，凉血止血	十灰散	大蓟、小蓟、侧柏叶、茜草根、白茅根、棕榈皮、牡丹皮、栀子、大黄
阴盛火旺证	皮肤出现青紫斑点或斑块，时发时止，常伴鼻衄、齿衄或月经过多，颧红，心烦，口渴，手足心热；舌质红，苔少，脉细数	虚火内炽，灼伤脉络，血溢肌腠	滋阴降火，宁络止血	茜根散	茜草根、黄芩、侧柏叶、生地黄、阿胶、甘草
气不摄血证	反复发生肌衄，久病不愈，神疲乏力，头晕目眩，面色苍白或萎黄，食欲不振；舌质淡，脉细弱	中气亏虚，统摄无力，血溢肌腠	补气摄血	归脾汤	党参、茯苓、白术、甘草、当归、黄芪、酸枣仁、远志、龙眼肉、木香、仙鹤草、棕榈炭、地榆、蒲黄、茜草根、紫草

二、医案分析

（一）董建华医案

1. 医案

徐某，男，54 岁。初诊：1986 年 3 月 17 日。

主诉：咯血已十天，血色鲜红与痰相混，或满口鲜血，出血量较多，但难以估计。咯血每于夜间发生，性急多怒，口干燥。

诊查：舌暗红，苔黄，脉弦数。

辨证：肝火犯肺动血。

治法：泻肝清金，凉血和络。

处方：生蛤壳 10g，青黛 5g，生地黄 15g，白茅根 20g，花蕊石 10g，淡秋石 10g，枇杷叶 10g（炙去毛），藕节炭 10g，黄芩 10g，黑山栀 10g，茜草炭 10g。3 剂。

二诊（3 月 20 日）：第 1 付药后咯血即止，现偶有血丝痰，每晚口干，汗出，肝区隐痛。舌暗红苔黄，脉已转缓。再以养阴清热，和络止血。处方：沙参 10g，麦冬 10g，炒杏仁 10g，桑白皮 10g，白茅根、芦根各 10g，生地黄 10g，黄芩 10g，糯稻根 10g，生龙骨（先下）20g，生牡蛎（先下）20g，山栀 10g，白芍 15g，象贝母 10g。

服药 6 剂，出血完全停止，其他症状亦渐缓解。

（中国工程院院士董建华医案选自《中国现代名中医医案精华・董建华医案》）

2. 思考讨论

（1）本案用黛蛤散加减治疗的处方依据是什么？

编者按：患者素体肝旺，性急易怒，咯血十天，出血血色鲜红，出血量较多，且伴有口干燥，舌苔黄，脉弦数，当属肝火旺盛，木火刑金，肺经受损，而致咯血。故治疗以清肝泻肺、凉血和络为法。黛蛤散为泻肝清肺的代表方，方中青黛、海蛤粉清肝泻肺，凉血止血，为治疗肝火犯肺之常用药；加秋石、花蕊石咸寒、酸涩，滋阴降火，止血化瘀，辅佐黛蛤；更合白茅根、藕节、茜草宁络止血；栀子、黄芩、枇杷叶清金泻火。

（2）本案药进3帖后为何又转用养阴清热法治疗？

编者按：该患者药进第1剂药后咯血即止，3天后仅偶有血丝痰，脉已转缓，火势渐平，而血不妄行。口干依然，另见汗出，肝区隐痛，火热伤阴，故转以养阴清肺，和络止血，兼清余热，故用沙参、麦冬、白芍、生地黄养阴清肺，清金制木；桑白皮、白茅根、芦根、黄芩、栀子、象贝母清金泻火，糯稻根、生龙骨、生牡蛎敛肺止汗。服药6剂，出血完止，其他症状亦渐缓解。

（二）张伯臾医案

1. 医案

毛某，男，18岁。胃脘疼痛已7载，每逢冬春则发作，一周来，胃脘疼痛夜间较剧，反酸泛恶，便血色黑，苔白质淡，脉细。脾虚生寒不能摄血，肝虚生热不能藏血，统藏失职，血不归经，下渗大肠则为便血。拟《金匮要略》黄土汤，刚柔温清和肝脾以止血。党参12g，炒白术9g，熟附片（先煎）9g，熟地黄12g，炒黄芩9g，阿胶（烊冲）9g，仙鹤草30g，灶心土（包煎）30g。

服4剂，大便隐血阴性。

（现代中医名家张伯臾医案选自《中医内科医案精选》）

2. 思考讨论

（1）血证以热证为多，为何本案辨证为脾胃虚寒而用黄土汤加减治疗？

编者按：便血有远近之分，一般而言，血色鲜红者其来较近，血色紫暗者其来较远。患者便血色黑，当属远血。其胃脘疼痛已7年，当属久病，其正气必虚，故见胃脘疼痛夜间较剧，苔白质淡、脉细等为脾失健运、脾胃虚寒之象。脾主统血，气能摄血，脾胃虚寒则失去统摄之权，血溢肠内而为便血。因辨证为脾胃虚寒之便血，故用黄土汤温阳健脾，养血止血。

（2）请分析黄土汤的配伍特点，本案又是如何加减运用的？

编者按：黄土汤是治疗脾胃虚寒便血的代表方，方中灶心土即伏龙肝，辛温而涩，温中、收敛、止血，为君药。白术、附子温阳健脾，以复脾主统血摄血之权，为臣药。生地黄、阿胶滋阴养血止血，既可补益阴血不足，又可制约白术、附片之温燥，是为佐药；苦寒之黄芩不仅能止血，又能制温热之性，以免动血，亦为佐药；甘草为佐使，和中调药；本案加党参、去甘草加强补益中气，熟地黄易生地黄以滋阴养血，另重用仙鹤草味苦、涩，性平，既可收敛止血，又有补虚扶正之功效。诸药相伍，标本兼顾，刚柔相济，以刚药温阳健脾而摄血，以柔药补血而止血。

（三）邢锡波医案

1. 医案

曲某，男，25 岁，工人。

病史：左鼻孔衄血已有旬余，每日衄血 3 ～ 4 次，每次出血量在 60 ～ 100mL 之间，屡经治疗无效。继而出现头眩，倦怠无力，心悸气短，胸脘满闷，周身关节酸痛，食欲不振，精神疲惫；脉沉弦，舌淡无苔。

检查：血压 120/85mmHg，红细胞 3.8×10^{12}/L，血红蛋白 100g/L，血小板 160×10^{9}/L，白细胞 4.0×10^{9}/L。

证属：肝气上逆，血虚不荣。

治宜：镇肝潜阳，养血止血。

处方：生地黄 24g，龟甲 24g，白芍 18g，生赭石 15g，生牡蛎 15g，茜草 15g，牛膝 15g，生龙齿 15g，磁石 12g，海螵蛸 12g，仙鹤草 12g，大蓟 12g，小蓟 12g，丹参 12g，阿胶（烊化）10g。

连服 2 剂，衄血减少，仅午后出血 1 ～ 2 次，血量显著减少，头不眩，脉为虚数。后于原方加当归 12g，吉林参 3g，连服 5 剂，鼻衄不作，头不眩晕，食欲增进，身不酸痛。后减生龙齿、生牡蛎、磁石、大蓟、小蓟，加生山药 20g，白术 12g，以扶胃气，连服 3 剂，诸症消失而愈。

（现代中医名家邢锡波医案选自《邢锡波医案集》）

2. 思考讨论

（1）本案为何以镇肝潜阳、降逆止血为治疗大法？

编者按：肝为藏血之脏，赖阴血滋养而阳气得以藏。本例衄血不止且兼见胸脘满闷、脉象沉弦等，此乃肝失疏泄，气机化火，肝阳上逆以致血不内藏而上行损伤鼻咽，血络破损而见鼻衄。是证累月不愈，荣血已亏，复有木郁克土，损伤脾胃之气，故有头晕目眩、神疲骨酸、乏力气短、心悸不宁、食欲不振等虚象。故治法以镇肝潜阳、降逆止血为主，同时兼以养血益气扶正补虚。

（2）本案为何用镇肝熄风汤治疗？其配伍意义如何？后续又为何如此加减？

编者按：镇肝熄风汤是近代张锡纯《医学衷中参西录・医方》的一张名方，具有镇肝熄风、滋阴潜阳之功效，常用于中风的治疗。本案取其镇肝潜阳之功而用于鼻衄的治疗。方中怀牛膝、代赭石、牡蛎、龙齿、磁石等镇肝降逆，引血下行，亦符合血证“宜降气不宜降火”之说。白芍、阿胶、生地黄、龟甲等柔肝养血滋阴；再加仙鹤草、大蓟、小蓟养血止血；海螵蛸收敛固涩；更妙用茜草、丹参等，止中有行，以利离经之血能早日循经而行。首诊药症相切，2 剂已效，血出已缓，然气血亏耗之象仍存，故二诊前方再入吉林人参、当归以加强气血双补之功效，亦使清窍得以润养。三诊更进一步易以山药、白术等健脾之品，以扶养胃气善后。

三、医案讨论

（一）祝谌予医案

1. 医案

贺某，男，35岁，军人。

于半年前服用氯霉素后发现血小板减少至40×10^9/L左右，伴牙龈出血，曾住院诊治1个月无效。现牙龈极易出血，头晕，神疲，乏力，稍有劳累即心慌气短；舌质淡，苔薄黄，脉沉细无力。今查血小板52×10^9/L。辨证属气血两虚，脾肾亏损，治以益气养血，培补脾肾为法。

生黄芪25g，党参10g，白术10g，茯苓10g，炙甘草6g，当归10g，川芎10g，赤芍15g，生地黄、熟地黄各10g，枸杞子15g，菟丝子15g，鸡血藤30g，仙鹤草30g，大枣10枚。水煎服。

药进12剂，精神转佳，化验血小板增至84×10^9/L，但牙龈仍有出血。上方去川芎、赤芍，加桑椹12g，补骨脂10g，前后服药70余剂，患者牙龈出血停止，诸症消失，血小板逐渐上升并稳定在140×10^9/L左右。守方加鹿角胶制成蜜丸常服，巩固疗效。

（现代中医名家祝谌予医案选自《北京中医学院学报》）

2. 思考讨论

（1）试分析本案“气血两虚，脾肾亏损”的辨证依据。

（2）试分析本案处方用药特点及药物配伍意义。

（二）张羹梅医案

1. 医案

叶某，女，14岁。初诊：1971年10月12日。

主诉：全身紫癜已1月半。

病史：1971年9月初，四肢突发紫癜，在上海市某医院检查，两上下肢有大小不等丘疹样出血点。出血时间、凝血时间及血小板计数等均正常，诊断为过敏性紫癜。给予强的松，服药后稍有好转，减至每日20mg，全身紫癜大发，转来我院门诊。刻下：全身发疹，点点斑斑，色泽鲜红，以下肢为甚，脉弦细带数，苔薄尖红。阴虚内热，热迫血行，溢出脉外。方以养阴、清热、止血为治。

处方：生地黄12g，败龟甲12g，川黄柏9g，肥知母9g，金狗脊12g，菟丝子12g，女贞子12g，旱莲草30g，鲜藕节30g，乌梅4.5g，谷芽、麦芽各9g，大红枣6枚。

以上方为基础，或加当归、白芍以养血，或加紫草、仙鹤草以止血，在服用中药的过程中，逐渐减量强的松。于1971年12月12日，完全停服激素，过敏性紫癜没有再发。再以八珍汤加减，作善后。

（现代中医名家张羹梅医案选自《临证偶拾》）

2. 思考讨论

（1）本案用药是用何方加减而成？为何选用该方？

（2）乌梅有何功效？本案用乌梅的意义是什么？

3. 拓展

过敏性紫癜的中医治疗进展。

（三）何任医案

1. 医案

陈某，女，28 岁。初诊：1976 年 7 月 4 日。

血小板减少（60×10^9/L），头昏耳鸣，周身有紫癜，经行量多，腹胀；脉濡。治则宜益血。党参 12g，炒当归 9g，远志 4.5g，白术 12g，炙甘草 9g，茯神 12g，黄芪 12g，广木香 4.5g，焦枣仁 9g，红枣 30g，补骨脂 9g，阿胶 9g（另烊）。7 剂。

二诊（8 月 22 日）：上方连进 15 剂后，血小板上升（117×10^9/L），头昏耳鸣渐趋佳转，本月经行腹痛，值盛暑而疲乏尤显，仍宜益血调经为续。党参 12g，炙甘草 9g，焦枣仁 6g，山药 12g，广木香 4.5g，补骨脂 12g，白术 12g，制香附 9g，平地木 15g，红枣 30g，茯神 12g，黄芪 12g，阿胶 9g（另烊）。10 剂。

（国医大师何任医案选自《何任医案选》）

2. 思考讨论

（1）本案如何“益血”？为什么用党参、白术、黄芪等补气药？

（2）本案二诊为何加用制香附、平地木？

3. 拓展

中医应如何治疗血小板减少性紫癜？

（四）武明钦医案

1. 医案

齐某，女，59 岁，城市居民。初诊：1981 年 5 月 9 日。

病史：近日来频发吐血。曾用肾上腺色腙、酚磺乙胺，反吐血更甚，伴胃脘及胁下窜疼，头胀痛；舌质嫩暗红，苔薄黄，脉弦数无力。此属肝胆郁热，久郁化火，加之农历四月，相火加临，两火相夹，乘犯中州，阳明络伤。治宜柔肝开郁，降气清火。

处方：炒白芍 25g，生山药 25g，柴胡 10g，枳壳 10g，生地黄 15g，牡丹皮 12g，仙鹤草 30 克，黄芩 10 克，酸枣仁 25 克，桂枝 8 克，麦冬 15 克。

服药 9 剂，至今未再复发。

（全国师承指导教师武明钦医案选自《河南省名老中医经验集锦》）

2. 思考讨论

（1）试分析本案辨为“肝胆郁热，久郁化火”的依据。

（2）明代缪希雍提出“吐血三要法”，结合本案用药特色试述其临床意义。

（五）蒲辅周医案

1. 医案

段某，男，38岁。初诊：1960年10月1日。

旧有胃溃疡病，并有胃出血史。前二十日大便检查潜血阳性，近因过度疲劳，加之公出逢大雨受冷，饮葡萄酒一杯后，突然发生吐血不止，精神萎靡，急送某医院检查为胃出血，经住院治疗两日，吐血仍不止，恐导致胃穿孔，决定立即施行手术，迟则将失去手术机会。而患者家属不同意，半夜后请蒲老处一方止血。蒲老曰："吐血已两昼夜，若未穿孔，尚可以服药止之，询其原因由受寒饮酒致血上溢，未可以凉药止血，宜用《金匮要略》侧柏叶汤，温通胃阳，消瘀止血。"

处方：侧柏叶9g，炮干姜6g，艾叶6g，浓煎取汁，兑童便60mL，频频服之。

二诊：次晨往诊，吐血渐止，脉沉细涩，舌质淡，无苔，原方再进，加西洋参四钱益气摄血，三七（研末吞）6g，止血消瘀，频频服之。

三诊：次日复诊，血止，神安欲寐，知饥思食，并转矢气，脉两寸微，关尺沉弱，舌质淡无苔，此乃气弱血虚之象。但在大失血之后，脉证相符为吉，治宜温运脾阳，并养荣血，佐以消瘀，主以理中汤，加归、芍补血，佐以三七消瘀。

四诊：服后微有头晕耳鸣，脉细数，此为虚热上冲所致，于前方内加入地骨皮6g，藕节9g，浓煎取汁，仍兑童便60mL续服。

五诊：诸症悉平，脉亦缓和，纳谷增加，但转矢气而无大便，继宜益气补血，养阴润燥兼消瘀之剂。白人参9g，柏子仁6g，肉苁蓉12g，火麻仁（打）12g，甜当归6g，藕节15g，新会皮3g，山楂肉3g，浓煎取汁，清阿胶（烊化）12g和童便60mL兑入，分4次温服。

服后宿粪渐下，食眠俱佳，大便检查潜血阴性，嘱其停药，以饮食调养，逐渐恢复健康。

（现代中医名家蒲辅周医案选自《蒲辅周医案》）

2. 思考讨论

（1）本案为何用温阳止血之剂侧柏叶汤？

（2）本案为何用童便治疗？

四、临床拓展

1. 清热泻火、凉血止血是常用治法

因血得热则行，热盛则逼血妄行，而血凉则便能归经。临床上血证也大多是火热旺盛、迫血妄行所致，因此，清热泻火、凉血止血是各种出血最常用、最基本的治法。

2. 辨证结合辨病，提高临床疗效

中医内科的血证至少包括鼻衄、齿衄、咳血、吐血、便血、尿血、紫斑，更见于西医学的百余种疾病，故在血证的诊断和治疗过程中，在辨证论治的同时，应与西医学的辨病相结合，以提高疗效。

3. 根据出血部位，选用恰当止血药

鼻衄和咳血可选白茅根、藕节；齿衄可选茜草根、旱莲草；吐血和便血（远血）除选大黄粉外，还可选白及、云南白药或伏龙肝；便血（近血）选生槐花、生地黄榆；尿血选用大蓟、小蓟、鲜茅根。

4. 出血每致留瘀，重视祛瘀治法

离经之血瘀滞体内，血脉涩滞，气血不能循经畅行，血出不止，出血之后常有留瘀。因此，血证之治都应消瘀，应辨证后采取止血祛瘀、祛瘀通络、祛瘀生新等法，可在止血中兼祛瘀，或在止血之后施以祛瘀。临床常用郁金、蒲黄、三七、花蕊石、血竭、失笑散等化瘀止血药。

【复习思考题】

1. 血证的治疗原则是什么？临床如何具体运用？
2. 玉女煎、加味清胃散、泻心汤同治胃火出血，临床上应如何区别使用？
3. 如何理解明代缪希雍《先醒斋医学广笔记》提出的治吐血三要法？

（汪　悦）

第三节　郁　证

一、知识要点

（一）概念

郁证是由情志不遂、气机郁滞所致，临床以心情抑郁、情绪不宁、胸部满闷、胁肋胀痛，或喜哭易怒，或咽中如有异物哽塞为主要表现的一类疾病。古籍中“脏躁”“梅核气”属于郁证的一种类型。

（二）病因病机

郁证病因与情志失调及素体虚弱有关，病位主要在肝，涉及心、脾，病机重点在于气机郁滞。郁证初起多为实证，有气、血、湿、痰、火、食六郁，但总以气滞为主。病久可由实转虚，如火郁伤阴致阴虚火旺，心肾阴虚；或脾伤气血生化不足，心神失养，致心、脾两虚。郁证病因病机示意图如下所示（图 6–5）。

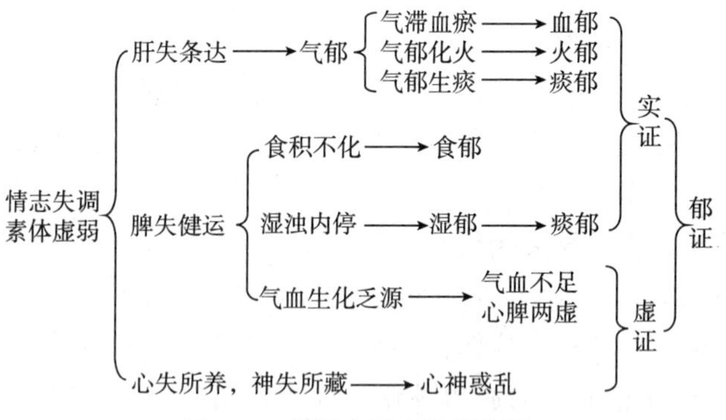

图 6-5 郁证病因病机示意图

（三）辨证要点

郁证辨证主要是辨明受病脏腑与六郁，辨别证候之虚实。气郁、血郁、火郁主要关系肝；食郁、湿郁、痰郁主要关系脾；而虚证与心关系最为密切。病程较短者多属实证，表现精神抑郁，胸胁胀痛，咽中硬塞，喜叹息，脉弦或滑；病程较长者多属虚证，症见精神不振、心神不宁、心慌、虚烦不眠、喜悲伤欲哭、脉细或细数等。郁证中的梅核气需与虚火喉痹、噎膈相鉴别。郁证诊断辨证思路示意图如下所示（图 6-6）。

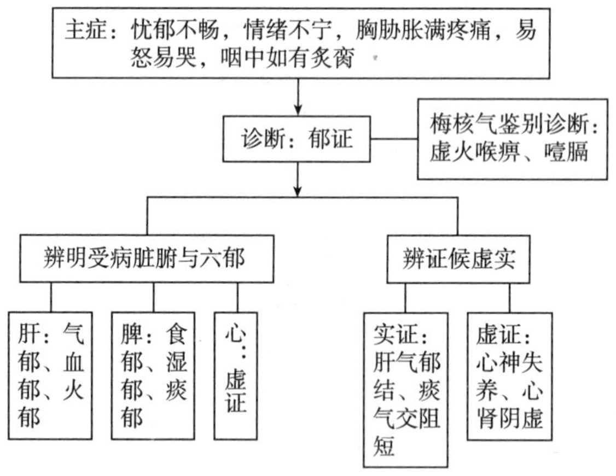

图 6-6 郁证诊断辨证思路示意图

（四）治疗

郁证治疗以理气开郁、调畅气机为基本原则。实证首当理气开郁，配合活血、降火、祛痰、化湿、消食之法。虚则补之，或养心安神，或补益心脾，或滋养肝肾。若虚实夹杂，治当兼顾。郁证常见证治简表如下所示（表 6-9）。

表 6–9　郁证常见证治简表

证名	症状	证机概要	治法	代表方	常用药
肝气郁结证	精神抑郁，情绪不宁，胸部满闷，胁肋胀痛，痛无定处，脘闷嗳气，不思饮食，大便不调；苔薄腻，脉弦	肝郁气滞，脾胃失和	疏肝解郁，理气畅中	柴胡疏肝散	柴胡、香附、枳壳、陈皮、郁金、青皮、苏梗、合欢皮、川芎、芍药、甘草
气郁化火证	烦躁易怒，胸胁胀满，口苦而干，或头痛，目赤，耳鸣，或嘈杂吞酸，大便秘结；舌质红，苔黄，脉弦数	肝郁化火，横逆犯胃	疏肝解郁，清肝泻火	丹栀逍遥散	柴胡、郁金、薄荷、制香附、当归、白芍、白术、茯苓、牡丹皮、栀子
痰气郁结证	精神抑郁，胸部闷塞，胸胁胀满，咽中如有物哽塞，吞之不下，咯之不出；苔白腻，脉弦滑	气郁痰凝，阻滞胸咽	行气开郁，化痰散结	半夏厚朴汤	厚朴、紫苏、半夏、茯苓、生姜
心神失养证	精神恍惚，心神不宁，多疑易惊，悲忧善哭，喜怒无常，或时时欠伸，或手舞足蹈、骂詈喊叫等；舌质淡，脉弦	营阴暗耗，心神失养	甘润缓急，养心安神	甘麦大枣汤	甘草、小麦、大枣、郁金、合欢花
心脾两虚证	多思善疑，头晕神疲，心悸胆怯，失眠健忘，纳差，面色不华；舌质淡，苔薄白，脉细	脾虚血亏，心失所养	健脾养心，补益气血	归脾汤	党参、茯苓、白术、甘草、黄芪、当归、龙眼肉、酸枣仁、远志、木香、神曲
心肾阴虚证	情绪不宁，心悸，健忘，失眠，多梦，五心烦热，盗汗，口咽干燥；舌红少津，脉细数	肾精亏虚，阴不涵阳	滋养心肾	天王补心丹合六味地黄丸	生地黄、怀山药、山茱萸、天冬、麦冬、玄参、西洋参、茯苓、五味子、当归、柏子仁、酸枣仁、远志、丹参、牡丹皮

二、医案分析

（一）张学文医案

1. 医案

王某，男，71 岁，离退人员。

主诉：焦虑易怒 4 年余，加重 1 个月。

病史：患者 4 年前因家中琐事受扰后出现精神焦虑、情绪不宁，大脑中有过电影感，独自一人时自觉害怕、担忧，未予重视。1 个月前再次因家中事务刺激出现情绪波动不稳，时自言自语，急躁易怒；时叹息少言，目赤口苦；易反复思考并偏执于某一事物，常不自主联想到无中生有之事，过分担心、忧虑未发生之事。纳食差，胃部嘈杂不适，口干口苦，不欲饮食，夜寐差，入睡困难，眠浅多梦，小便次数少，色黄味重，便秘，2 ～ 3 天一行；舌暗淡，苔黄厚腻，有齿痕，脉弦滑。

西医诊断：抑郁症，焦虑症。中医诊断：郁证，辨证属湿热内蕴。

治疗：以疏肝解郁、清热除湿为治则，方予丹栀逍遥散化裁。

处方：牡丹皮 15g，焦栀子 15g，柴胡 15g，炒白术 12g，醋川楝子 15g，醋青皮 15g，厚朴 10g，生龙骨 30g，黄连 8g，丹参 30g，首乌藤 30g，炒酸枣仁 30g，肉苁蓉

15g，炒火麻仁 15g，炒山药 20g，甘草 6g。14 剂，水煎服，早晚 2 次温服。

二诊：服药后自觉上述症状时好时坏，情绪仍不稳定，自觉后背部灼热，手掌样大小，发作不定时，休息后可缓解，纳差、睡眠有所改善；舌暗淡，苔黄厚，有齿痕，脉弦滑。继续服上方 7 剂。

三诊：服药后自诉精神焦虑、情绪不宁症状明显缓解，仍随环境、情绪激动后出现心烦、急躁，双下肢乏力，视物模糊，纳差，夜寐一般；舌根部黄厚腻，脉沉滑。调整方药为炒白术 12g，砂仁 8g，炒薏苡仁 20g，炒山药 20g，陈皮 10g，茯苓 15g，木香 10g，莲子肉 15g，胆南星 10g，白豆寇 10g，黄连 8g，首乌藤 30g，肉苁蓉 15g，甘草 6g。7 剂。

四诊：患者自诉服药后上午感觉良好，情绪平稳，头脑清晰；午后两点逐渐烦躁不安，全身有难以描述之不适症状，至夜间 1 ～ 3 时尤甚。纳差，夜寐可，二便正常；舌暗，苔薄黄、水滑，脉弦。上方加焦栀子 15g，当归 25g，焦山楂 15g，佩兰 15g，炒鸡内金 10g，炒枳实 10g。7 剂。

五诊：患者自诉情绪平稳，食欲不佳，夜寐可，二便正常；舌暗，舌尖红，苔薄黄，脉滑。上方加炒莱菔子 10g，炒神曲 12g。

（国医大师张学文医案选自《山东中医杂志》）

2. 思考讨论

（1）本案辨证属湿热内蕴，为何治疗以疏肝解郁的丹栀逍遥散治疗？

编者按：元代朱丹溪在《丹溪心法・六郁》中曰：“六郁之中，气郁为先，气郁一成，诸郁遂生。”明代徐春甫在《古今医统大全・郁证门》中曰：“郁为七情不舒，遂成郁结，既郁之久，变病多端。”患者平素性格强势，肝气亢盛，又因家庭琐事纷扰，使肝气不舒，气机郁滞，病久气郁化火，见急躁易怒，目赤口苦；肝木乘客脾土，运化失健，则胃部嘈杂，不欲饮食；脾虚酿生湿热，则尿黄味重，便秘，苔黄厚腻，脉弦滑；邪扰心神，则入睡困难，眠浅多梦。本案以气郁为先，湿热为标，故首诊治疗宜疏利肝气，清肝泻火，用柴胡、厚朴、木香、青皮等疏肝解郁，以牡丹皮、焦栀子、川楝子、黄连、生龙骨等清泻肝火。三诊调方健脾祛湿。

（2）本案为何加用白术、砂仁、山药？

编者按：东汉张仲景在《金匮要略・脏腑经络先后病脉证》中云：“见肝之病，知肝传脾，当先实脾……故实脾则肝自愈，此治肝补脾之要妙也。”因肝病及脾，木郁乘土。本案患者有胃部嘈杂不适，口干口苦，不欲饮食，小便次数多，色黄味重，舌根部黄厚腻之表现，此为脾虚湿盛、湿热内蕴之证。故治疗除予以黄连、焦栀子、胆南星、白豆寇清利湿热祛邪，更以炒山药、砂仁、炒白术等健脾利湿，固护胃气，切不可忽视脾虚之证，若一味投入大量苦寒药物，恐伤脾胃，致邪气留滞。

（二）熊继柏医案

1. 医案

蔡某，男，45 岁。初诊：2009 年 7 月 8 日。

自觉咽喉有异物感、梗阻感3月，西医各项检查无异常，情绪颇为焦虑，夜寐不安，喉中时有白色黏痰，但吞咽食物并无障碍。诊见患者舌淡红，苔薄白腻，脉滑。辨证为痰气郁结，治以行气开郁，化痰散结，主方为半夏厚朴汤合玄贝甘桔汤，加酸枣仁、炙远志。

处方：半夏、紫苏梗、陈皮、桔梗、炙远志各10g，茯苓、厚朴、玄参各15g，浙贝母20g，炒枣仁30g，甘草6g。10剂，水煎服，分2次温服。

二诊（2009年7月22日）：服上方后咽中异物感基本消失，睡眠亦好转，口中痰涎减少。诊见患者舌淡红，苔薄白腻，脉滑。继用上方7剂巩固治疗。

（国医大师熊继柏医案选自《湖南中医药大学学报》）

2. 思考讨论

（1）试述半夏厚朴汤的方义及本案加减配伍的意义。

编者按：东汉张仲景《金匮要略·妇人杂病脉证并治》曰："妇人咽中如有炙脔，半夏厚朴汤主之。"半夏厚朴汤是治疗"梅核气"的方剂，由半夏、厚朴、生姜、茯苓、苏叶组成。其中，半夏辛温，入肺胃，燥湿化痰，降逆散结，厚朴辛苦温，行气开郁，两药配伍辛苦温燥，痰气并治；茯苓渗湿健脾，助半夏除生痰之源；生姜辛散郁结，宣散水气，既助半夏除痰，又解半夏之毒；苏叶芳香行气，理肺疏肝，行气开郁散结。本案在上方基础上加陈皮、浙贝母理气化痰，桔梗、甘草、玄参利咽，远志、炒枣仁养心安神，共奏行气开郁宁神、化痰散结之功效。

（2）试分析熊教授在本案中使用浙贝母的意义。

编者按：梅核气是由肝气郁结、痰凝胸咽所致，而浙贝母具有清热化痰止咳、解毒散结消痈之功效。本案用浙贝母主要发挥其开郁化痰散结之功效，既可加强半夏厚朴汤理气开郁散结之功效，更可清肺中之痰热，对于痰热之梅核气更为适用。

三、医案讨论

（一）蒲辅周医案

1. 医案

张某，男，42岁。初诊：1964年5月27日。

1963年4月起，自觉咽喉不舒畅，渐有梗阻之象，继则食道天突穴处似有堵物，咯之不出，咽之不下，数医院皆疑为肿瘤，心情更加忧郁。自觉梗阻之物增大如鸡子，妨碍吞咽，甚则微痛，不能吃硬的食物，大便秘结难解，便秘时伴有腹胀且痛，咽喉更觉不舒。不思饮食，胸部不适，平时常有头晕头痛，形体渐瘦。在某医院检查，十二指肠有痉挛。自觉症状依然如上。近四天未大便，脘腹胀满，嗳气厌食，得矢气较舒，小便黄，工作劳累之后常有心跳心慌，睡眠不实，多梦。脉沉弦迟，舌质正红，苔薄白带秽。气滞热郁，三焦不利，治宜开胸降逆。

处方：全瓜蒌（打）15g，薤白9g，法半夏9g，黄连2g，炒枳实3g，郁李仁（打）6g，川厚朴4.5g，降香3g，路路通6g，姜黄3g。3剂。

二诊（1964 年 6 月 1 日）：服药后喉部堵塞感减轻，肠鸣矢气多，腹胀转松，食欲好转，大便每日 1 次，量少成形，睡眠略安，脉沉弦有力，舌质正常，秽腻苔减。续调三焦、宣通郁热，以原方加通草一钱，续服 5 剂。

三诊（1964 年 6 月 6 日）：服药后腹胀已除，矢气亦少，小便已不黄，饮食接近正常，唯大便干燥难解，有时只能便出杏核大的黑色粪块，咽部已觉舒畅。脉沉弦细，舌正苔退。原方去黄连加柏子仁 6g，火麻仁（打）9g，连进 5 剂。

四诊（1964 年 6 月 8 日）：服上药 2 剂后，大便转正常，精神转佳，若吃硬物咽喉尚有轻微阻滞。患者自觉病除八九，脉缓有力，舌质正常无苔。郁热已解，肠胃渐和，宜继续调和肝胃并清余热。嘱将 5 剂汤药服完后，继续再服丸剂 1 个月，以资稳固。每日上午煎服越鞠丸 6g，以解郁热；每晚用蜂蜜 3g，冲开水和匀服，以资阴液。并嘱改善性情急躁，庶不再生此病。

（现代中医名家蒲辅周医案选自《蒲辅周医案》）

2. 思考讨论

（1）试分析本案诊断“气滞热郁，三焦不利”的依据。

（2）试分析本案首诊处方配伍意义。

（二）梅建强医案

1. 医案

李某，男，24 岁。初诊：2016 年 4 月 21 日。

主诉：情绪低落 1 年余，加重伴四肢麻木 2 个月。

患者 1 年前因工作不顺出现情绪低落，寡言少语，兴趣减少，未予重视，近 2 个月上述症状逐渐加重，患者自感四肢麻木、发胀，影响生活。曾行头颅 CT、核磁、血常规、血生化、肌电图等检查，未见异常。在某医院精神心理科行汉密尔顿抑郁评分、抑郁自评量表检查，诊断为中度抑郁症。既往体健。现症见情绪低落，郁郁寡欢，表情淡漠，四肢麻木、发胀，咽中有异物感，脘腹闷胀，不思饮食，寐浅梦多，早醒；舌紫暗，苔薄腻，脉弦。中医诊断：郁证，证属肝郁气滞。治宜行气解郁，疏肝和胃。予以柴胡疏肝散加味。

处方：柴胡 15g，香附 12g，川芎 9g，枳壳 12g，陈皮 15g，白芍 20g，炒酸枣仁 30g，珍珠母 30g，佛手 9g，玫瑰花 15g，旋覆花 15g，砂仁 9g，甘草 6g。7 剂，水煎服，每日 1 剂。

二诊（4 月 29 日）：患者自诉服药后情绪较前改善，与他人交流增多，四肢麻木症状缓解，寐浅梦多，早醒，醒后不能入睡，大便偏稀，每日 3 次。在上方基础上加琥珀粉（冲服）3g，桂枝 9g，继服 7 剂。

三诊（5 月 6 日）：患者情绪明显好转，与发病前无异，偶有四肢麻木，寐可，纳一般。于首诊方加茯苓 15g，白术 20g，继服 14 剂，以巩固疗效，并嘱其调畅情志。6 个月后随访，诸症悉除。

（全国师承指导教师梅建强医案选自《湖南中医杂志》）

2. 思考讨论

（1）本案是否可以用逍遥散加减治疗？

（2）本案为何使用佛手、玫瑰花、旋覆花？

（三）吴兆祥医案

1. 医案

高某，男，32岁。因家庭纠纷，思虑过度，心情抑郁，继而出现头晕神疲，心悸，夜寐不安，面色少华，口干，纳呆，大便稀薄，舌苔薄白，脉弦细，此证属心脾两虚，治法：养心健脾，疏郁安神，拟归脾汤加减。

处方：党参15g，茯苓12g，炒白术10g，当归10g，山药20g，炒白芍6g，莲子肉10g，炒枣仁15g，木香10g，郁金6g，远志10g，炙甘草10g，水煎服。5剂。

患者服药后，头晕神疲等症状缓解，但想起家中纠纷，心情仍郁郁不舒，于前方中加珍珠母20g，丹参10g，同时做开导工作，嘱患者保持心情舒畅，后续服10剂后病愈。

（现代中医名家吴兆祥医案选自《光明中医》）

2. 思考讨论

（1）本案为何用归脾汤治疗？

（2）清代叶天士《临证指南医案》提出："郁证全在病者能移情易性。"试述本案"嘱患者保持心情舒畅"的临床意义。

（四）黄文东医案

1. 医案

李某，女，48岁。初诊：1975年5月17日。

近年来，头痛持续不已，剧痛时引起泛恶，情绪抑郁不乐，急躁易怒，多疑，精神恍惚，耳中时闻语言声，听后更增烦闷，有时悲伤欲哭，睡眠甚差，噩梦引起惊恐，耳鸣头昏，腰酸，白带甚多，神疲乏力，面色无华。舌苔薄腻，脉细数。长期服用镇静剂，效果不显。以上诸症，由于思虑忧愁过度，耗伤心气，兼由肝郁气滞、风阳上扰所致。治拟养心安神，疏肝解郁。

处方：炙甘草9g，淮小麦30g，大枣5枚，郁金9g，菖蒲9g，陈胆星9g，铁落（先煎）6g，夜交藤3g，蝎蜈片（分2次吞服）6片。7剂。

二诊（5月24日）：月经来潮，情绪急躁、头痛较以往经期减轻，其余症状基本如前，耳中语声已少。日前小便频急而痛，尿常规白细胞满视野，曾服呋喃坦啶片，胃中不舒，现已停服。再从原方加减。原方去大枣、菖蒲，加黄芩12g，知母12g。7剂。

三诊（5月31日）：近日上午头痛已除，下午头痛较减，睡眠已有进步，中午亦能入睡片刻，烦躁已少，耳中仍有语言声，尿频减少。再守原意。处方：炙甘草9g，淮小麦30g，大枣5枚，郁金9g，丹参9g，知母15g，铁落（先煎）60g，夜交藤3g，蝎蜈（分两次吞服）片6片。7剂。

四诊（6月7日）：上午头痛未发，下午仅有轻微疼痛，近日月经来潮，亦未见大发作。晚上安睡，午睡可达一小时，耳中人语声续减。舌苔薄腻，脉细不数（82次/分）。再守原意。处方：炙甘草9g，淮小麦30g，大枣五枚，郁金9g，菖蒲9g，铁落（先煎）60g，丹参9g，夜交藤30g，7剂。另白芷研粉制成药片100片，每日3次，每次5片，吞服。

五诊（6月14日）：睡眠较好，但有梦，有时感乏力，疲劳则觉疼痛，程度较轻，面白少华。脉细，舌质红。再守原法。前方去菖蒲，加白芍9g。7剂。

六诊（6月21日）：一周来仅昨日头痛小发，睡安，日夜可睡九小时以上，心烦及梦均减，有时精神欠佳。平时已无耳语，但在安静时偶有出现，情绪开朗。脉细，苔薄腻。再予前法加入补益气血之品。处方：炙甘草9g，淮小麦30g，大枣5枚，党参9g，白术9g，白芍9g，丹参9g，炙远志4.5g。7剂。

（现代中医名家黄文东医案选自《黄文东医案》）

2. 思考讨论

（1）试分析本案为何用生铁落60g？

（2）试述本案使用蝎蜈片（全蝎、蜈蚣）的临床意义。

四、临床拓展

1. 郁证理气，须防伤阴

郁证由情志不舒、气机郁滞、脏腑功能失调所引起，本病始于肝失条达，疏泄失常，故以气机郁滞不畅为先，气郁则生痰、湿、火、瘀，久而耗伤阴血。治疗当以理气解郁为先。然而理气之品多偏香燥，久用必致耗伤阴血，尤其对久病阴血不足之体，更当慎重。即使病情需要亦选用药性平和之理气药，如白蒺藜、香橼皮、佛手、绿萼梅、合欢花等，使其达到理气而不伤阴之目的。

2. 郁证用药，不宜峻猛

郁证病程较长，用药不宜过于峻猛。治疗实证，理气不耗气，活血不破血，清热不败胃，祛痰不伤正；治疗虚证，补益心脾不过燥，滋养肝肾不过腻。正如华岫云在《临证指南医案·郁》中指出："治疗郁证不重在攻补，而在乎用苦泻热而不损胃，用辛理气而不破气，用滑润濡燥涩而不滋腻气机，用宣通而不揠苗助长。"

3. 郁证调护，重视情志

避免忧思怒郁，防止情志内伤，这些是防治郁证的重要措施。医生对郁证患者要做好精神调摄工作，重视情志调护，避免情绪刺激，防止病情反复波动，利于郁证的治疗。

【复习思考题】

1. 试述王清任所提活血化瘀之法在郁证治疗中的意义。
2. 郁病治疗的基本原则是什么？为何要以理气开郁为先？

（郝冬林）

第四节 消 渴

一、知识要点

（一）概念

消渴是以多饮、多食、多尿、乏力、消瘦，或尿有甜味为主要临床表现的一种疾病。古籍中有称“消瘅”“肺消”“膈消”“消中”等。明代王肯堂《证治准绳·消瘅》曰：“渴而多饮为上消（经谓膈消），消谷善饥为中消（经谓消中），渴而便数有膏为下消（经谓肾消）。”其对三消的临床分类做了规范。

（二）病因病机

消渴病因包括饮食不节、情志失调、劳欲过度、素体阴虚，基本病机为阴虚燥热，以阴虚为本，燥热为标，两者互为因果。阴虚燥热，耗津灼液变生瘀、痰，致病情加重和演变，甚可致诸多变证，如白内障、雀盲、痈疮、脱疽、中风、水肿等。病理性质总属本虚标实，病变的脏腑主要在肺、胃、肾，尤以肾为关键。消渴病因病机示意图如下所示（图 6–7）。

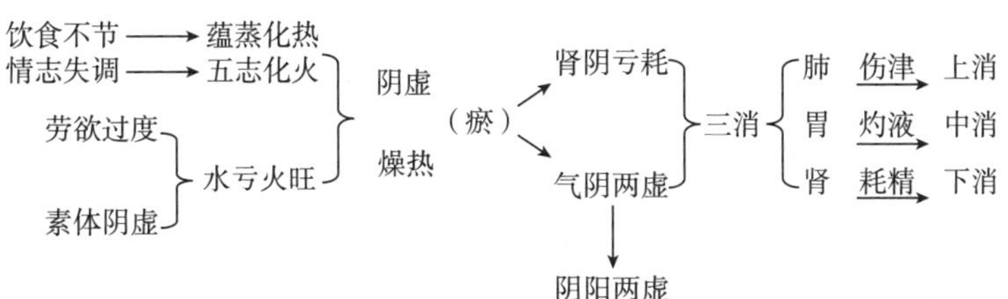

图 6–7 消渴病因病机示意图

（三）辨证要点

消渴辨证主要是辨清病位、标本、本症与并发症。以肺燥为主，多饮突出者为上消；以胃热为主，多食突出者为中消；以肾虚为主，多尿突出者为下消。一般发病初期以燥热为主，兼有阴虚；日久则以阴虚为主，进而阴损及阳，导致阴阳两虚。少数患者，“三多”及消瘦并不明显，常因痈疽、雀目、水肿等并发症来就诊，值得关注。本病要注意与瘿病相鉴别。消渴诊断辨证思路示意图如下所示（图 6–8）。

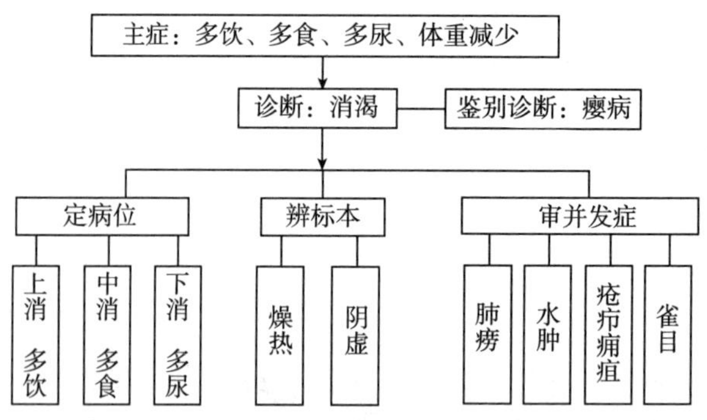

图 6–8 消渴诊断辨证思路示意图

（四）治疗

消渴治疗以清热润燥、养阴生津为基本治则，对上消、中消、下消有侧重润肺、养胃（脾）、益肾之别。清代程钟龄《医学心悟·三消》曰："治上消者，宜润其肺，兼清其胃。""治中消者，宜清其胃，兼滋其肾。""治下消者，宜滋其肾，兼补其肺。"可谓深得治疗消渴之要旨。消渴常见证治法简表如下所示（表 6–10）。

表 6–10 消渴常见证治法简表

分类	证名	症状	证机概要	治法	代表方	常用药
上消	肺热津伤证	烦渴多饮，口干舌燥，尿频量多；舌边尖红，苔薄黄，脉洪数	肺脏燥热，肺失治节	清热润肺，生津止渴	消渴方	天花粉、葛根、麦冬、生地黄、藕汁、黄连、黄芩、知母
中消	胃热炽盛证	多食易饥，口渴，尿多，形体消瘦，大便干燥；苔黄，脉滑实有力	胃火内炽，胃热消谷，伤耗津液	清胃泻火，养阴增液	玉女煎	生石膏、知母、黄连、栀子、玄参、生地黄、麦冬、川牛膝
	中气亏虚证	口渴引饮，能食与便溏并见，或饮食减少，精神不振，四肢乏力；舌质淡，苔白而干，脉弱	中气不足，脾失健运	益气健脾，生津止渴	七味白术散	黄芪、党参、白术、茯苓、怀山药、甘草、木香、藿香、葛根、天冬、麦冬
下消	肾阴亏虚证	尿频量多，混浊如脂膏，或尿甜，腰膝酸软，乏力，头晕耳鸣，口干唇燥，皮肤干燥，瘙痒；舌红苔少，脉细数	肾阴亏虚，肾失固摄	滋阴固肾	六味地黄丸	熟地黄、山萸肉、枸杞子、五味子、怀山药、茯苓、泽泻、牡丹皮
	阴阳两虚证	小便频数，混浊如膏，甚至饮一溲一，面容憔悴，耳轮干枯，腰膝酸软，四肢欠温，畏寒肢冷，阳痿或月经不调；舌苔淡白而干，脉沉细无力	阴损及阳，肾阳衰微，肾失固摄	滋阴温阳，补肾固涩	金匮肾气丸	熟地黄、山萸肉、枸杞子、五味子、山药、茯苓、附子、肉桂、人参、黄芪、当归、川芎、白芍、牛膝、地龙、桃仁、红花、鸡血藤

二、医案分析

（一）施今墨医案

1. 医案

满某，男，48岁。病已多年，某医院检查空腹血糖265mg/dL，尿糖（+++），诊断为糖尿病。现症有烦渴引饮，小便频数，多食善饥，日渐消瘦，身倦乏力，头晕心跳，大便微结，夜寐不实，多梦纷纭；舌苔薄白，脉数，重按不满。

辨证立法：心火不降，乱梦纷纭；热灼肺阴，烦渴多饮；脾胃蕴热，消谷善饥；肝阴不足，头晕目眩；肾阴亏耗，小便频多。综观脉证，气阴两亏，精血不足，三消俱备，五脏皆损，证候复杂。拟用益气阴、滋肝肾、补心脾法图治。

处方：生黄芪30g，野党参10g，麦冬10g，怀山药18g，五味子10g，元参12g，乌梅肉4.5g，绿豆衣12g，花粉12g，山茱萸12g，桑螵蛸10g，远志10g，何首乌15g，云茯苓10g，生地黄12g。

二诊：前方服7剂后，烦渴解，尿饮减，饮食如常，夜寐转佳，精神舒畅。空腹时血糖已降至155mg/dL，尿糖（+），效不更方，前方再服7～10剂。

（现代中医名家施今墨医案选自《施今墨临床经验集》）

2. 思考讨论

（1）消渴病如何辨三消？为何会三消并见？

编者按：通常对以肺燥为主，多饮症状较突出者，称为上消；以胃热为主，多食症状较为突出者，称为中消；以肾虚为主，多尿症状较为突出者，称为下消。

消渴主要病变脏腑在肺、胃、肾，尤以肾为关键。病变脏腑常相互影响，如肺燥津伤，津液敷布失调，可导致脾胃失去濡养，肾精不得滋助；脾胃燥热偏盛，上可灼伤肺津，下可耗伤肾阴；肾阴不足则阴虚火旺，亦可上灼肺胃，终致肺燥胃热肾虚，故“三多”常可相互并见。

（2）消渴以阴虚为本，本案为何重用生黄芪治疗？

编者按：消渴病机主要在于阴津亏损，燥热偏胜，阴虚为本，燥热为标，日久耗伤气阴。患者久病，阴液亏虚者表现为烦渴多饮，多食善饥，日渐消瘦，大便微结；气虚者表现为身倦乏力，舌苔薄白，脉重数，按不满。方中以黄芪配山药，气阴并顾，健脾益气生津，补肾涩精。现代药理研究显示，黄芪对血糖有双向调节作用。

（二）孙一奎医案

1. 医案

丁某，年过50。糟酒纵欲无惮，忽患下消之证，一日夜小便二十余次，清白而长，味且甜，少顷，凝结如脂，色有油光，治半年不验，腰膝以下皆软弱，载身不起，饮食减半，神色大瘁，脉之六部大而无力。书云：“脉至而从，按之不鼓，诸阳皆然。法当温补下焦，以熟地黄六两为君，鹿角霜、山茱萸各四两，桑螵蛸、鹿角胶、人参、白茯苓、枸杞子、远志、菟丝子、怀山药各三两为臣，益智仁一两为佐，大附子、桂心各七钱为使，炼蜜为丸，梧桐子大，每早晚淡盐汤送下七八十丸，不终剂而愈。”

（古代中医名家孙一奎医案选自《孙文垣医案》）

2. 思考讨论

（1）试分析本案的病因病机。

编者按：患者年过五十，糟酒纵欲无惮，脾肾受损。脾为后天之本，脾虚运化失健，气血生化乏源，脏腑失充，则饮食减半，神色大瘁；脾失健运，清浊不分而下泄，尿凝结如脂，色有油光。肾主骨，肾虚则腰膝以下皆软弱；肾司二便，肾失温摄，膀胱气化不利，夜间小便频数、清白而长。脉大无力、按之不鼓为虚证。病机总属脾肾亏虚，肾失固摄，以虚为主。

（2）试分析本案处方配伍意义，为何用鹿角胶、附子等温阳药治疗？

编者按：消渴证固多阴虚内热之证，然而因于下元虚惫，肾阴阳两虚者亦不少见。此案为孙氏温补下元治疗消渴的典型治案，谨守病机，阴中求阳，阴阳并补，治疗得法，故药到病除。方中熟地黄、山茱萸、桑螵蛸、枸杞子滋阴补肾；鹿角霜、鹿角胶、菟丝子温补肾阳；附子、桂心以温阳；配人参、茯苓、山药以补气；益智仁温补脾肾，固气涩精，唐代陈藏器《本草拾遗》单以之治夜多小便，入盐同煎服；远志入心肾，益神智，明代兰茂《滇南本草》谓其可“缩小便”。治疗重在温补下元，使阳气充盛，升腾于上，阳气旺则可生阴精；温补之中又重视补阴精以化气。

3. 拓展

明代赵献可《医贯·消渴论》曰：“盖因命门火衰，不能蒸腐水谷，水谷之气，不能熏蒸上润乎肺，如釜底无薪，锅盖干燥，故燥。至于肺亦无所禀，不能四布水津，并行五经，其所饮之水，未经火化，直入膀胱，正谓饮一升溲一升，饮一斗溲一斗，试尝其味，甘而不咸可知矣。故用附子、肉桂之辛热，壮其少火，灶底加薪，枯笼蒸溽，槁禾得雨，生意维新。”

三、医案讨论

（一）祝谌予医案

1. 医案

袁某，男性，51岁，工人。

患糖尿病半载有余，目前虽每日口服苯乙双胍6片。但仍渴饮无度，善食易饥（每日主食850g），多尿（每日尿量3L以上），伴神疲乏力，肌肉瘦削，腰酸膝软，不能坚持全日工作。近查空腹血糖172mg/dL，24小时尿糖定量29.75g。舌质红暗，脉沉滑。辨证属脾肾不足气阴两伤，治以培补脾肾，益气养阴。

处方：生黄芪30g，怀山药15g，苍术15g，玄参20g，生地黄、熟地黄各15g，党参10g，麦冬10g，五味子10g，丹参15g，葛根15g，生牡蛎30g，天花粉30g。

药进20剂，停服降糖西药，口渴好转，控制饮食每日500g，但仍有饥饿感。再服

10 剂，复查血糖为 131mg/dL。

以上方加减进退调治约 9 个月，共计服药 180 余剂，患者“三多”症状皆消失，略觉乏力，可半日工作，空腹血糖稳定在 120mg/dL，24 小时尿糖微量。守方配制水丸继服，半年内疗效巩固。

（现代中医名家祝谌予医案选自《北京中医学院学报》）

2. 思考讨论

（1）天花粉临床常用量为 10 ～ 15g，本案中用至 30g，试述其临床意义。

（2）患者渴饮无度，为何用苍术？

3. 拓展

祝谌予应用活血化瘀法治疗糖尿病的经验。

（二）路志正医案

1. 医案

孟某，女，56 岁，干部。初诊：2004 年 5 月 16 日。

患者烦渴多饮 1 年余，近 1 个月加重，每昼夜饮 5 ～ 6 暖瓶水，渴仍不解，经某三级甲等医院检查除外糖尿病、尿崩症，但诊断未明。前医曾用六味地黄丸、增液承气汤、白虎汤、沙参麦冬汤、生脉饮、消渴方等滋阴清热、益气生津止渴等方百余剂，而渴依然，故请路老诊治。症见烦渴多饮，喜热恶凉，饮下不解渴，食纳一般，尿频量多，头晕目眩，周身酸重，腰腿疼痛，尤其下肢膝以下怕冷发凉，有轻度水肿，伴见心慌易烦，失眠多梦，大便干结，3 日一行；舌红苔黄，脉沉细略数。综合脉症，乃阳虚水犯、气不化津之候。故治以真武汤加味，以温阳利水，化气生津。

处方：制附子（先煎）8g，白芍 12g，茯苓、炒白术各 15g，太子参、麦冬、山药各 10g，芡实、金樱子各 12g，生姜 3 片为引。7 剂。

药后口渴大减，每昼夜喝 1 ～ 2 暖瓶水即可，大便通畅，下肢肿消，且转温暖。是证肾阳渐复，气化得行，仍宗原方出入，附子减量为 6g，再进 10 剂。后经用金匮肾气丸，缓缓调理，诸症得以减轻，血糖维持在正常范围。后随访 10 月，病未复发。

（国医大师路志正医案选自《中医药学刊》）

2. 思考讨论

（1）试分析本案为何用六味地黄丸等治疗无效？

（2）此案可以诊断中医消渴吗？

（三）周仲瑛医案

1. 医案

施某，男，48 岁。初诊：2005 年 8 月 22 日。

患者 1993 年 8 月出现尿频、尿急、小便不畅，经检查诊为前列腺增生、尿潴留，合并糖尿病，服优降糖、二甲双胍等控制血糖。2004 年曾患直肠炎，检查食道、胃均有慢性炎症。今年 5 月开始使用胰岛素，检查尿蛋白（+）、尿素氮（BUN）偏高，空腹血糖（FBG）7.5mmol/L。形体日渐消瘦，腿软乏力，“三多”（多饮、多食、多尿）症状不显，口干唇燥，咳嗽痰多，小便不畅，尿黄有沫，大便溏、每天3次；舌暗紫中有裂纹，苔黄腐腻，脉弦。B超检查示：肾、输尿管、前列腺无明显异常。诊断为消渴，证属肾虚阴伤，湿热内郁，久病络瘀。治宜滋肾养阴，化湿清热，活血通络。

处方：生地黄、泽兰、泽泻各12g，玉米须、地骨皮、桑白皮、山药各15g，牡丹皮9g，茯苓、南沙参、北沙参、山茱萸、桑叶、玄参、炙僵蚕、天花粉、黄柏各10g，鬼箭羽20g，炙水蛭3g，知母、炒苍术各6g。14剂，每天1剂，水煎服。

二诊（9月12日）：小便通畅，大便溏，咽痛，背痛，咳嗽，痰多成块、色白，口干，胃嘈杂，腿软乏力，舌暗紫，苔黄薄腻，脉细弦。检查：FBG 6.7mmol/L，餐后2小时血糖（P2BG）8.6mmol/L，BUN 8.1mmol/L。前方加蒲公英15g，麦冬10g，桔梗5g。14剂。

三诊（9月26日）：二便通畅，咳嗽痰多、胃嘈杂基本缓解，腰酸，腿软无力，舌暗红、苔薄黄腻，脉细滑。P2BG 7.1mmol/L，BUN 6.5mmol/L。上方续服4周，热减，气阴本虚渐复，血糖基本控制，守方再进，8月22日方去泽泻，玄参用15g，加丹参12g，鸡血藤15g，继续服用以善后。

（国医大师周仲瑛医案选自《新中医》）

2. 思考讨论

（1）试分析本案首诊处方意义。

（2）试述消渴从瘀论治的意义。

3. 拓展

周老治疗消渴“三热论”的学术经验。

（四）汪履秋医案

1. 医案

吴某，女，44岁。初诊：1989年5月10日。

患者病起年余，口渴欲饮，饮不解渴，日饮量达3000mL以上；消谷善饥，日主食量近1kg，小溲频数量多，形体日渐消瘦。诊查：形体消瘦，舌苔黄燥，脉象弦数。查尿糖（+++）～（++++），空腹血糖为15.5mmol/L。

辨证：肺肾阴伤，胃火内炽。

治法：清胃润肺，养阴增液，参以验方降糖之品。

处方：石膏30g（先煎），黄连3g，天花粉20g，芦根20g，生地黄15g，地骨皮15g，地锦草15g，苦参10g，泽泻15g，青黛6g（冲服），僵蚕10g，知母10g，麦冬10g，玄参10g。

二诊（6月12日）：药进30剂，诸症有减。日饮量降为1000mL，进主食量控制在300～350g，小便量亦明显减少。疲乏无力，舌苔花剥。血糖降为10.8mmol/L，尿糖（+）～（++）。转以养肺益肾为主，原方去石膏、黄连，加玉竹10g，枸杞子10g，怀山药15g。

三诊（8月10日）：上方再进50余剂，“三消”症状基本消失，尿糖转阴，空腹血糖控制在 7.2mmol/L 左右。原方再进，以资巩固。

一年后随访，患者停药已半年余，病情稳定，未见反复。

（全国名中医汪履秋医案选自《中国现代名中医医案精华》）

2. 思考讨论

（1）本案证属肺肾阴伤，胃火内炽，试分析其辨证依据。

（2）试分析本案处方配伍意义。

（五）李克绍医案

1. 医案

王某，男，7 岁，茌平县人。初诊：1975 年 7 月 12 日。

患儿多饮多尿，在当地医院曾检查尿比重 1.007，疑为“尿崩症”，治疗无效。遂来济南。经余诊视，神色脉象亦无异常，唯舌色淡，有白滑苔，像刷一层薄薄不匀的浆糊似的。因思此证可能是水饮内结，阻碍津液输布，所以才渴欲饮水，饮不解渴。其多尿是多饮所致的，属于诱导性的，能使不渴少饮，尿量自会减少。因与五苓散方：白术 12g，茯苓 9g，泽泻 6g，桂枝 6g，猪苓 6g，水煎服。

上方共服两剂，7 月 14 日其家人来述症状见轻。又予原方 2 剂，痊愈。

（现代中医名家李克绍医案选自《李克绍<伤寒解惑论>四讲》）

2. 思考讨论

（1）《伤寒论》可见“小便不利”，为什么本案多尿症亦可用之？

（2）五苓散适应证有哪些？

四、临床拓展

1. 消渴病机阴虚燥热，重视血瘀为患

阴虚为本，燥热为标：两者往往互为因果，燥热内生而耗伤阴津则阴愈虚，阴虚火旺则燥热愈甚。消渴发病常与血瘀有关，阴虚内热，耗津灼液而成瘀血，或消渴日久，病久入络，血脉瘀滞，病损及阳，以致阴阳两虚，阳虚则寒凝，气血运行不畅，亦可导致血瘀。而瘀血又往往是导致变证丛生的原因，临床治疗消渴当重视活血化瘀法的使用，不仅仅局限于久病。

2. 诊断要抓住主症，以定上消、中消、下消

消渴是以多饮、多食、多尿及消瘦为临床特征的一种慢性内伤疾病。根据“三多”症状侧重的不同，而有上消、中消、下消三消即在肺、在胃、在肾的区别。口渴多饮（上消）为燥热在肺；多食善饥，日渐消瘦（中消）为热郁于胃；尿多而浑（下消）为虚火在肾。三者常常互相影响，如肺燥津伤，津液失于敷布，则脾胃不得濡养，肾精不得滋助；脾胃燥热偏盛，上可灼伤肺津，下可耗伤肾阴；肾阴不足则阴虚火旺，亦可上灼肺胃，终至肺燥胃热肾虚，故“三多”之症常可相互并见。

3. 辨证审标本虚实主次，察并发症

消渴一般发病初期以燥热为主，兼有阴虚；病程较长则阴虚燥热互见；病久可阴虚为主，或兼燥热；后期往往阴阳两虚，或肾阳虚衰。消渴的并发症较多，如痈疽、耳聋、胸痹疾等，临床诊断警惕个别患者消渴的本症不明显，而是以其并发症为线索进而诊断为本病。

4. 治疗原则是清热润燥，养阴生津

消渴治疗以清热润燥、养阴生津为基本治则。上消、中消、下消三消均应滋肾养阴，燥热较甚时可佐以清热，注意标本兼顾。下消病久，气阴阴损及阳者宜阴阳并补；还要知常达变，针对具体病情及时合理地选用活血化瘀、清热解毒、健脾益气、滋补肾阴、温补肾阳等治法。

5. 消渴病程日久，变证杂陈

由于消渴易发生血脉瘀滞、阴损及阳的病变，以及发生多种并发症，故应注意及时发现、诊断和治疗。如肺痨、雀盲、疮疖、痈疽、中风、水肿等，若出现阴津虚耗，阴不敛阳，虚阳浮越，或阴阳俱虚，阴竭阳亡，又当中西医结合积极救治。

6. 消渴当加强调护，综合治疗

早期发现、坚持长期治疗、生活规律、饮食控制的患者，其预后较好。控制饮食具有基础治疗的重要作用，应着重注意忌糖；限制淀粉类食物；戒烟酒；生活规律及保持情志平和，适度锻炼有助于消渴的治疗。加强日常护理，注意防治各种并发症，尤防坏疽的发生。

【复习思考题】

1. 消渴的主要病机是什么？它是如何形成的？

2. 清代程钟龄《医学心悟·三消》曰："治上消者，宜润其肺，兼清其胃。""治中消者，宜清其胃，兼滋其肾。""治下消者，宜滋其肾，兼补其肺。"你是如何理解的?

（孙丽霞）

第五节 肥 胖

一、知识要点

（一）概念

肥胖是指体内膏脂堆积过多，体重异常增加或身体肥胖，或伴有头晕乏力、神疲懒言、少动气短等的病证。明代张介宾在《景岳全书·杂证谟》中载有"肥胖"之名。

（二）病因病机

肥胖病因包括饮食不节、缺乏运动、年老体弱、禀赋异常。基本病机总属阳气虚衰，痰湿偏盛，两者互为影响。病位主要在脾胃，与肾关系密切，涉及心、肺、肝。病理因素以痰湿为主，与水饮、气滞、血瘀、郁热相关。病理性质有虚实之分。本虚多为脾肾气虚，或兼心肺气虚；标实为痰湿膏脂内停，或兼水湿、血瘀、气滞、郁热。肥胖日久，常易变生他病，如合并消渴、头痛、眩晕、胸痹、中风、胆胀、痹证等。肥胖病因病机示意图如下所示（图6–9）。

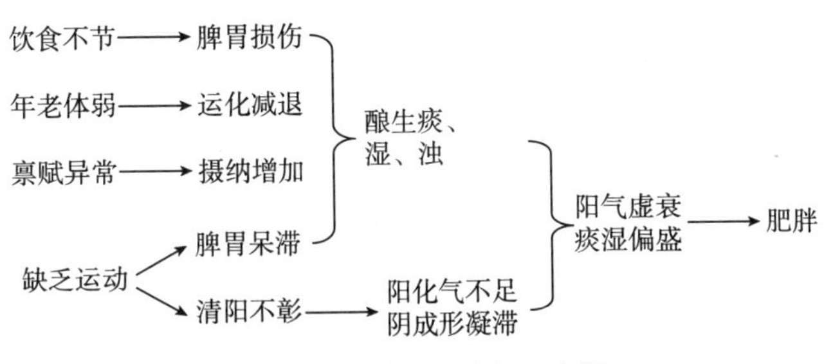

图6–9　肥胖病因病机示意图

（三）辨证要点

肥胖主要辨标本虚实和脏腑病位。本虚要辨气虚、阳虚；标实要明痰湿、水饮、积滞、气滞、瘀血。多食易饥，口干而渴，大便干结，病位主要在胃；身体重着，神疲乏力，腹大胀满，头沉胸闷，主要在脾；腰膝酸软疼痛，动则气喘，形寒肢冷，下肢浮肿，夜尿频多，为病久及肾。肥胖诊断辨证思路示意图如下所示（图6–10）。

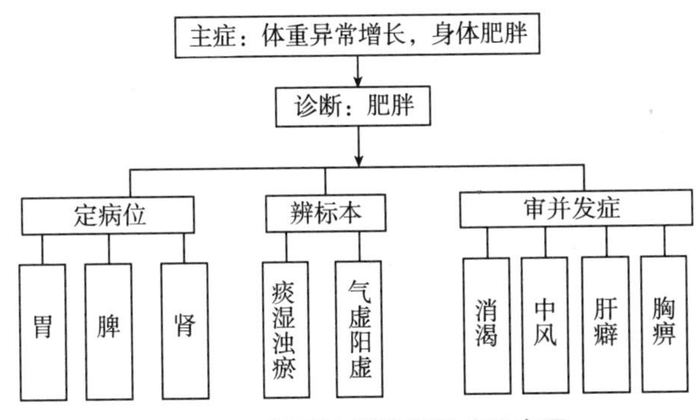

图6–10　肥胖诊断辨证思路示意图

（四）治疗

肥胖应分虚实而治。补虚常用健脾益气，益气补肾，补肺养心。泻实祛湿化痰，结合清热、行气、利水、消导、通腑、化瘀等。肥胖常见证治简表如下所示（表6–11）。

表6–11　肥胖常见证治简表

证名	症状	证机概要	治法	代表方	常用药
胃热火郁证	肥胖多食，消谷善饥，脘腹胀满，面色红润，心烦头昏，口干口苦，或口渴引饮，便秘或大便不爽；舌红苔黄腻，脉弦滑数	胃热火郁，脾运不及，积热内停	清胃泻火，佐以消导	小承气汤合保和丸	大黄、连翘、黄连、枳实、厚朴、山楂、神曲、莱菔子

续表

证名	症状	证机概要	治法	代表方	常用药
痰湿内盛证	形体肥胖，身体沉重，困倦脘痞，或伴头晕，口干而不欲饮；舌质淡胖或大，苔白腻或白滑，脉滑	痰湿内盛，阻滞气机，困着肌肉，阻于三焦	燥湿化痰，理气消痞	导痰汤	茯苓、白术、泽泻、猪苓、半夏、陈皮、胆南星、枳实、苍术、佩兰
脾虚湿盛证	肥胖臃肿，神疲乏力，困重脘闷，小便不利，便溏或便秘；舌淡胖边有齿印，苔薄白腻，脉濡细	脾虚失运，水湿内停；湿浊中阻，气机不利	健脾益气，利水渗湿	参苓白术散	党参、白术、黄芪、山药、茯苓、莲子、扁豆、薏苡仁、泽泻、猪苓、陈皮、砂仁、桔梗
脾肾阳虚证	形体肥胖，神疲乏力，腹胀便溏，自汗，动则更甚，畏寒肢冷，下肢浮肿，小便清长或昼少夜频；舌淡胖，苔薄白，脉沉细	脾肾阳虚，水饮内停；脾虚失运，气血亏虚；阳失温煦	温补脾肾，化气利水	真武汤合苓桂术甘汤	附子、桂枝、茯苓、白术、薏苡仁、白芍、甘草、生姜
气郁血瘀证	肥胖懒动，喜太息，胸闷胁满，面晦唇暗，男子性欲下降，女子月经不调、量少甚或经闭，经血色暗或有血块；舌质暗或有瘀斑瘀点，舌苔薄，脉滑或涩	心肝气郁，肝肾精血不足，瘀浊内阻	理气解郁，活血化瘀	血府逐瘀汤	枳壳、柴胡、白芍、香附、当归、桃仁、红花、川芎、川牛膝、赤芍、生地黄

二、医案分析

（一）赵绍琴医案

1. 医案

沈某，男，51岁。体重逾90kg，体检时发现血脂极高，服西药降脂效果欠佳，于1990年12月前来就诊。观其面色潮红，油光发亮，舌红苔黄垢厚，脉象弦滑且数，按之有力。血生化检验甘油三酯高达18.86mmol/L，辨为痰湿瘀阻，久之恐有中风之虞，治宜涤痰活血化瘀之法，用三子养亲汤加味。药用苏子10g，莱菔子10g，白芥子6g，冬瓜子10g，皂角子6g，赤芍10g，丹参10g，茜草10g。水煎服，每日1剂。

半月后复查，甘油三酯将为12.64mmol/L，患者信心大增，继服前方加柴胡6g，川楝子6g，焦三仙各10g，1月后复查甘油三酯降为7.56mmol/L，嘱其坚持控制饮食，加强锻炼，以善其后。

（现代中医名家赵绍琴医案选自《赵绍琴临证验案精选》）

2. 思考讨论

（1）本案为何辨证为痰湿瘀阻？试分析本案的处方配伍意义。

编者按：据其形体肥胖，舌红苔黄垢厚，脉象弦滑且数，按之有力，血脂极高，均提示此人体内痰湿瘀阻。借用治疗痰喘的三子养亲汤，加冬瓜子、皂角子名曰五子涤痰汤，以涤痰消腻。配赤芍、丹参、茜草以活血化瘀，配柴胡、川楝子以泻肝热，配焦三仙以疏调三焦。

（2）本案“有中风之虞”，控制饮食能达到减少中风的目的吗？

编者按：饮食不节肥甘厚味易损伤脾胃，导致痰湿内生，痰湿生热，热极生风。终致风火痰热内盛，窜犯络脉，上阻清窍。如张山雷《中风斠诠》谓：“肥甘太过，酿痰蕴湿，积热生风，致为暴仆偏枯，猝然而发，如有物击使之仆者，故曰仆击而特著其病源，名以膏粱之疾。”本案患者有痰湿瘀阻，有化热之象，除常规药物治疗外，还可配合改变不良生活方式，如减少肥甘厚腻、辛辣刺激食物的摄入，可选用清热凉血生津的食材，如荸荠、山药、梨等，但应严格控制摄入量。另外，还需加强运动，及早控制体重的增加，防治与肥胖相关的并发症。尤其是中老年人，更应严格控制体重并积极防治并发症，改善肥胖症的预后转归。

（二）周仲瑛医案

1. 医案

陈某，女，34 岁。初诊：1996 年 5 月 18 日。

患者因形体肥胖、B 超查见脂肪肝而就诊。测体重 78kg，身高 1.65m。平素食欲一般，肢体经常浮肿，月经周期正常，但经行量少色黑。舌质暗红，舌苔黄腻。此为脂膏不归正化，脾湿生痰，血瘀水停。治拟燥湿化痰，活血利水。

炒苍术 10g，法半夏 10g，制南星 10g，海藻 10g，泽兰 10g，泽泻 20g，炒莱菔子 20g，炙僵蚕 10g，荷叶 15g，山楂肉 15g，鬼箭羽 15g，天仙藤 15g，马鞭草 15g。

二诊：上药连服 1 月，体重下降 5kg，肢体浮肿消退，稍有头昏，经行量少色黑。前从脂浊内聚、痰瘀痹阻、水湿内停治疗有效。原方加决明子 15g。

三诊：继续服药 1 个月，体重又见下降 3kg，头昏近平，食纳欠香，近来大便溏薄，日行 2 ～ 3 次，腹痛。再予燥湿化痰，活血利水。炒苍术 10g，法半夏 10g，海藻 20g，天仙藤 15g，泽兰 15g，泽泻 15g，炙僵蚕 10g，山楂肉 15g，鬼箭羽 12g，荷叶 15g，穞豆衣 20g，路路通 10g。

四诊：药治 3 个月，体重下降 10kg，但经行仍然量少，2 天即净。原方去海藻、穞豆衣，加大腹皮 10g，茯苓 10g。14 剂。

因去外地工作，停药 3 个月，体重未见增长，保持 68kg，下肢浮肿，小便少，口干欲饮，B 超复查肝脏未见明显异常，舌苔黄腻，脉濡。仍守原方调治。

（国医大师周仲瑛医案选自《周仲瑛实用中医内科学》）

2. 思考讨论

（1）试分析本案初诊方药组成特点。

编者按：本案初诊以燥湿化痰、活血利水为治法。方中苍术、茯苓、泽泻燥湿健脾利水；制南星、法半夏、海藻、莱菔子、僵蚕化痰祛湿；鬼箭羽、马鞭草、山楂肉活血以祛瘀；天仙藤通络以利水；荷叶升清降浊，合泽泻、海藻、僵蚕等有良好的消脂作用。

（2）试分析本案三诊时方药调整依据。

编者按：本案病机特点为脂浊内聚，痰瘀痹阻，水湿内停，经燥湿化痰、活血利水法治疗后，体重下降，肢体浮肿消退，头昏近平，唯大便溏薄，日行 2 ～ 3 次，腹痛。故去制南星、莱菔子、天仙藤、马鞭草。海藻具有消痰利水之功效，增为 20g；泽兰活血利水，增为 15g；泽泻善渗泄水道，能宣通五脏之湿，但过用有伐肾之虞；鬼箭羽破血通经力强，增加稽豆衣味甘，性平，平肝益肾，而无滋腻之性；路路通既可活血调经，又有利小便而实大便之功效。

3. 拓展

前人有“肥人多痰”“肥人多湿”“肥人多气虚”之说。肥胖者，膏脂不归正化，当从痰论治，痰湿内聚，困阻脾运，留滞皮里膜外。张景岳言：“治痰之法无它，但使元气日强。”本案以燥湿化痰、活血利水为法，解脾困之围，使邪祛正安。

三、医案讨论

（一）仝小林医案

1. 病案

患者，女，35 岁。2000 年产后体重未恢复，肥胖 8 年，曾尝试过多种减肥方法，疗效不显。刻下症见：身体质量指数（BMI）= 体重 / 身高 ^{2}=80kg/（1.59m）^{2}=31.6kg/m^2，腰围 104cm，臀围 106cm。无不适主诉，纳眠佳，大便燥结，小便正常，查其面色红赤，舌质红，苔黄腻，脉滑有力。

诊断为肥胖症。治法：行气开郁，消膏转浊，清热通腑。予大柴胡汤加减。

处方：柴胡 9g，半夏 12g，黄芩 15g，白芍 12g，枳实 15g，酒大黄 15g（单包），佛手 30g，葶苈子 30g，决明子 30g，莱菔子 30g，苍术 30g，生姜 3 片。每日 1 剂，水煎服。

1 个月后体重降到 77kg，继服。以上方为基础方加减，服用 5 个月后体重降到 70kg，随访半年未反弹。

（中国科学院院士仝小林医案选自《环球中医药》）

2. 思考讨论

（1）大柴胡汤适应证是什么？本案使用该方的依据是什么？

（2）结合本案，谈谈大黄在治疗肥胖的使用注意事项。

（二）王国华医案

1. 医案

患者，女，26 岁。初诊：2014 年 9 月 5 日。

现病史：患者近半年因劳累出现经行量少，色暗红，有时色黑，质黏稠，伴小血块，经行 3 ～ 4 天，发脆易落，平时月经周期尚可，约 40 天一行，末次月经 8 月 22 日，为求中医治疗来诊。刻下症见形体肥胖（近半年体重明显增加），神疲乏力，困倦嗜睡，纳眠可，二便调；舌淡、略暗、胖大、有齿痕，苔白厚，脉沉。

既往史：脂肪肝，乳腺增生。

个人史：未婚。

辅助检查：生殖激素水平：孕酮（P）0.29ng/mL，雌二醇（E_2）37.00pg/mL，促黄体生成素（LH）15.21U/L，促卵泡激素（FSH）7.38U/L，睾酮（T）0.63ng/mL，泌乳素（PRL）6.41ng/mL；妇科彩超：双侧卵巢多囊改变。

西医诊断：多囊卵巢综合征。中医诊断：月经过少，脾肾不足，痰瘀互结。

治法：健脾益肾，化痰祛瘀。

处方：苍术 10g，香附 10g，法半夏 10g，胆南星 10g，茯苓 15g，陈皮 15g，炒白术 15g，石菖蒲 15g，菟丝子 30g，当归 15g，桑葚 15g，肉桂 6g，川芎 15g，葛根 10g，泽兰 10g，炒枳壳 10g，炙甘草 6g，大枣 10g。7 剂，水煎服，每日 1 剂。

二诊（9 月 12 日）：神疲乏力、困倦嗜睡等症较前改善，情绪波动后双乳胀痛，舌淡暗，苔薄黄，脉沉，上方加生牡蛎 30g，黄芩 10g。

三诊（9 月 19 日）：脱发减轻，双乳胀痛感减轻，仍有乏力嗜睡，易汗出，动则尤甚；舌淡暗，苔薄白，脉沉，上方去黄芩，加生黄芪 15g。

四诊（10 月 10 日）：9 月 25 日月经来潮，经量较前增多，色暗红，无血块，神疲乏力、困倦嗜睡等症明显改善，脱发亦减轻。舌淡略暗，苔薄白，脉沉细，上方加枸杞子 15g。

五诊（10 月 17 日）：轻微脱发，余症悉平。患者诉初诊以来每天遵医嘱步走 1 小时，体重下降比初诊时下降 3kg，上方加怀牛膝 10g，7 剂，水煎服，每日 1 剂。停药，观察下一个月经周期。

（现代中医名家王国华医案选自《中国医药导报》）

2. 思考讨论

（1）本案为什么用健脾益肾、化痰祛瘀法治疗？

（2）二诊中为什么增加生牡蛎？

（三）李振华医案

1. 医案

患者某，男，45 岁。初诊：2009 年 7 月 4 日。

主诉：身体发胖 5 年，时有头晕。

病史：40 岁后身体逐渐发胖，记忆力减退，头晕沉，常感倦怠乏力，平素饮食不多，但体质量不断增加，由 5 年前的 70kg 增加到 87kg，大便时溏时秘。化验血脂、血糖均偏高（数值不详）；舌稍紫暗，苔白厚，舌体胖大，边有齿痕，脉濡缓。

西医诊断：肥胖病。中医诊断：肥胖症（脾失健运，痰湿阻滞）。

治法：益气温中，健脾豁痰。方药：健脾豁痰汤化裁。

处方：白术 10g，茯苓 15g，陈皮 10g，旱半夏 10g，木香 6g，砂仁 8g，桂枝 5g，乌药10g，枳壳10g，川朴10g，荷叶25g，鸡内金10g，泽泻20g，玉米须30g，山楂15g，甘草3g。15剂，水煎服。

二诊（2009年7月25日）：饮食、体力均有所增加，大便顺畅，头仍昏，舌体胖大，边有齿痕，质稍紫暗，脉濡缓。上方加郁金10g，节菖蒲10g，细辛5g。21剂，水煎服，每日1剂。

三诊（2009年8月20日）：饮食、睡眠、二便正常，已无头晕沉现象，感觉较前走路有力，体重减少3.5kg，舌淡红，苔白，舌体不大，脉缓。去细辛，加橘红12g，继服30剂。

2010年1月带其他患者来诊，自述体质量已减至79kg，未再增加。

（国医大师李振华医案选自《中华中医药杂志》）

2. 思考讨论

（1）本案诊断为“脾失健运，痰湿阻滞”的依据是什么?

（2）试分析本案首诊处方意义。

（四）张西俭医案

1. 医案

卢某某，男，24岁。初诊：2018年12月17日。

长期肥胖，多食易饥，怕冷，颈肩部僵痛，面部潮红烘热感，晨起口干口苦，自觉口中常黏腻，大小便未见明显异常，目前体重125kg，腰围105.6cm。既往有高血压史，长期服用降压药物。查体：舌红，苔薄黄稍干满布舌面，脉沉郁小劲。中医辨证：气郁化火、湿滞互结证。

处方：蝉蜕10g，藿香10g，姜黄10g，僵蚕10g，熟大黄3g，北柴胡10g，葛根30g，苍术10g，厚朴10g，陈皮10g，薏苡仁50g，生山楂15g，莱菔子30g，黄芩15g，黄连10g，石决明30g，牡蛎30g，天花粉15g，夏枯草30g，泽泻10g。

患者随后多次复诊，处方基本不变，加强调畅气机、清热化痰、少佐扶正之黄芪、白术等，随访5月，患者自诉体重较初诊时下降约25kg。

（全国名中医张西俭医案选自《海南医学院学报》）

2. 思考讨论

（1）本案为何用升降散加减治疗?

（2）本案用北柴胡的意义是什么?

四、临床拓展

1. 肥胖常兼血瘀

古有“肥人多气虚”“肥人多痰”“肥人多湿”之说。肥胖痰湿壅盛，阻滞气机，气滞则血瘀，终致痰瘀互结，日久耗伤正气；正气亏虚，无力推动气血津液的运行，加重痰瘀的形成，导致病情缠绵难愈。治疗以活血化瘀、理气祛痰为主，选方如血府逐瘀汤合失笑散、桃核承气汤、桂枝茯苓丸等。郁结化热者加茵陈、郁金、金钱草、栀子；腑结不通者加虎杖、瓜蒌仁、三棱、莪术、大黄等。

2. 辨证辨病结合治疗

本病与西医学高血压、高脂血症、高尿酸血症、代谢相关性脂肪肝等密切相关，部分患者可因上述合并疾病就诊，值得关注。现代药理学研究显示，部分中药有较好的降脂减肥作用，如荷叶、茶叶、山楂、决明子、栀子、防己、泽泻、薏苡仁、猪苓、茯苓、茵陈、大黄、芦荟、苍术、灵芝、夏枯草、丹参、麻子仁、昆布、海藻等，临证时在辨证论治的基础上，可酌情选用。

3. 综合治疗持之以恒

本病治疗不仅在医疗机构，院外管理也至关重要。应当采取综合治疗，并且持之以恒，方可获得稳定的疗效。药物治疗以 1 ～ 3 个月为 1 个疗程，常连续 3 个疗程，每间隔 1 个月可停药 1 周。针灸、按摩、穴位贴敷等治疗方法根据需要而定疗程。帮助肥胖患者改变不良饮食习惯和生活方式，解除心理障碍，建议其在接受营养干预的同时，在专业体能教练的指导下，适当增加体能训练，实施主动或被动的体能运动，养成良好的运动习惯，维持标准体重，减少并发症的发生。

【复习思考题】

1. 肥胖的主要病机是什么？它是如何形成的？
2. 请谈谈“肥人多气虚”“肥人多痰”对临床的指导意义。

（方南元）

第六节 内伤发热

一、知识要点

（一）概念

内伤发热是指以内伤为病因，脏腑功能失调、气血阴阳失衡为基本病机，以发热为主要临床表现的病症。一般起病较缓，病程较长。临床上多数表现为低热，但有时可以是高热或自觉发热而体温并不升高。古籍中有称“子火”“灯笼病”。

（二）病因病机

病因主要有体虚久病、饮食劳倦、情志失调及外伤出血。病理性质有虚、实两类。由中气不足、血虚失养、阴精亏虚及阳气虚衰所致者属虚，其病机是气血阴阳亏虚，脏腑功能失调，阴阳失衡。由气郁化火、瘀血阻滞及痰湿停聚所致者属实，其病机为气郁、血瘀、湿郁、壅遏化热。内伤发热病因病机示意图如下所示（图 6–11）。

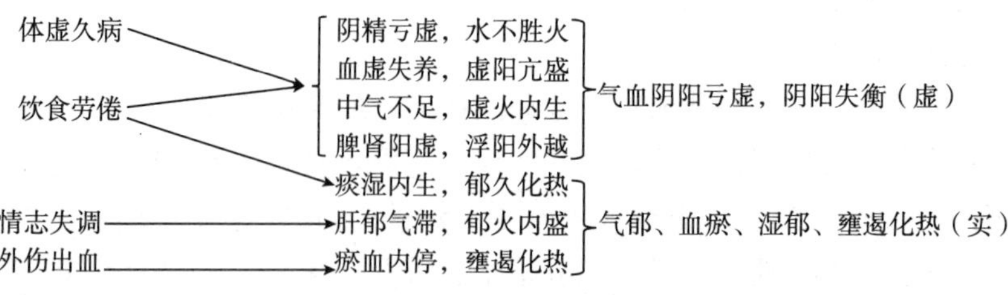

图 6–11　内伤发热病因病机示意图

（三）辨证要点

内伤发热首先应辨虚实。实证应辨气滞、血瘀、痰湿的不同；虚证应辨气血阴阳之不足、脏腑之虚损。正虚邪实、虚实夹杂者，应分清其标本主次。其次辨病情的轻重。一般病程长、病势亢盛、持续发热、久治不愈，或反复发作，致胃气衰败，病情较重；反之则病情较轻。本病要注意与外感发热相鉴别。内伤发热诊断辨证思路示意图如下所示（图 6–12）。

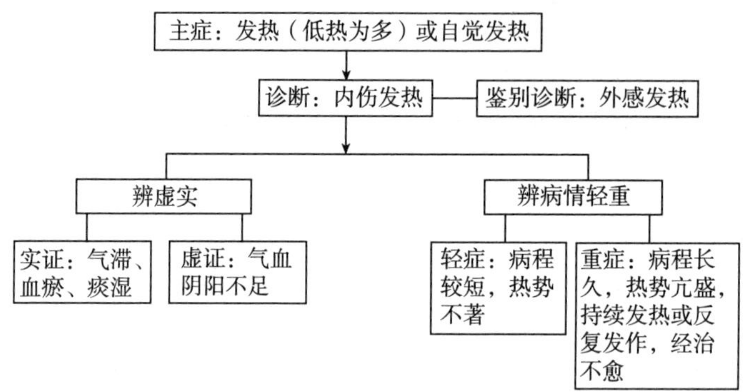

图 6–12　内伤发热诊断辨证思路示意图

（四）治疗

内伤发热实火宜清，虚火宜补。实证以解郁、活血、除湿为主，适当配伍清热。虚证应益气、养血、滋阴、温阳，以补为主；阴虚发热可适当配伍清退虚热的药物。内伤发热常见证治简表如下所示（表 6–12）。

表 6–12　内伤发热病证治简表

证名	症状	证机概要	治法	代表方	常用药
阴虚发热证	午后或夜间发热，手足心热，或骨蒸潮热，心烦，少寐，多梦，颧红，盗汗，口干咽燥，大便干结，尿少色黄；舌质干红或有裂纹，无苔或少苔，脉细数	阴虚阳盛，虚火内炽	滋阴清热	清骨散	银柴胡、知母、胡黄连、地骨皮、青蒿、秦艽、鳖甲

续表

证名	症状	证机概要	治法	代表方	常用药
血虚发热证	发热多为低热，头晕眼花，身倦乏力，心悸不宁，面白少华，唇甲色淡；舌质淡，脉细弱	血虚失养，阴不配阳	益气养血	归脾汤	黄芪、党参、茯苓、白术、甘草、当归、龙眼肉、阿胶、酸枣仁、远志、木香
气虚发热证	发热常在劳累后发生或加剧，热势或低或高，头晕乏力，气短懒言，自汗，易于感冒，食少便溏；舌质淡，苔薄白，脉细弱	中气不足，阴火内生	益气健脾，甘温除热	补中益气汤	黄芪、党参、白术、甘草、当归、升麻、柴胡、陈皮
阳虚发热证	发热，形寒怯冷，四肢不温或下肢发冷，面色㿠白，头晕嗜寐，腰膝酸痛；舌质胖润或有齿痕，苔白润，脉沉细而弱，或浮大无力	肾阳亏虚，火不归原	温补肾阳	金匮肾气丸	附子、桂枝、山茱萸、地黄、山药、茯苓、白术、牡丹皮、泽泻
气郁发热证	时觉身热心烦，热势常随情绪波动而起伏，精神抑郁或烦躁易怒，胸胁胀闷，喜叹息，口苦而干，妇女常兼月经不调，经来腹痛，或乳房发胀；舌苔黄，脉弦数	气郁日久，化火生热	疏肝理气，解郁泻热	丹栀逍遥散	牡丹皮、栀子、黄芩、龙胆、柴胡、郁金、川楝子、薄荷、当归、白芍、白术、茯苓、甘草
血瘀发热证	午后或夜晚发热，或自觉身体某些局部发热，口干咽燥而不欲饮，躯干或四肢有固定痛处或肿块，甚或肌肤甲错，面色萎黄或暗黑；舌质紫暗或有瘀点、瘀斑，脉涩	血行瘀滞，瘀热内生	活血化瘀	血府逐瘀汤	桃仁、红花、牛膝、当归、赤芍、川芎、生地黄、柴胡、枳壳、桔梗
湿郁发热证	低热或午后较甚，胸闷身重，不思饮食，渴不欲饮，甚或呕恶；舌苔白腻或黄腻，脉濡数	痰湿内蕴，壅遏化热	燥湿化痰，清热和中	黄连温胆汤合中和汤	杏仁、白豆寇仁、薏苡仁、半夏、厚朴、苍术、通草、滑石、竹叶

二、医案分析

（一）蒲辅周医案

1. 医案

王某，男，11岁。初诊：1959年3月23日。

因发热15天，于1959年2月23日住某医院。检查：白细胞总数9.15×10⁹/L，中性75%，淋巴23%，单核2%，血沉43mm/h。球蛋白水试验（-），肝功正常，血培养（-），肥达氏反应（-），嗜异凝集试验1∶10，心电图：①窦性心律不齐；②中间型心电位；③心电图大致正常。咽培养：有甲种链球菌，初步诊断：①双侧支气管淋巴结结核，左侧已纤维化；②高热待查。曾给予链霉素、青霉素、氯霉素、金霉素等药物，并服中药青蒿鳖甲汤加味等养阴清热之剂。而患儿之高热持续月余之久，未见减退，最高体温达42°C，每日午后两度热势上升，至早则稍降。虽然体温在40℃以上，而患者自觉并不发热。于3月23日请蒲老会诊，其脉弦涩，其舌色暗，面无热色，右胁下痛而不移，口不渴，大便自调，小便亦利，蒲老默思良久曰：“此血瘀发热也。观其体温虽高而自觉反不热，是无表热可知；口不渴，便亦不结，是无里热又可知；脉弦涩，胁痛不移而舌质暗，是血瘀发热，已可征信。遂议用活血化瘀之法，方用血府逐瘀汤加减。”

处方：当归尾 4.5g，赤芍药 4.5g，干生地黄 9g，川芎 4.5g，净桃仁 6g，西红花 4.5g，川牛膝 6g，炒枳壳 4.5g，苦桔梗 3g，生甘草 3g，北柴胡 4.5g，制没药 4.5g，干地龙 6g。

连服一周，其中或加生鳖甲、生牡蛎；或加延胡索、血竭。而后发热略有下降趋势。在此期间，曾做腰椎穿刺；脑脊液：压力不高；尿蛋白（-），细胞数个。X 线腹部平片，疑为腹腔肿物；钡灌肠，结肠未见异常；淋巴结活组织病理检查，疑为慢性增生性淋巴腺炎。但对患者午后发热，从西医学看，原因仍属不明，右胁下疼痛仍固定不移，脉仍弦涩，舌质仍暗，精神似稍佳，宜继续以活血化瘀为主，原方再进，并佐以小金丹，早晚各服 1 丸。

一周后，体温继续有所下降，右胁下痛点亦有减轻，食纳稍佳，精神益见好转。遂续服原方至 4 月 12 日，午后之热已低，胁痛消失，大便曾见黑粪，舌暗稍减而脉细，改为两日一剂，盖因胁痛止而大便下黑粪，此乃瘀血渐去之象，故缓其势而续和之，使瘀尽去而正不伤。

至 5 月 5 日，热退已二周余，停药亦已达一周，而患者体重渐增，由入院 29.5kg 增至 31kg，舌色红活而不暗，脉象缓和而不弦涩，精神、体力均渐恢复正常。最后化验：白细胞计数 7.6×10^9/L，中性粒细胞 50%，淋巴细胞 44%，单核 6%，血沉 2mm/h。并经泌尿系静脉造影，可能符合临床肾痈之诊断。

（现代中医名家蒲辅周医案选自《蒲辅周医案》）

2. 思考讨论

（1）本案诊断为瘀血发热的依据是什么？

编者按：午后及夜间发热一般考虑阴虚或血瘀证，根据患者面无热色，口不渴，大便自调，小便亦利，可排除阴虚发热可能；患者右胁疼痛，部位固定不移，此为血瘀证表现；舌色暗、脉弦涩亦为血瘀之象。四诊合参，诊断患者为血瘀发热。

（2）试分析本案用血府逐瘀汤的意义。

编者按：本案胁痛不移而舌质暗，脉弦涩，是血瘀发热，病位在肝。血府逐瘀汤除桔梗引药上引，牛膝引邪下行，甘草和中调药外，其余药物均入肝经。如当归尾、生地黄、柴胡养血活血，清热疏肝，适用于血瘀热证；桃仁、赤芍、红花逐瘀活血；血不得气不活，气不得血不行，川芎为血分气药，枳壳擅长理气疏肝，两者合用，助本方理气活血，并有调理肝脾作用，诸药配伍，共成活血逐瘀、理气疏肝之剂。

（二）秦伯未医案

1. 医案

男性患者，慢性粒细胞白血病。每天傍晚开始发热达 40℃，下半夜自汗身凉，大起大落，已有半年。平时手心微热，两足不温，腰以下特别酸痛，大便数日一次。舌苔厚腻，脉沉细无力。诊断为下焦阴阳并虚，中气不振，用黄芪、生熟地黄、归身、苁蓉、升麻、白术、泽泻等甘温除热，次日晚上热即平静。

（现代中医名家秦伯未医案选自《谦斋医学讲稿》）

2. 思考讨论

（1）试分析本案的诊断依据。

编者按：本案患者每天傍晚开始发热达 40℃、下半夜自汗身凉、手心微热、脉细，均为阴虚发热之证；久病气虚，气损及阳，脾肾阳气亏虚，故而表现为两足不温、腰以下酸痛；舌苔厚腻、脉沉细无力亦为佐证。四诊合参，证属阴阳两虚，中气不振。

（2）本案为何不用苦寒之剂清热？

编者按：内伤发热以属虚者为多，除有气郁化火及湿热内蕴者可配合清热除湿的药物外，一般均应针对病情补益气血阴阳，以促进脏腑功能及阴阳平衡的恢复，切不可一见发热，便用发散解表及苦寒泻火之剂，以致耗气伤阴或伤败脾胃及化燥伤阴。本案下焦阴阳俱虚，中气不振，阴火内生，气虚发热，过用苦寒之剂，易戗伐脾胃，生化乏源，中气益虚，阴火越盛，子火难除。

3. 拓展

"甘温除大热"源于《素问·调经论》，用于治疗气虚发热，脾胃虚弱和阴火上冲。李东垣指出："阴火也，起于下焦，其系于心，心不主令，相火代；相火，下焦包络之火，元气之贼也。"这说明阴火并非为生理之火，而是一种内生的病理之火，不是一种实火而是一种虚火，是下焦相火上犯而致病的一种病理状况。元气虚于中焦，而阴火起于下焦，清阳无力升发反下陷阴分，以致虚阳为阴气所郁遏，郁则化火上冲反耗元气，使元气进一步亏虚，故有阴火为"元气之贼""火与元气不两立，一胜则一负"之说。

三、医案讨论

（一）周仲瑛医案

1. 医案

王某，男，46 岁。初诊：2010 年 3 月 10 日。

患者诉午后低热 1 年余。午后 15 时开始发热，身热开始无明显畏寒，近 3 天出现寒战，凌晨 2 点左右开始退热，有时汗出热退，伴有头晕，心慌气短，食欲尚好，体重下降，大便正常。尿检：蛋白（++），21 ～ 26g/24h。舌质淡，苔中部淡黄薄腻，脉细兼滑。辨病：内伤劳热，辨证：湿热内蕴，气血两伤。

处方：（炙）鳖甲 15g（先煎），黄芪 20g，当归 10g，秦艽 10g，地骨皮 15g，白薇 15g，青蒿（后下）20g，柴胡 10g，知母 10g，乌梅 10g，炙僵蚕 10g，蝉蜕 5g，姜黄 10g，穿山龙 20g，苍耳草 15g。上方 14 剂，水煎服，每日 1 剂，早晚分服。

二诊（2010 年 6 月 2 日）：服药后患者身热下降，体温最高 37.6℃，偶有一次日间达 37.4℃，稍有恶寒，头晕好转，鼻准脱皮，喷嚏不多，餐时出汗，二便正常，口不干，面色萎黄，舌质红略暗、苔黄，脉细数。上方加太子参 12g，麦冬 10g，北沙参

10g。7剂。

二诊之后，均在初诊方基础上，根据出现的兼夹症状，加减调理。经治疗，患者整体状况良好，体温未再波动，病情稳定。

（医案选自国医大师周仲瑛《中医杂志》）

2. 思考讨论

（1）请分析本案“湿热内蕴，气血两伤”的辨证依据。

（2）本案用秦艽鳖甲汤、当归补血汤、升降散治疗的依据是什么？

（3）本案为何用秦艽、僵蚕、蝉蜕、穿山龙、苍耳草等祛风药？

3. 拓展

周仲瑛教授复法治疗内伤发热的经验。

（二）李振华医案

1. 医案

刘某，男，15岁，学生，河南省西华县人。初诊：2009年4月3日。

主诉：低热1个月余。

病史：患者于2009年3月初开始发热，以上呼吸道感染治疗，效果不明显，呈现不规律低热，体温一般不超过37.4℃。症见：午后低热，活动后心慌和头晕，手足心热，舌边尖偏红，舌体胖大，苔薄，脉细数。理化检查：各项检查均属正常。

中医诊断：内伤发热（阴虚发热）。西医诊断：发热待查。

治则：滋阴清热。方用：青蒿鳖甲汤加减。

处方：银柴胡10g，炒黄芩10g，葛根15g，地骨皮12g，知母12g，青蒿10g，鳖甲10g，牡丹皮10g，枳壳10g，砂仁10g，陈皮10g，炒枣仁15g，炒栀子10g，甘草3g，生姜3片。24剂，水煎服，每日1剂。

二诊（2009年5月4日）：服上药后，手足心热消失，体温36.7℃左右。后服香砂温中汤（李振华自拟方），以健脾化生气血而清余热为主，以巩固治疗。处方：白术10g，茯苓15g，陈皮10g，半夏10g，木香10g，砂仁8g，小茴香10g，乌药10g，桂枝6g，白芍12g，枳壳10g，焦山楂10g，焦麦芽10g，焦神曲10g，银柴胡10g，葛根15g，炒黄芩10g，甘草3g，生姜3片。7剂，水煎服。

服后体温饮食均恢复正常。

（国医大师李振华医案选自《中医学报》）

2. 思考讨论

（1）试分析本案辨证为阴虚发热的依据。

（2）本案为阴虚发热，为何二诊选用香砂温中汤善后？

（三）刘渡舟医案

1. 医案

于某某，女，30岁。初诊：1994年1月3日。

发热数月不退，热度时高时低。经某医院检查，血红蛋白测定10g/L。白细胞计数3.5×10^9/L，血小板计数78×10^9/L，脾不大，诊断为再生不良性贫血。患者精神萎靡，头晕，乏力，时有齿衄，食欲减退，动则心慌、汗出，舌质淡，苔白，脉细无力。证属血虚发热，以益气养血法治之，为疏圣愈汤加味。当归20g，白芍20g，生地黄30g，川芎10g，党参15g，黄芪20g，地骨皮12g。

服7剂，发热即止，头晕、乏力、心慌皆有好转。仍动则汗出，齿衄，原方去地骨皮，黄芪增至30g，并加阿胶（烊化）10g。

连服7剂，精神、饮食大有好转，汗出、齿衄皆愈。上方出入进退月余，血红蛋白升至126g/L，白细胞4.5×10^9/L，血小板12.3×10^9/L，发热未再发作。

（全国师承指导教师刘渡舟医案选自《刘渡舟验案精选》）

2. 思考讨论

（1）试分析本案为什么会反复出现低热？

（2）本案辨证为血虚发热，为何重用黄芪党参等补气药？

（四）金寿山医案

1. 医案

黄某，女，39岁，工人。初诊：1976年11月6日。

今年五月初受凉得病，寒热往来，热度在38℃以上，经治疗后热度虽下降，但始终未退净，每天低热（37.2℃～37.3℃），鼻干而塞，口干，怕冷，到半夜后烦热不得眠，面赤，头及手足出汗而全身无汗，口渴欲饮，咳嗽痰多如白沫，大便秘结，脉细，舌色尚正，中心苔黄，舌边起小泡。此病历时虽久，仍属寒邪失于汗解，寒邪化热，邪恋气分，乃外感之病，非骨蒸潮热也，当表里双解，仿防风通圣散法。柴胡4.5g，黄芩9g，知母9g，生石膏12g，焦山栀9g，淡豆豉9g，杏仁9g，生甘草4.5g，鱼腥草30g，姜半夏12g，炒枳壳9g，制大黄9g，赤芍、白芍各9g。3剂。

二诊（11月10日）：服药后得畅汗，大便亦畅通，已不怕冷，口干亦减，咳痰已少，尚觉鼻干，右颈部有肿胀感。除邪务尽，治以原法。柴胡4.5g，葛根9g，黄芩9g，焦山栀9g，淡豆豉9g，制大黄9g，赤芍、白芍各9g，炒枳壳9g，姜半夏9g，鱼腥草30g，杏仁9g，夏枯草9g，生甘草3g。3剂。

三诊（11月14日）：外邪已解，低热已不复作，尚有咳嗽，两脚时有抽筋，思饮食而见饮食又不欲进，形寒而加衣服又烦热难受，良由久病致郁，与《金匮要略》所谓百合病意欲食复不能食，如寒无寒，如热无热，或病二十日或一月后见者颇似。脉细，舌淡，苔薄腻。拟解郁缓肝化痰。淮小麦30g，炙甘草6g，炒白芍15g，桂枝3g，炒枳壳4.5g，瓜蒌皮12g，桔梗3g，杏仁9g，生牡蛎（先煎）30g，夏枯草9g，半贝丸（分吞）9g，姜竹茹4.5g，谷芽、麦芽各9g。7剂。

药后胃口开，睡眠安，咳嗽止，诸症悉除，再用原方加减续服7剂而愈。

（现代中医名家金寿山医案选自《上海老中医经验选编》）

2. 思考讨论

（1）本案是外感发热还是内伤发热？为什么？

（2）试分析方中葛根、柴胡的用药意义。

3. 拓展

表里双解法治疗发热。

四、临床拓展

1. 内伤发热病程较长，发热类型多样

内伤发热病程多长，少则半月，多则数月、数年；或发病急骤，高热不退，或发病徐缓，热势不甚；往往身热起伏，缠绵不愈；或寒热往来，无规律性的发热和不发热交替出现；或为有规律性的晨起发热、午后发热或身热夜甚；或长期低热、壮热。

2. 以脏腑辨证为总纲，再辨证候虚实

内伤发热临证亦可从脏腑辨证角度切入，首先需辨其病位的脏腑归属。例如，发热每因劳累而起，伴乏力自汗、食少便溏或食后腹胀，病在脾胃；发热因郁怒而起，伴胸胁胀痛，叹气则舒，口苦口干，病位在肝。由于气郁、痰湿、血瘀、内生五邪所致之发热属实，如大肠湿热证、膀胱湿热证、风湿热痹证等；由于阴阳气血亏虚所致者属虚，如肝肾阴虚发热证、脾肾阳虚发热证（真寒假热证）等。虚实证候之间可以相互兼夹、转化。气血阴阳亏虚而致发热者，可兼夹湿、痰、郁、瘀诸实邪，形成虚实错杂之证，如气虚发热迁延不愈可致气滞血瘀而成气虚血瘀之发热；同样，气郁、痰湿和瘀血所致发热，日久可损及气血阴阳，病情由实转虚，如气郁发热日久耗伤正气则成肝郁脾虚之发热。

3. 郁热内伏者，治宜以宣发郁热，调理气机

凡以“郁热内伏”为病机关键的内伤发热，治宜宣发郁热，调理气机，可选用升降散加减治疗。心经郁热者，多见心胸烦热，面赤溲黄，口舌生疮，舌尖红绛，脉数有力等，予黄连、栀子以清心火；若肺热盛，多有鼻腔气灼，发热烦渴，大便秘结、脉洪数有力等，可加黄芩、桑白皮、地骨皮以清肺热，肺与大肠相表里，便秘甚者，加入大黄以急下存阴，通腑泻热，但应中病即止，以免伤及正气；热在胃经者，多胃脘灼热，渴喜冷饮，口臭便秘，可重用石膏、知母以清胃热；膀胱蕴热者，多尿道灼热，小便短黄，可应用白茅根、车前子以清下焦之热。

4. 临证外感发热与内伤发热不可截然分开

发热应先鉴别外感与内伤。外感发热病有外感六淫或感染疫毒病史，起病急，一般为持续发热，发病初期即有发热恶寒同时并见，常伴头痛、鼻塞、脉浮等表证。内伤发热起病多缓慢而病程长，病由七情刺激、饮食所伤或劳倦、久病而发，临床上发热多呈间歇性，时作时止，或自觉发热、五心烦热而体温无升高，初起但发热而不恶寒，且无明显的传变阶段，又兼脏腑虚实症状。临床上，外感发热和内伤发热可相互转化和重叠。有些内伤发热是由于反复感受外邪或由急性外感发热病失治而形成或诱发加重，而内伤发热，尤其是脏腑气血阴阳亏虚者，卫外抗邪能力减弱，特别容易感受六淫、疫毒之气。罹患杂病复感外邪所致之发热，为临床所常见，如免疫性疾病合并急性感染性疾病而发热，临床需辨病与辨证相结合，细察详诊，判断标本、缓急、轻重。

【复习思考题】

1. 内伤发热的病机什么？如何形成？
2. 如何理解“甘温除热”法治疗内伤发热？

（方樑）

第七章 肢体经络病证

第一节 痹 证

一、知识要点

（一）概念

痹证是以肢体筋骨、关节、肌肉等处发生疼痛、酸楚、重着、麻木，或关节屈伸不利、僵硬、肿大、变形及活动障碍为主要表现的病证。《黄帝内经》根据风寒湿的偏胜将其分为行痹、痛痹、着痹；又根据病变部位的不同分为皮、脉、肉、筋、骨痹。东汉张仲景《金匮要略·中风历节病脉证并治》载有“历节”之名。唐代王焘《外台秘要·白虎方五首》述其症状痛如虎咬，昼轻夜重，故称“白虎病”。元代朱丹溪《格致余论·痛风论》首次提出“痛风”病名。

（二）病因病机

痹证病因包括禀赋不足、外邪入侵、饮食不节、年老久病、劳逸不当、跌扑外伤等。基本病机为经络痹阻，气血运行不畅。病理性质有虚实之分，急性期以实证为主，间歇期或慢性期以虚证或虚实夹杂为多。病位在经脉，累及肢体、关节、肌肉、筋骨，日久损伤肝肾。痹证病因病机示意图如下所示（图 7–1）

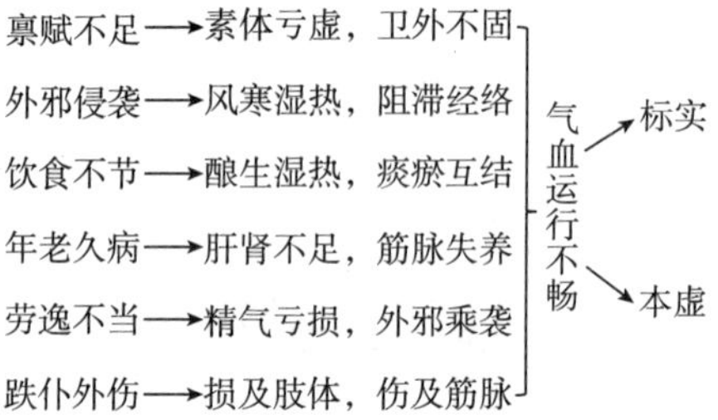

禀赋不足⟶素体亏虚，卫外不固
外邪侵袭⟶风寒湿热，阻滞经络
饮食不节⟶酿生湿热，痰瘀互结
年老久病⟶肝肾不足，筋脉失养
劳逸不当⟶精气亏损，外邪乘袭
跌仆外伤⟶损及肢体，伤及筋脉
}气血运行不畅 ↗标实 ↘本虚

图 7–1 痹证病因病机示意图

（三）辨证要点

痹证辨证主要是辨别邪气偏盛与虚实。风寒湿热为病各有偏胜，如疼痛游走不定者为行痹，属风邪盛；疼痛剧烈，痛有定处，遇寒加重，得热则减者为痛痹，属寒邪盛；痛处重着、酸楚、麻木不仁者为着痹，属湿邪盛；病变处焮红灼热、疼痛剧烈者为热痹，属热邪盛。一般痹证新发，风、寒、湿、热之邪明显者多为实证；经久不愈、耗伤气血、损及脏腑、肝肾不足者多为虚证；病程缠绵、痰瘀互结、肝肾亏虚者为虚实夹杂证。本病要注意与痿证相鉴别。痹证诊断辨证思路示意图如下所示（图 7–2）。

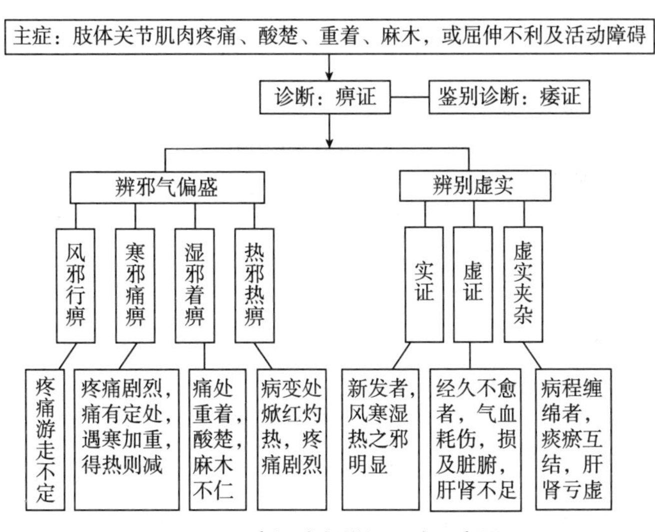

图 7–2 痹证诊断辨证思路示意图

（四）治疗

痹证治疗以祛邪通络、宣痹止痛为基本原则，根据邪气的偏盛，分别予以祛风、散寒、除湿、清热、化痰、行瘀，兼以舒筋通络。久痹正虚者，应重视扶正，以益气养血、培补肝肾为法。虚实夹杂者，宜标本兼顾。痹证常见证治简表如下所示（表 7–1）。

表 7–1 痹证常见证治简表

分类	证名	症状	证机概要	治法	代表方	常用药
风寒湿痹	行痹	肢体关节、肌肉疼痛，屈伸不利，可累及多个关节，疼痛呈游走性，初起可见恶风发热等表证；舌质淡，苔薄白或薄腻，脉浮或浮缓	风邪兼夹寒湿，留滞经脉，闭阻气血	祛风通络，散寒除湿	防风汤	防风、秦艽、麻黄、肉桂、当归、赤茯苓、杏仁、葛根、甘草、黄芩、生姜、大枣
	痛痹	肢体关节疼痛，疼势较剧，痛有定处，关节屈伸不利，局部皮肤或有寒冷感，遇寒痛甚，得热痛减，口淡不渴，恶风寒；舌质淡，苔薄白，脉弦紧	寒邪兼夹风湿，留滞经脉，闭阻气血	温经散寒，祛风除湿	乌头汤	银川乌、麻黄、芍药、黄芪、甘草组成；若寒邪甚，加附子、桂枝、细辛、干姜
	着痹	肢体关节、肌肉酸楚、重着、疼痛，关节活动不利，肌肤麻木不仁，或有肿胀，手足困重，舌质淡，苔白腻，脉濡缓	湿邪兼夹风寒，留滞经脉，闭阻气血	除湿通络，祛风散寒	薏苡仁汤	薏苡仁、苍术、羌活、独活、防风、川乌、麻黄、桂枝、当归、川芎、生姜、甘草

续表

分类	证名	症状	证机概要	治法	代表方	常用药
	风湿热痹	肢体关节疼痛，活动不利，局部灼热红肿，得冷则舒，可有皮下结节或红斑，发热，恶风，汗出，口渴，烦闷不安，尿黄，便干；舌质红，苔黄腻或黄燥，脉滑数或浮数	风湿热邪壅滞经络，气血闭阻不通	清热通络，祛风除湿	白虎加桂枝汤	石膏、知母、桂枝、粳米、甘草
	痰瘀痹阻	肢体关节肿胀刺痛，痛有定处，夜间痛甚，或关节肌肤紫暗、肿胀，按之较硬，肢体顽麻或重着，或关节僵硬变形，甚则肌肉萎缩，有硬结，瘀斑，面色暗黧，肌肤甲错，眼睑浮肿，或痰多胸闷；舌质暗紫或有瘀点瘀斑，苔白腻，脉弦涩	痰瘀互结，留滞肌肤，闭阻经脉	化痰祛瘀，蠲痹通络	双合汤	桃仁、红花、当归、川芎、白芍、生地黄、茯苓、半夏、陈皮、白芥子、甘草、竹沥
	肝肾两虚	痹证日久不愈，关节肿大，僵硬变形，屈伸不利，肌肉瘦削，腰膝酸软；或畏寒肢冷，阳痿遗精；或头晕目眩，骨蒸潮热，面色潮红，心烦口干，失眠；舌质红，少苔，脉细数	肝肾不足，筋脉失于濡养	补益肝肾，舒筋活络	独活寄生汤	独活、细辛、防风、秦艽、肉桂、桑寄生、杜仲、牛膝、当归、川芎、地黄、芍药、人参、茯苓、甘草

二、医案分析

（一）焦树德医案

1. 医案

赵某，女，28岁。初诊：1982年10月5日。

患者1980年1月份因居处潮湿，自觉手指发凉，皮色苍白，麻木疼痛。半年以后，渐及腕、膝、踝关节及足趾关节，均对称性痛。1982年5月产后延及全身大小关节疼痛变形。近3个月来不能起床，不能自己翻身，关节剧痛，不敢用手碰。在宁夏当地医院诊断为类风湿性关节炎，曾先后口服吲哚美辛、水杨酸钠、强的松、布洛芬、昆明山海棠等，症状不减，卧床不起，几成废人。于1982年10月5日抬来我院住院治疗。目前四肢大小关节均肿大变形，关节局部怕热、酸胀、烧灼感，但又不能久放被外，夜间痛重，怕风，有时呈游走性疼痛。四肢末端发凉，言语无力，说话时嘴不能张大，气短倦怠，眩晕耳鸣，咽干口燥，尿黄，月经50天一行，量少色黑。舌质正常，舌苔薄白，脉沉细数，尺脉弱，趺阳、太冲、太溪脉均沉细弱。极度消瘦，身高1.6m，体重仅有61kg，面色白，皮肤脱屑，双臂不能向外伸展抬高，右臂抬高95°，左臂只抬70°，双肘仅能伸展125°，双膝只能屈曲90°。双颌下及颈部可摸到数个肿物，小者如豆粒，大者如枣核，有压痛。化验：血沉142mm/h，类风湿因子（+），血色素63g/L。X片：骨质稀疏明显，掌指、指间及腕关节间隙明显狭窄，双侧小指间关节半脱位畸形，双骶髂关节间隙狭窄融合，符合类风湿性关节炎改变。

处方：制附片（先煎）9g，骨碎补 12g，生地黄、熟地黄各 15g，陈皮 12g，砂仁（后下）3g，当归 10g，赤白芍各 10g，桂枝 12g，知母 12g，络石藤 30g，羌活、独活各 10g，威灵仙 12g，片姜黄 10g，葛根 15g，寻骨风 20g，黄柏（酒炒）10g。另十全大补丸 1 丸，每日 2 次。

治疗 1 个月后，已无眩晕咽干，面色红润。化验：血色素 81g/L，血沉 110mm/h。已能拄拐杖走路，关节痛减，局部已无烧灼感而觉发凉喜暖。上方将附片加至 12g，当归加至 12g，改生地黄、熟地黄为各 20g。

治疗 84 天，体重增加 14kg，可以去拐杖走三四步，面色红润，无形寒肢冷自汗症状。以前手不能握物，双手握力为 0，现握力均为 1kg。两臂可上举过头，右肘现可伸展 140°，左肘 160°，右膝弯曲接近正常。生活渐能自理，全身情况好转出院回原籍，嘱其配制药粉，长期服用以再提高疗效。1983 年元月份来信："已能完全扔掉拐杖，自己能独立行动了，还能织毛衣，身体比刚回来时又胖了许多，全家人都很高兴。"

（现代中医名家焦树德医案选自《医学实践录》）

2. 思考讨论

（1）试分析本案的病因病机。

编者按：患者冬季感寒，寒邪久留伤肾，肾阳不足故见形寒肢冷，昼轻夜重，面色白；产后失血气血亏虚，故口干舌燥，言语无力，气短倦怠，兼见午后低热，月经量少；风寒湿邪，痹阻经络见关节麻木疼痛，时呈游走性，肢体活动障碍；日久郁而化热可见关节局部怕热且有灼烧感；瘀血阻滞经脉，故关节肿大变形。本案病机归纳为肾阳不足，气血亏虚，风寒湿痹阻经络郁而化热，日久瘀血阻滞经脉而为痹。

（2）本案用"附子"其意何在？使用附子、乌头等含乌头碱等成分的有毒中药时，有哪些注意事项？

编者按：方中附子温阳散寒，蠲痹止痛，以治疗顽固性痹痛。在使用附子、乌头等含乌头碱等成分的有毒中药时，一般需经炮制，内服常用量为 5 ～ 12g，用量宜从小剂量开始递增，适量为度，不可久服。应用时可文火久煎，或与甘草同煎，有缓解毒性作用。服药后出现唇舌发麻、头晕、心悸、恶心、脉迟等中毒反应，即应停服，并用绿豆甘草汤频饮，无效或危重者，按药物中毒急救处理。

（二）朱良春医案

1. 医案

夏某，男，55 岁，干部。初诊：1988 年 3 月 14 日。

患者诉手指、足趾小关节经常肿痛，以夜间为剧，病已 5 年，右手食指中节僵肿破溃，也已 2 年余。5 年前因经常出差，频频饮酒，屡进膏粱厚味，兼之旅途劳顿，饱受风寒，时感手指、足趾肿痛，因工作较忙，未曾介意。以后每于饮酒、劳累、受寒之后，即疼痛增剧，右手食指中节及左足拇趾内侧肿痛尤甚，以夜间为剧。去医院就诊，认为是风湿性关节炎，行一般对症处理。曾服吡罗昔康、布洛芬等药，疼痛有所缓解，时轻时剧，终未根治。两年前右手食指中节僵肿处破溃，流出白色脂膏，血尿酸高达918μmol/L，确诊为痛风，即服用别嘌呤醇、丙磺酸等药，病情有所好转。后因胃痛不适而停服，因之肿痛又增剧，乃断续服用，病情缠绵，迄今未愈。患者形体丰腴，右手食指中节肿痛破溃，左足大趾内侧也肿痛较甚，入暮为剧，口苦。血尿酸 714μmol/L。苔黄腻，舌质衬紫，脉弦数。右耳翼摸到 2 枚痛风石结节，左侧有 1 枚。西医诊断：痛风性关节炎。

处方：土茯苓 60g，生薏苡仁、威灵仙、葎草、虎杖各 30g，萆薢 20g，秦艽、泽兰、泽泻、桃仁、地龙、赤芍各 15g，土鳖虫 12g，三妙丸（包煎）10g。10 剂。

二诊（3 月 25 日）：药后疼痛显减，破溃处之分泌物有所减少，足趾痛也缓解，苔薄，舌质紫，脉细弦。此佳象也，药既奏效，毋庸更张，继进之。上方去三妙丸，加炙僵蚕 12g，炙蜂房 10g。15 剂。

三诊（4 月 10 日）：破溃处分泌物已少，僵肿渐消，有敛愈之象。苔薄，紫气已化，脉小弦。血尿酸已接近正常，前法续进，上方土茯苓减为 30g，去赤芍、葎草，加熟地黄 15g，补骨脂、骨碎补各 10g。15 剂。

10 月 5 日随访，手指、足趾之肿痛未再作，已获治愈。

（国医大师朱良春医案选自《国医大师朱良春治疗疑难危急重症经验集》）

2. 思考讨论

（1）本案西医诊断为痛风性关节炎，此病名与朱丹溪《格致余论·痛风论》提出的“痛风”有何区别？

编者按：“痛风”病名中医文献早有记载，该病属痹证范畴。西医“痛风”是指嘌呤代谢紊乱引起的尿酸过高并沉积于关节、软组织、骨骼、肾脏等处所致的疾病。临床多见下肢足趾关节红肿疼痛，常在夜间发作，久病可有关节畸形。朱丹溪《格致余论·痛风》提出：“彼病风者，大率因血受热，已自沸腾，其后或涉水，或立湿地，或偏取凉，或卧湿地，寒凉外搏，热血得寒，污浊凝涩，所以作痛，夜则痛甚，行于阴也。”其认为本病是自身血分受热，再感风寒湿所发，与一般痹证先外受六淫不同，其描述与西医“痛风”相近。

（2）痛风性关节炎属于中医“痹证”的范畴，亦名“浊瘀痹”，试述本案病因病机，并说明为何重用土茯苓？

编者按：患者平素频频饮酒，屡进膏粱厚味，后因感受风寒而诱发本病，故饮食不节为主因，感受风寒为诱因。患者嗜食肥甘厚味，脾运失健，湿热内生，滞阻血脉，复感风寒，与血相结而成浊瘀，闭留于经脉而发本病。故本案病机可归纳为湿热瘀滞，痹阻经脉。

土茯苓甘淡性平，入肝、胃两经，有解毒、除湿利关的功效。本案因湿热瘀滞，痹阻经脉而致骨节肿痛、时流脂膏，故重用土茯苓取其健胃、祛风湿之功效，脾胃健则营卫从，风湿祛则筋骨利；现代药理研究显示，土茯苓有排尿酸的作用。

三、医案讨论

（一）路志正医案

1. 医案

刘某，女，50 岁，教育学院教员。初诊：1981 年 7 月 17 日。

患者 1960 年患慢性肝炎，1971 年在当地医院确诊为早期肝硬化，此后逐渐出现全身皮肤干燥，双目干涩，视物不清，口咽鼻部干燥，在当地多方医治疗效不佳，近两年症情加重，因此到北京求治，在同仁医院确诊为干燥综合征。因无有效疗法，转入我院。现症见全身皮肤干燥，两目干涩无泪，视物模糊，口、咽、鼻腔烘热干燥，饮食不用水助则难以下咽，全身乏力，关节挛痛，恶冷畏风，心烦易急，两胁隐痛，大便干结，3 ～ 4 日一行，溲清略频，舌暗红龟裂，少津无苔，脉弦细稍数。

处方：沙参 20g，麦冬 12g，生地黄 15g，白芍 12g，白扁豆 12g，山药 12g，绿萼梅 9g，香橼皮 10g，莲肉 15g，甘草 6g。

二诊：上方加减服 28 剂，患者自觉两目干涩，口咽干燥，皮肤枯涩，全身乏力，畏冷恶风比入院时大有好转，饮食不用水助能够下咽，精神振作，二便正常，唯四肢关节时而隐痛，两胁胀满不适，舌暗红少津有裂纹，脉细略数。上方加太子参 10g，川楝子 8g，预知子 9g，首乌藤 18g。

上方加减进退调治约 7 个月，共计服药 170 余剂，至 1982 年 2 月出院时，口、舌、眼、咽、鼻、皮肤干燥基本消失。守方继服 3 个月以巩固疗效。

（国医大师路志正医案选自《路志正医林集腋》）

2. 思考讨论

（1）本案之干燥综合征属中医“痹证”范畴，亦名“燥痹”，临床常见口干、眼干等燥症，为何用白扁豆、山药等健脾之品？

（2）试述本案出现“关节挛痛”的病机。

（二）金实医案

1. 医案

庄某，女，45 岁。初诊：2003 年 6 月 10 日。

患者 5 年前在南京市鼓楼医院确诊为类风湿关节炎。曾用扶他林、泼尼松、甲氨蝶呤等治疗，病情仍反复发作，今来江苏省中医院求治。刻诊：左手食指、无名指、右手中指指间关节肿胀、疼痛，双膝关节肿痛，畏寒怕冷，阴雨天与气温突然降低时加重，晨僵约 8 小时，左手无名指、右手小指呈天鹅颈样畸形，X 线示多处关节骨质破坏，舌淡，边有齿印，苔白稍黄，脉弦细。检查：类风湿因子（RF）208U/mL，C 反应蛋白（CRP）18.13mg/L，ESR 93mm/h，IgG 20.44g/L，IgM 2.59g/L，IgA 3.37g/L。

处方：防风 15g，白芷 15g，威灵仙 20g，蜈蚣 3g，甘草 5g，制川乌（先煎）6g，草乌（先煎）6g，桂枝 10g，黄芪 12g，全当归 10g，胆南星 10g，白芍 30g，雷公藤

（先煎）15g，7剂。

二诊：感觉关节肿痛较前减轻，晨僵约3小时，舌淡有齿印，苔白稍黄，脉弦细，上方加生薏苡仁30g，草乌、制川乌各加至8g。7剂。

三诊：近日天气变化，感关节疼痛加重，晨僵约3小时，舌脉同前，二诊方加炙麻黄10g。7剂。

后以上方加减治疗两个月余，关节疼痛、肿胀基本消失，RF 20U/mL，CRP 10.13mg/L，ESR 21mm/h，IgG 16.07g/L，IgM 2.43g/L，IgA 3.41g/L。后予益气养血，健脾补肾之品善后治疗。

（全国师承指导教师金实医案选自《金实风湿免疫疾病症治经验荟萃》）

2. 思考讨论

（1）本案三诊时加炙麻黄的用意是什么？

（2）雷公藤多甙片是临床治疗类风湿关节炎的常用药，其口服剂量是按每一千克体重每日1～1.5mg，本案用雷公藤15g，何故？

3. 拓展

金实教授从络论治风湿免疫病的经验。

（三）汪履秋医案

1. 医案

王某，女，32岁。初诊：1988年9月27日。

患者双小腿反复出现暗红色结节年余。经他院检查诊断为结节性红斑。近一周来结节红斑再度出现，有轻度疼痛，并伴有形寒低热（体温37.8℃），全身关节酸痛，小溲色黄。诊查：双侧小腿伸侧散在性结节，黄豆至蚕豆大小不等，触之质硬而痛，与周围组织不粘连，局部皮色暗红。舌质淡红，苔薄黄，脉细弦。

处方：麻黄5g，连翘15g，赤小豆15g，荆芥6g，苍术10g，川牛膝10g，黄柏10g，生薏仁15g，紫草10g，赤芍10g，制胆南星10g，虎杖30g，生甘草3g。二诊（10月4日）：上方连进7剂后，小腿处红斑消退，结节缩小，寒热等症亦除，小溲仍黄。原方去荆芥、虎杖，改麻黄10g，加当归10g，昆布10g。

上方续服14剂，小腿部红斑、结节均消退，小溲色清，精神爽慧，各恙均除。随访年余，结节红斑未起。

（全国名中医汪履秋医案选自《中国现代名中医·医案精华4》）

2. 思考讨论

（1）试述本案的病机（证候分析和归纳）。

（2）试分析本案处方的配伍意义。

3. 拓展

汪履秋教授治疗热痹顽疾的经验。

（四）周仲瑛医案

1. 医案

患者某，女，69 岁。初诊：2003 年 7 月 10 日。

患者病起 10 余年，双膝关节疼痛逐渐加重，经 X 线摄片诊断为膝骨关节炎。近来双下肢酸胀疼痛，行走不利，难以下蹲，左足明显，双膝僵硬、屈伸不利，关节变形，怕冷畏风，得温则舒，胃纳知味，二便尚调；舌苔质暗紫，薄黄腻，脉细。

处方：桑寄生 15g，鸡血藤 15g，川断 15g，骨碎补 10g，油松节 15g，怀牛膝 12g，千年健 15g，土鳖虫 5g，炙僵蚕 10g，制天南星 10g，炙全蝎 5g，巴戟肉 10g，淫羊藿 10g，木防己 12g，威灵仙 15g，伸筋草 15g，木瓜 12g，豨莶草 15g，臭梧桐 15g。14 剂。

上方加减出入调治 1 个月，下肢酸痛、双膝僵硬明显减轻，屈伸较前便利，继以前法巩固，病情得以缓解。

（国医大师周仲瑛医案选自《中华中医药杂志》）

2. 思考讨论

（1）骨关节炎属于中医“痹证”范围，亦称“骨痹”。试分析周教授治疗思路。

（2）本案用全蝎、地鳖虫、僵蚕，试述三者的异同。

3. 拓展

周仲瑛教授治疗骨关节炎的经验。

四、临床拓展

1. 痹证日久会发生病理演变，应积极治疗

痹证日久可发生的病理变化有：一是风寒湿痹或热痹日久不愈，气血运行不畅日甚，瘀血痰浊痹阻经络，出现皮肤瘀斑、关节周围结节、关节肿大、屈伸不利等症，治宜化痰行瘀，蠲痹通络，方用双合汤。二是痹证日久迁延不愈，正虚邪恋，气血不足，肝肾亏虚，可出现关节肿大，僵硬变形，屈伸不利，肌肉瘦削，腰膝酸软；或畏寒肢冷，阳痿遗精；或头晕目眩，骨蒸潮热，面色潮红，心烦口干，失眠；舌质红，少苔，脉细数。治宜补益肝肾，舒经活络，方用独活寄生汤。三是痹证日久不愈，复感于邪，病邪由经络而累及脏腑，出现脏腑痹的证候，其中以心痹较为常见，见气血不足、心脉不畅的表现，治宜益气养心，温阳复脉，方用炙甘草汤。

2. 痹证治疗当辨清邪气偏盛，审因论治

痹证症见疼痛游走不定者为行痹，属风邪盛，可酌情选用荆芥、防风、白芷、藁本、秦艽、海风藤、寻骨风等药；痛势较甚、痛有定处、遇寒加重者为痛痹，属寒邪盛，药选桂枝、麻黄、细辛、生姜、附子、川草乌、干姜等；关节酸痛、重着、漫肿者为着痹，属湿邪盛，药选羌活、独活、威灵仙、苍术、薏苡仁、晚蚕砂、防己、木瓜等；关节肿胀、肌肤焮红、灼热疼痛为热痹，属热邪盛，药选知母、黄柏、黄芩、山栀、生石膏、忍冬藤、生地黄、牡丹皮、水牛角片、赤芍等；关节疼痛日久、肿胀局限，或见皮下结节者，为痰邪盛，药选胆南星、白芥子、半夏、僵蚕等；关节刺痛，僵硬强直畸形，皮肤瘀斑，为瘀邪盛，药选桃仁、红花、全当归、鬼箭羽、虎杖、地鳖虫、牛膝等。

3. 痹证治疗常辨证结合辨病，提高疗效

痹证治疗辨证与辨病结合，研究疾病和证候的关系，探索临床诊治的规律，才能相得益彰。如治疗类风湿性关节炎常用青风藤、穿山龙、徐长卿、雷公藤等。前三味祛风除湿、蠲痹止痛力较强，副作用较小；雷公藤蠲痹止痛，疗效显著，但易产生副作用，使用时必须谨慎。对于骨关节炎骨质增生、骨刺形成，可在辨证基础上选用威灵仙、皂角刺等。对于痛风，因其主要是由于高尿酸引起，因此在治疗时可重用化湿利水之品，如车前子、泽泻、玉米须、防己、茯苓、猪苓、滑石、金钱草等，以促进尿酸的排泄。对于风湿性关节炎，可用寒水石、虎杖等，以降低血沉、抗“O”等指标。

4. 风为痹证病因之首，治必祛风为先

痹证的病因离不开风邪，或风寒、风湿、风热，或风寒湿、风湿热，风为病因之首。因此，治疗必以祛风为先配合他法，如祛风散寒、祛风除湿、祛风清热等。又“治风先治血，血行风自灭”，治疗痹证时，故祛风方药常与养血、活血方药同用。痹证日久，邪气久羁，循经入骨，久之则血凝滞不行，变生痰湿瘀浊，经络闭塞不通，非草木之品所能宣达，必借虫蚁之类搜剔窜透，方能浊去凝开，气通血和，经行络畅。正如前人所谓“风邪深入骨骱，如油入面，非用虫蚁搜剔不可为功”。所以治痹证常予虫类药搜风剔络。

【复习思考题】

1. 试述痹证的病因病机。
2. 谈谈对痹证的治疗中“治风先治血，血行风自灭”及“脾旺能胜湿，气足无顽麻”的理解。

（何晓瑾）

第二节 腰 痛

一、知识要点

（一）概念

腰痛又称“腰脊痛”，是以腰部一侧或两侧疼痛为主要症状的病证。

（二）病因病机

腰痛病因主要有外邪侵袭、体虚年老、跌仆损伤。基本病机为筋脉痹阻，腰府失养。外感腰痛，或跌仆损伤，为邪阻经脉，气血运行不畅，“不通则痛”；内伤腰痛为肾精亏虚，腰府失养，“不荣则痛”。病理性质分虚实，但以虚为多，或本虚标实，病变的脏腑在肾，与经脉有关。腰痛病因病机示意图如下所示（图 7–3）。

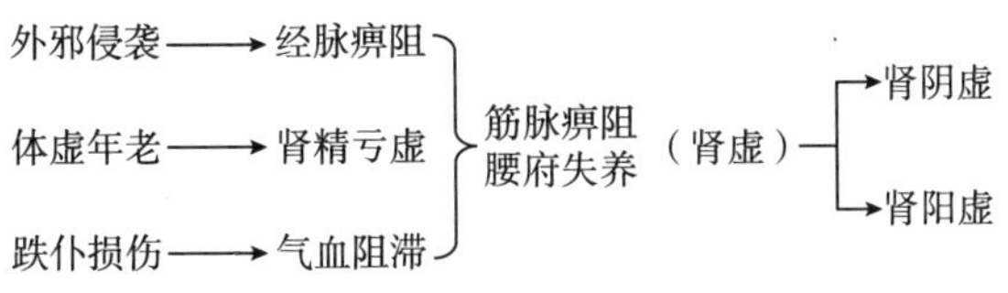

图 7–3 腰痛病因病机示意图

（三）辨证要点

腰痛辨证主要是辨清虚实、病邪性质。外感腰痛，多起病较急，腰痛明显，常伴表证，属实；内伤腰痛，起病隐袭，腰部酸痛，病程缠绵，多属肾虚；跌仆闪挫所致者，起病急，疼痛部位固定，多属瘀血为患，亦以实证为主。腰痛诊断辨证思路示意图如下所示（图 7–4）。

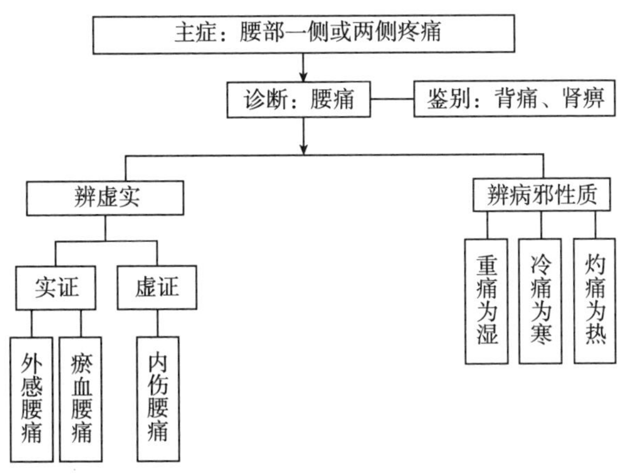

图 7–4 腰痛诊断辨证思路示意图

（四）治疗

腰痛治疗当分清标本虚实。实证宜祛邪通络，外感者根据寒湿、湿热的不同，分别予以温散和清利；外伤者宜活血化瘀，通络止痛。虚证宜补肾固本为主，内伤腰痛虚实兼见者，宜辨主次轻重，标本兼顾。腰痛常见证治简表如下所示（表 7–2）。

表 7–2 腰痛常见证治简表

证名	症状	证机概要	治法	代表方	常用药
寒湿腰痛证	腰部冷痛重着，转侧不利；舌质淡，苔白腻，脉沉而迟缓	寒湿阻滞气血，经脉不利	散寒行湿，温经通络	干姜苓术汤	干姜、桂枝、甘草、牛膝、茯苓、白术、杜仲、桑寄生、续断

续表

证名	分类	症状	证机概要	治法	代表方	常用药
湿热腰痛证		腰部疼痛，重着而热；舌红，苔黄腻，脉濡数或弦数	湿热壅滞，蕴结中焦，湿热下注	清热利湿，舒筋止痛	四妙丸	苍术、黄柏、薏苡仁、木瓜、络石藤、川牛膝
瘀血腰痛证		腰痛如刺，痛有定处；舌质暗紫或有瘀斑，脉涩部分患者有跌仆闪挫病史	瘀血阻滞，经脉痹阻	活血化瘀，通络止痛	身痛逐瘀汤	当归、川芎、桃花、红花、鸡血藤、香附、没药、五灵脂、地龙、牛膝
肾虚腰痛	肾阴虚	腰部隐隐作痛，心烦少寐，口燥咽干，面色潮红，手足心热；舌红少苔，脉弦细数	阴虚不能濡养，虚火上炎	滋补肾阴，濡养筋脉	左归丸	熟地黄、枸杞子、山茱萸、山药、龟甲胶、菟丝子、鹿角胶、牛膝
	肾阳虚	腰部隐隐作痛、局部发凉、喜温喜按、肢冷畏寒，舌质淡，苔薄白，脉沉细无力	肾阳不足，不能温煦	补肾壮阳，温煦筋脉	右归丸	肉桂、附子、鹿角胶、杜仲、菟丝子、熟地黄、山药、山茱萸、枸杞子

二、医案分析

（一）刘渡舟医案

1. 医案

迟某，男，50岁。其病为腰酸、两足酸痛、恶寒怕冷、行路则觉两腿发沉。切其脉沉缓无力，视其舌硕大，苔则白滑舌。沉为阴脉，属少阴阳气虚也；缓为湿脉，属太阴脾阳不振也。本证为《金匮要略》所述肾着之病。

处方：茯苓30g，白术15g，干姜14g，炙甘草10g。

此方服至第12剂，则两足变热、恶寒怕冷与行路酸沉、疼痛之症皆愈。

（全国师承指导教师刘渡舟医案选自《经方百案研读》）

2. 思考讨论

（1）试分析本案的病因病机。

编者按：腰痛病因分为外感、内伤及跌扑损伤。本案老年男性，腰酸，两足酸痛，恶寒怕冷，行路则觉两腿发沉，舌胖大，苔白滑，为脾肾阳虚，病因为内伤。病位在腰，涉及脾、肾。病机是脾肾阳虚，寒湿痹着于腰部。

（2）本案为何重用干姜治疗？

编者按：肾着治则为祛寒除湿，益肾温阳，主方甘姜苓术汤。本方重用干姜配甘草以温中散寒，清代黄宫绣《本草求真》谓干姜有“祛脏腑沉寒痼冷”及“发诸经之寒气”之功效，与茯苓相配伍暖土胜湿，且茯苓合白术、甘草以益气健脾除湿，补益中气。待肾阳得复，脾健湿除，则腰痛自除。

（二）施今墨医案

1. 医案

张某，男，32 岁。去年一月间曾患腰痛，连及右腿酸楚，不能直立，夜间痛甚不能安眠。曾住协和医院四十余日，近月余，斯症再发，已服西药及注射药针，并经针灸治疗，未见好转。舌质淡，苔薄白，脉象沉迟。风寒之邪，入侵络道，阳气不充，寒凝致痛。腰为肾府，需强腰肾，温命门，以逐寒邪。

处方：杭白芍 12g，金狗脊 15g，宣木瓜 10g，川桂枝 6g，大熟地黄 10g，茯苓、神各 10g，川附片 10g，春砂仁 3g，乌蛇肉 24g，北细辛 3g，油松节 30g，川杜仲 10g，沙蒺藜 10g，功劳叶 15g，川续断 10g，白蒺藜 10g，酒川芎 4.5g，炙甘草 10g，虎骨胶（另烊，兑服）6g。

二诊：服 2 剂无变化，药力未及也，拟前方加重药力。杭白芍 6g，川桂枝 6g，川附片 10g，破故纸 10g，巴戟天 10g，川杜仲 10g，川续断 10g，熟地黄 10g，春砂仁 3g，北细辛 3g，左秦艽 6g，乌蛇肉 24g，茯苓、神各 10g，白薏仁 18g，炙甘草 10g，虎骨胶（另烊，兑服）6g。

三诊：前方服 3 剂，已生效力，疼痛减轻，腰脚有力。前方加黄芪 24g，追地风 10g，千年健 10g，威灵仙 10g，去茯苓、茯神、薏苡仁。

四诊：药服 3 剂，更见好转，基本已不疼痛，行动便利，拟用丸方巩固。以三诊处方 3 剂共研细面，炼蜜为丸，每丸重 10g，早、中、晚各服 1 丸。

（现代中医名家施今墨医案选自《历代名家验案类编·中医内科医案》）

2. 思考讨论

（1）本案辨证为外感腰痛还是内伤腰痛？

编者按：外感（伤）腰痛有久居冷湿、劳作汗出当风、冒受湿热，或腰部过度劳累、跌仆伤损史，起病急骤，或腰痛不能转侧，表现为气滞血瘀征象；内伤腰痛多因年老体虚，或具烦劳过度、七情内伤、气血亏虚病史，起病缓慢，腰痛绵绵，时作时止，表现为肾虚证候。患者舌质淡，淡主虚主寒，脉象沉迟，沉脉主里证，迟脉主虚主寒。患者青年男性，病程一年，疼痛仍然较甚，夜间更显，故辨为外感之寒凝腰痛，是在内伤肾虚的基础上感受外邪，以肾虚为主。

（2）试分析本案的处方用药特点。

编者按：腰痛分虚实论治。虚者以补肾壮腰为主，兼调养气血；实者以祛邪活络为要，针对病因施以活血化瘀、散寒除湿、清泻湿热等法。本案以肾虚为主，以强腰肾、温命门为法，方中金狗脊、熟地黄、川杜仲、川续断、虎脊胶补肾强腰；川桂枝、川附片、北细辛补肾阳。然初诊未效，药力未及也，及至加重药力，二诊加用补骨脂、巴戟天，其效立现。

3. 拓展

明代李中梓在《医宗必读·腰痛》中曰："有寒湿、有风、有热、有挫闪、有瘀血、有滞气、有痰积，皆标也。肾虚其本也。"

三、医案讨论

（一）伍炳彩医案

1. 医案

刘某，女，48岁，职员。

患者腰痛1年余，不能行走，面色萎黄，短气，小便可，大便黏滞不畅，舌淡苔薄白，脉沉细。既往有腰椎间盘突出症史。选方：当归四逆汤合大补阴丸。

处方：当归10g，桂枝10g，白芍10g，细辛3g，甘草6g，通草6g，大枣3枚，龟甲10g先煎，熟地黄10g，知母10g，黄柏10g。7剂。

二诊：症状减轻。诉右臀及左大腿疼痛，站立及行走过多时尤甚，伴左下肢外侧麻木，纳食、夜寐一般，大便仍黏滞不畅。舌淡苔薄黄，脉沉细稍弦。守初诊处方，龟甲改为15g，加鸡血藤15g。7剂。

三诊：腰痛减半，下肢麻木好转，大便黏滞不畅感较前改善。诉左下肢稍麻木，发作性胸闷，大便轻微黏滞不畅感。舌淡苔薄黄，脉细弦。守二诊处方加乌梢蛇6g。7剂。腰痛症状基本消失，嘱续服上方10剂以善后。

（国医大师伍炳彩医案选自《江西中医药》）

2. 思考讨论

（1）本案治疗为何选用当归四逆汤合大补阴丸？

（2）本案二诊、三诊调整用药的依据是什么？

（二）沈宝藩医案

1. 医案

王某，男性，65岁。初诊：2013年8月5日。

患者既往有腰部酸痛病史，自行热敷可缓解，未予重视，前夜外出途中淋雨衣着冷湿，次日晨起时感腰背部重着冷痛，活动受限，转侧不利，周身关节酸胀，体倦乏力，纳呆，无恶寒、发热，寐欠安，尿频，大便干，舌暗淡，苔白腻，脉沉弦。查体：腰部活动受限，腰椎旁有压痛，直腿抬高试验阴性，下肢腱反射正常，查腰椎正侧位片示：腰椎骨质增生（轻度），血常规、抗“O”、血沉等实验室检查均正常。

辨证分析：患者老年，卫阳不固，腠理不密，途中淋雨衣着冷湿，寒、湿之邪乘虚内侵，招致经脉气血运行不畅，肌肉、筋脉拘急，腰痛发作，结合患者平素形体肥胖，面部皮肤油脂较多，腹部肥满松软，胸闷，痰多，多汗且黏，口中黏腻，苔腻，为痰湿质，易感受寒湿之邪，故以祛湿散寒温通经脉之法。

处方：细辛3g，独活、桑寄生、狗脊、巴戟天、牛膝、制附子（先煎1小时）、乌药、苍术、松节、丝瓜络各10g，炒薏苡仁30g，当归13g。5剂，水煎服，每日1剂。

二诊：服上方5剂后，腰痛即止，已能起床活动，全身仍感重着，纳食欠香，苔较腻，脉弦滑，腰痛已宁，加大健脾燥湿之力度治之。上方去制附子、细辛，加炒白术

10g，茯苓、山楂各 13g。

三诊：腰痛未作，周身诸关节活动松快，食欲增加，苔薄，脉弦细。取补肾壮阳通络汤加益气养血之品巩固调治。处方：熟地黄 13g，仙灵脾、杜仲、牛膝、续断、巴戟天、狗脊、枸杞子各 10g，黄芪、当归、鸡血藤各 13g，乌药、松节各 10g。7 剂，水煎服，每日 1 剂。

（国医大师沈宝藩医案选自《陕西中医》）

2. 思考讨论

（1）本案证属肾阳亏虚，寒湿阻络，试分析其辨证依据是什么？

（2）本案首诊处方是由哪些名方加减化裁而成？

（三）刘文峰医案

1. 医案

王某，男，56 岁。因腰部疼痛 5 年，加重伴左下肢疼痛 1 周就诊。患者初诊当日由家属搀扶而至，自诉 5 年前无明显诱因出现腰部酸软隐痛，未予重视。1 周前因提重物时用力不当，导致腰痛剧烈，同时伴左下肢“过电般”疼痛，行走困难，曾于社区门诊输液消肿止痛治疗 4 天（具体不详），疼痛症状不减，饮食及睡眠受到严重影响，故今日前来求治。刻见：患者面容痛苦，腰部及左下肢活动受限，舌淡暗、有瘀斑，苔白，脉沉弦。急查腰部 CT 示：腰椎退行性改变；腰椎曲度变直；L2 ～ L3、L3 ～ L4 椎间盘轻度膨出；L4 ～ L5 椎间盘后突出；L5、S1 椎间盘膨出伴后突出、钙化；L4 ～ L5 水平椎管狭窄。中医诊断：肾虚夹瘀之腰痛。予益肾壮骨汤加减。

当归 15g，熟地黄 20g，肉苁蓉 10g，仙灵脾 20g，鹿衔草 15g，骨碎补 15g，独活 15g，薏苡仁 20g，白芍 30g，知母 15g，桂枝 15g，附片（先煎）15g，虎杖 30g，红藤 20g，姜黄 30g，防己 30g，土鳖虫 10g。5 剂，水煎服，每日 1 剂，2 煎，早晚饭后分服。嘱患者服药期间避风寒，注意休息，忌食生冷油腻。

二诊：患者面无苦色，自诉服药 3 剂后疼痛大减，可平躺入睡，且此次前来，不需家属搀扶。舌淡暗，瘀斑见少，苔薄白，脉沉。嘱其继服原方 7 剂，煎服方法同前。

三诊：患者诉疼痛症状基本消失。于上方基础减虎杖、红藤、土鳖虫，桂枝、附片均改为 10g，另加黄芪 20g，牛膝 20g。10 剂，随访病情未见反复。

（全国师承指导教师刘文峰医案选自《湖南中医杂志》）

2. 思考讨论

（1）试分析本案辨证为“肾虚夹瘀”的依据是什么？

（2）试述本案的处方特点与配伍意义。

（四）王庆其医案

1. 医案

赵某，女，86 岁，退休工人。初诊：2017 年 1 月 5 日。

患者因“腰痛伴右下肢放射痛 2 天”入院。患者于 2016 年 12 月 19 日下楼梯时不慎摔倒。当时患者无明显不适，故未予重视。2 日前自觉腰部疼痛伴右下肢放射痛，家属遂送至某院就诊，摄腰椎 MRI，怀疑腰椎间盘突出症可能（未见报告），现患者为求进一步诊治至我院就诊，拟“腰痛症，瘀血阻络证”收治入院。刻下：患者神清，精神可，腰部疼痛伴右下肢放射痛，偶有头晕，饮水呛咳，胸闷，心慌，口干，便秘，无腹胀，多矢气，小便调，胃纳尚可，夜寐安，舌质胖边尖红、苔薄腻，脉濡滑。患者既往反复头晕数年，有腔隙性脑梗死史；糖尿病史 10 余年，有房颤病史 1 年余，阵发性房颤，均控制尚可；有胰腺炎史，服中药后痊愈。专科检查：双上肢近端、远端肌力 5- 级，双下肢近端肌力 5- 级，远端肌力 5 级。右侧直腿抬高试验（+），右侧屈髋屈膝试验（+），右侧 4 字试验（+）。其余查体无殊。

证属腰腿痛，瘀血痰湿阻络、胃气不和证。治拟活血化瘀，化痰和胃，理气止痛。

处方：当归、川芎、桃仁、地龙、伸筋草、杜仲、秦艽、制半夏、藿香梗、紫苏梗各 12g，炒白术 30g，延胡索 15g，红花 9g，陈皮、地鳖虫、甘草各 6g。7 剂，每日 1 剂，水煎分服。

（全国师承指导教师王庆其医案选自《浙江中医杂志》）

2. 思考讨论

（1）本案选用身痛逐瘀汤治疗的依据是什么？

（2）本案选用地龙、地鳖虫的用意何在？为什么重用白术？

（五）张磊医案

1. 医案

患者徐某，男，68 岁。以“发现肾功能异常 1 月余”为主诉于 2013 年 7 月初诊。症见：腰隐痛，转侧活动不利，纳差，食欲减退，眠安，二便调，舌质红，苔黄略厚腻，舌底略迂曲，脉沉弦。高血压 10 余年，冠心病半年。半年前行“冠脉支架术”，植入支架两枚，术后情况可，1 个月余前突然出现恶心、呕吐，至医院检查发现肾功能异常，尿素氮 9.96mmol/L，肌酐 171mmol/L，胱抑素 C1.77mmol/L，总胆固醇 2.98 下降，载脂蛋白 A 下降。中医诊断为腰痛，属湿热内蕴证，治拟宣畅气机，清利三焦。予三仁汤加减。

处方：杏仁 10g，白豆寇（后下）10g，生薏苡仁 30g，厚朴 10g，清半夏 10g，竹茹 30g，陈皮 10g，滑石（包煎）30g，通草 6g。15 剂，水煎服，每日 1 剂。

二诊：服上药 25 剂，腰疼消失，食欲差好转，眠可，二便调，胱抑素 C4.14mmoL，肌酐 125.0mmol/L，其余正常。舌质红，苔黄略厚，脉沉弦。上方加茯苓 30g，怀牛膝 10g，金樱子 10g，芡实 30g，莲须 6g。15 剂，水煎服，每日 1 剂。

三诊：服上方 15 剂，复查肾功能正常，欲巩固疗效，舌质红，苔薄白，脉细。处方：茯苓 10g，生薏苡仁 30g，冬瓜子 30g，连翘 10g，赤小豆 30g，桑叶 10g，竹茹 10g，丝瓜络 10g，白豆寇 6g，生甘草 3g。10 剂，水煎服，每日 1 剂。

（国医大师张磊医案选自《国医大师张磊疑难病治验辑录》）

2. 思考讨论

（1）试分析用三仁汤治疗本案的理由是什么？

（2）试分析本案二诊、三诊加减用药的依据是什么？

四、临床拓展

1. 重视补肾强腰

腰为肾之府，由肾之精气所灌溉，故腰痛病位在肾，常用熟地黄、山药、山茱萸培补肾精，杜仲强腰益精，菟丝子、鹿角胶、牛膝温肾壮腰。肾虚日久，不能温煦脾土，常致脾气亏虚，甚则下陷，当补肾为主，佐以健脾益气，常用党参、黄芪、柴胡、黄芪等补肾升提之品，以助升举。

2. 善用活血化瘀

外伤腰痛急性期宜选用小剂量的当归、川芎养血和血，温通血脉；腰痛顽固者，可用破血逐瘀之品，如莪术、三棱等。

3. 配合搜风通络

腰痛日久、屡次复发者，可在辨证用药基础上配合虫类搜风通络的药物，如蜂房、全蝎、蜈蚣等，痛甚者还可加水蛭、地鳖虫等。

【复习思考题】

1. 有学者提出“从脾论治腰痛”的观点，你是否赞同？为什么？
2. 如何理解“肾虚是腰痛发病的关键”？临床用药上应如何运用？

（曹云祥）

第三节 痿 证

一、知识要点

（一）概念

痿证是以肢体筋脉弛缓，软弱无力，不能随意运动或伴有肌肉萎缩为主要临床表现的一种病证。临床以下肢痿弱较为常见，亦称“痿躄”。《素问·痿论》将痿证分为：皮、脉、筋、骨、肉五痿，以示病情的浅深轻重及与五脏的关系。

（二）病因病机

痿证病因主要由感受温毒、湿热浸淫、饮食毒物所伤。基本病机为精血津液亏耗，肌肉筋脉失养，弛缓不收。温邪、湿热致痿者属实，久则耗伤气血津液，由实转虚，虚实夹杂。病变脏腑主要在肺、脾胃、肝、肾，尤以肝、肾为主。痿证病因病机示意图如下所示（图 7–5）。

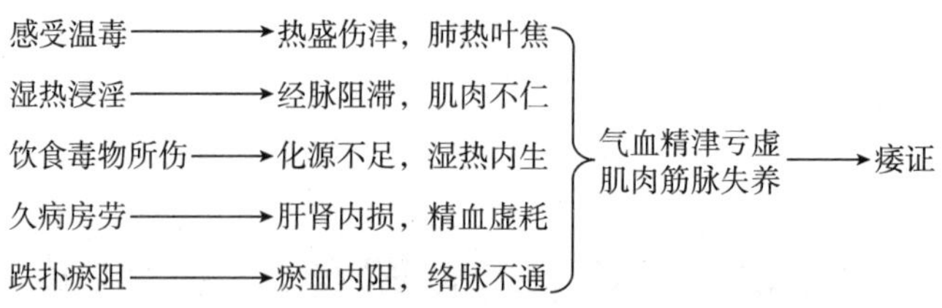

图 7-5　痿证病因病机示意图

（三）辨证要点

痿证辨证主要是辨病位、审虚实。痿证初起，发热，咳嗽，咽痛，或在热病之后出现肢体软弱不用者病位在肺；四肢痿软、食少便溏、面浮、下肢微肿、纳呆腹胀者病位在脾胃；下肢痿软无力明显，甚则不能站立，腰脊酸软、头晕耳鸣者病位在肝、肾。痿证因感受温热毒邪或湿热浸淫者，多急性发病，病程发展较快，属实证；因劳倦内伤，或久病不愈，累及脏腑，多属虚证，主要为肝肾阴虚和脾胃虚弱，又常兼夹郁热、湿热、痰浊、瘀血，而虚中有实。本病注意与偏枯、痹证相鉴别。痿证诊断辨证思路示意图如下所示（图 7-6）。

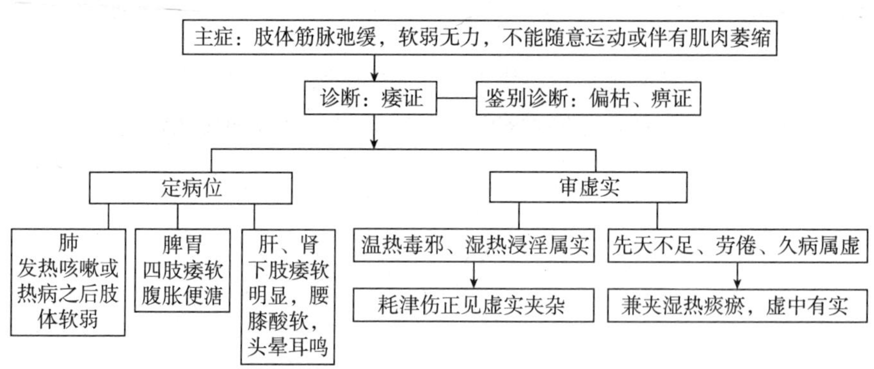

图 7-6　痿证诊断辨证思路示意图

（四）治疗

痿证治疗先分虚实。实证以祛邪为主，肺热津伤者，治予清热润燥；湿热浸淫者，治予清热利湿。虚证以补养为主，脾胃虚弱者，用健脾益气法；肝肾亏虚者，治当滋养肝肾。虚实兼杂，分别主次兼顾调治，夹瘀、夹痰者，配祛瘀、化痰、通络之剂。痿证常见证治简表如下所示（表 7-3）。

表 7-3　痿证常见证治简表

证名	症状	证机概要	治法	代表方	常用药
肺热津伤证	发病急，病起发热，或热后突然出现肢体软弱无力，皮肤干燥，心烦口渴，咳呛少痰，咽干不利，小便黄赤，大便干燥；舌质红，苔黄，脉细数	肺燥伤津，五脏失润，筋脉失养	清热润燥，养阴生津	清燥救肺汤	人参、麦冬、生甘草、阿胶、苦杏仁、炒胡麻仁、生石膏、霜桑叶、炙枇杷叶

续表

证名	症状	证机概要	治法	代表方	常用药
湿热浸淫证	起病较缓，逐渐出现肢体困重、痿软无力，尤以下肢或两足痿弱为甚，肢体微肿，手足麻木，扪及微热，喜凉恶热，或发热，胸脘痞闷，小便赤涩热痛；舌质红，舌苔黄腻，脉濡数或滑数	湿热浸淫，壅遏经脉，营卫受阻	清热利湿，通利经脉	二妙丸	苍术、黄柏、萆薢、防己、薏苡仁、蚕砂、木瓜、牛膝、龟甲
脾胃虚弱证	起病缓慢，肢体软弱无力逐渐加重，肌肉萎缩，神疲肢倦，少气懒言，纳呆便溏，面色萎黄，面浮；舌淡苔薄白，脉细弱	脾虚不健，生化乏源，气血亏虚，筋脉失养	补中益气，健脾升清	补中益气汤	人参、白术、怀山药、扁豆、莲肉、甘草、大枣、黄芪、当归、薏苡仁、茯苓、砂仁、陈皮、升麻、柴胡、神曲
肝肾亏损证	起病缓慢，渐见肢体痿软无力，尤以下肢明显，腰膝酸软，不能久立甚至步履全废，腿胫大肉渐脱，眩晕耳鸣，舌咽干燥，遗精或遗尿，或妇女月经不调；舌红少苔，脉细数	肝肾亏损，阴精不足，筋脉失养	补益肝肾，滋阴清热	虎潜丸	狗脊、牛膝、熟地黄、龟甲、知母、黄柏、锁阳、当归、白芍、陈皮、干姜
脉络瘀阻证	久病体虚，四肢痿弱，肌肉瘦削，手足麻木不仁，四肢青筋显露，肌肉活动时隐痛不适，舌痿不能伸缩；舌质暗淡或瘀点、瘀斑，脉细涩	气虚血瘀，阻滞经络，筋脉失养	益气养营，活血行瘀	圣愈汤合补阳还五汤	人参、黄芪、当归、川芎、熟地黄、白芍、川牛膝、地龙、桃仁、红花、鸡血藤

二、医案分析

（一）邓铁涛医案

1. 医案

娄某，男，15 岁。初诊：1971 年 12 月 7 日。

患者于 3 个月前感冒发热后，突然出现左眼睑下垂，早上轻，晚上重；继则眼球运动不灵活，上、下、内、外运动范围缩小。约经月余，右眼睑亦下垂，并有复视现象。经某医院检查，X 线片示胸腺无增大。新斯的明试验确诊为重症肌无力。经抗胆碱酯酶药物治疗无效而来就诊。诊见：眼睑下垂，眼球运动不灵活，运动范围缩小，复视，身体其他部位肌肉未见累及，饮食、睡眠、呼吸、二便、肢体活动均正常，仅体力较差，舌嫩无苔而有裂纹，脉弱。证属脾肾两虚，脾虚为主。治拟补脾为主，兼予补肾。

处方：黄芪 10g，升麻 9g，白术 12g，菟丝子 9g，党参 15g，桑寄生 18g，当归 12g，石菖蒲 9g，柴胡 9g，何首乌 9g，橘红 5g，紫河车 15g，大枣 4 枚。每日 1 剂。另每日开水送服六味地黄丸 18g，分 2 次服，并配合针刺脾俞、肾俞、足三里等穴。

二诊（1972 年 3 月 2 日）：经上述治疗 3 个月后，病情稍有好转，原晨起后约半小时即出现眼睑下垂，现眼睑下垂时间稍推迟，余症同前。上方黄芪倍量，每周服 6 剂，每日 1 剂。另每周服下方 1 剂。处方：党参 9g，云苓 9g，白术 9g，炙甘草 6 g，当归 6g，熟地黄 15g，黄芪 12g，白芍 9g，五味子 9g，肉桂心 1.5g，麦冬 9g，川芎 6g。补中益气丸 12g，另吞服。

上法治疗月余，症状明显好转，晨起眼睑正常，可维持至下午三时左右，两眼球活动范围增大，复视现象消失。

三诊（1972 年 6 月 6 日）：服前方药 3 个月，除左眼球向上活动稍差外，其余基本正常。舌嫩苔少有裂纹，脉虚。治守前法。处方：黄芪 60g，白术 12g，党参 15g，当归 12g，柴胡 9g，升麻 9g，枸杞子 9g，大枣 4 枚，阿胶（烊化）3g，橘红 3g，紫河车粉（冲服）6g。每周 6 剂，每日 1 剂。

另每周服下方 1 剂。处方：枸杞子 9g，云苓 12g，怀山药 12g，牡丹皮 9g，山萸肉 9g，熟地黄 12g，生地黄 12g，巴戟天 6g。

四诊（1973 年 3 月）：服前方药半年多，两眼球活动及眼裂大小相同，早晚无异。嘱服上方药 2 个月以巩固疗效。

追踪观察 13 年，病无复发。

（国医大师邓铁涛医案选自《邓铁涛医案与研究》）

2. 思考讨论

（1）本案为何辨证为脾肾两虚？

编者按：患者年少 15 岁，病程已 3 个月，为肾的先天之本不足；双睑下垂，睑属脾，且体力下降，故辨为脾虚；脾肾相关，先后天互滋，脾虚日久可累及肾。舌嫩无苔而有裂纹，脉弱为脾肾亏损，病久不已，气血阴精亏耗之象。

（2）痿证与痹证的鉴别要点是什么？

编者按：鉴别要点首先在于痛与不痛，痹证以关节疼痛为主，而痿证则为肢体力弱，无疼痛症状；其次要观察肢体的活动障碍情况，痿证是无力运动，痹证是因痛而影响活动；再者，部分痿证病初即有肌肉萎缩，而痹证则是由于疼痛甚或关节僵直不能活动，日久废而不用导致肌肉萎缩。

（3）本案仅为眼睑下垂，眼球活动不利，而无肢体痿软，是否可以诊断为痿证？

编者按：根据本案患者临床表现，其病属中医学“睑废”，为中医痿证的一种特殊类型，表现为眼睑下垂、复视等。“睑废”可见于眼肌型重症肌无力及首发时仅有眼肌症状的全身型重症肌无力。该患者可为眼肌型重症肌无力，而无四肢痿软症状；也可能属于全身型肌无力的首发表现，日久可出现四肢痿软。

（二）刘渡舟医案

1. 医案

刘某某，女，19 岁，农民。平时劳动较多，劳务后用凉水洗脚，翌日晨起发现右腿筋纵肉弛，痿软无力，不能站立。西医诊治无效，特邀刘老会诊。切其脉沉细而滑，视其舌苔则白。刘老曰：“夏令天热，肺金先伤；劳动过力，而肝肾内弱；又加时令湿热所伤，故成下痿也。唯清燥汤治此病最为合拍。”

处方：麦冬 15g，五味子 6g，党参 12g，生地黄 10g，当归 12g，黄柏 6g，黄连 3g，苍术 10g，白术 10g，茯苓 12g，猪苓 12g，泽泻 12g，陈皮 6g，升麻 3g，柴胡 3g。

服至 3 剂，腿力见增，然立久犹有颤动不稳，上方又加石斛 30g，木瓜 10g，又服 7 剂痊愈。

（全国师承指导教师刘渡舟医案选自《刘渡舟验案精选》）

2. 思考讨论

（1）“夏令天热，肺金先伤”和“时令湿热”造成痿证的原因是什么？

编者按：温热毒邪内侵，或病后余邪未尽，低热不解，或温病高热持续不退，皆令邪热耗气伤津，肺热叶焦，津伤失布，不能润泽五脏，五体失养而痿弱不用。本案病起夏令，热伤肺金，金不布津，失养而痿。复加湿热浸淫，而致湿热相蒸，浸淫筋脉，气血运行不畅，筋脉失养而成痿。

（2）试分析清燥汤的配伍意义是什么？升麻、柴胡在此方中的作用是什么？

编者按：方中麦冬、五味子、生地黄滋养肺阴以制肺热；黄柏、苍术、茯苓、猪苓、泽泻清热利湿以利下焦湿热，滋阴不助湿；党参、白术、陈皮等健脾，使利湿不伤正。升麻升提中焦之气，可配合白术健脾利湿，柴胡可疏理肝气，与当归合用，补肝体以助肝用。

三、医案讨论

（一）张怀亮医案

1. 医案

齐某，男，48 岁。初诊：2012 年 10 月 22 日。

双下肢无力，伴发凉麻木 1 年。患者 1 年前无明显诱因出现双脚麻木不适，双下肢沉困无力，未引起重视，7 个月前于郑州某医院诊断为“慢性格林巴利综合征”。现症：双下肢发凉麻木，行走无力，上楼时必须双手扶住楼梯，闭目半分钟有后倾倾向，舌淡红，苔薄白。辅助检查：脑脊液：潘氏试验（+），蛋白定量为 70mg/dL。神经肌电图示：周围神经运动传导速度大致正常，但波幅低，感觉传导速度减慢，波幅明显低，F 波消失，肌肉呈神经源性改变。西医诊断：慢性炎症性脱髓鞘性多发性神经病（CIDP）。中医诊断：痿病（证属血虚痰凝，络脉瘀阻）。治法：养血活血，化痰通络。方药：小柴胡汤合当归四逆汤加减。

柴胡 10g，黄芩 15g，半夏 9g，当归 15g，白芍 15g，桂枝 10g，细辛 15g，通草 15g，鸡血藤 18g，黄芪 30g，炙甘草 10g，乌梢蛇 30g。15 剂，水煎服。

二诊（2012 年 12 月 19 日）：患者较前有力，麻木减轻，时有肌肉跳动，双下肢仍发凉，晨起后下肢肌肉发软无力明显，心烦减轻，纳可，眠可，喜热饮，大便不成形，每日一行，舌红，苔薄黄，脉沉细。守上方加炒白术 15g、天麻 10g，桂枝加至 15g，黄芪加至 60g。15 剂，水煎服。

三诊（2013 年 1 月 25 日）：服前方患者双足麻木无明显改善，皮肤颜色发紫（受凉时出现），走路较前灵便，纳眠可，喜热饮，大便调，舌质红，苔微腻，脉弦。守前方桂枝加至 30g，黄芪加至 120g。15 剂，水煎服。

四诊（2013 年 5 月 24 日）：服前方后患者双足麻木明显改善，仅有足踝部僵硬不灵活，走路较前灵便很多，可单独上楼，行走短距离如常，行走远距离尚觉踝关节不灵活，嘱患者继续服药不适随诊。

（全国师承指导教师张怀亮医案选自《张怀亮临床经验撷英》）

2. 思考讨论

（1）本案从痰瘀论治的意义何在？

（2）试分析小柴胡汤在本案中的作用。

（3）方中重用黄芪达 120g，桂枝 30g 的意义何在？

（二）周仲瑛医案

1. 医案

鲁某，女，16 岁。初诊：1999 年 4 月 14 日。

两下肢软弱无力 2 年余，曾于脑科医院确诊为多发性肌炎，予强的松治疗，最大量达 60mg/d。就诊时服 50mg/d，5 个月来多次复查，各项检查改善不显，近期检查结果为：PCK 4147 μ/L，AST 119 μ/L，ALT 141 μ/L，LDH 1150 μ/L，均较高，症状无明显缓解。刻诊：两下肢软弱无力，举步乏力，登楼上行难以支撑，腿足末端肌肉萎缩，两手臂乏力，近 3 月来形体渐胖，呈满月貌，肌肤有大量花纹，经潮正常，怕热多汗，二便尚调，苔淡黄腻，边尖红，脉濡。中医诊断：痿证。证属为湿热浸淫，脾虚气弱，气血不能灌注。

处方：苍术、白术各 15g，葛根、生薏苡仁、鸡血藤各 20g，黄柏、木防己、木瓜、晚蚕砂（包煎）、黑料豆、土鳖虫各 10g，五加皮 6g，生黄芪 25g，川石斛、萆薢各 15g。

服药 10 个月，下肢无力明显减轻，复诊时遵原方随症加减。标象渐平时，曾加续断、淫羊藿、桑寄生等以补肝肾强筋骨，生黄芪渐加量至 50g 以增补气血力度，并再进活血通络之品，如炮山甲、千年健、油松节、乌梢蛇等，强的松递减，至 7 月 7 日已撤，患者肢体活动复常，趋向临床痊愈。

（国医大师周仲瑛医案选自《中国中医药信息杂志》）

2. 思考讨论

（1）本案为何重用苍术、白术？

（2）清代张璐《张氏医通》曰：“痿起于阳明湿热。”试从本案入手，分析此句话的意义。

（三）丁甘仁医案

1. 医案

李某。两足痿软，不便步履，按脉尺弱、寸关弦数。此乃肺肾阴亏，络有蕴热，经所谓肺热叶焦，则生痿躄是也。阳明为十二经之长，治痿独取阳明者，以阳明主润宗筋，宗筋主束骨而利机关也。症势缠绵，非易速痊。

处方：南北沙参各 4.5g，鲜生地黄 9g，川黄柏 4.5g，丝瓜络 6g，川石斛 9g，生薏苡仁 9g，肥知母 4.5g，大麦冬 9g，陈木瓜 6g，络石藤 9g，虎潜丸 9g，包煎。

（现代中医名家丁甘仁医案选自《丁甘仁医案》）

2. 思考讨论

（1）本案辨证肺肾阴亏、络有蕴热的依据是什么？

（2）试分析本案所用药物的功效及其配伍意义。

（四）李济仁医案

1. 医案

某男，31 岁。初诊：2010 年 6 月 23 日。

病史：四肢远端肌肉萎缩 20 年，加重 7、8 年。患者四肢远端肌肉萎缩，逐渐加重，早期下肢远端易抽搐，随之双足抬起困难，步履艰辛，腓肠肌假性肥大，渐发展为远端肌肉萎缩，双手静止性震颤，痛觉减退。于 2010 年 4 月在广州某医院诊治，诊断为进行性肌营养不良，具体用药不详，疗效欠佳。诊见：四肢远端肌肉萎缩，步履艰辛，双手震颤，纳可，寐安，二便调，舌淡红，苔薄白，脉细弦。

中医诊断：痿证，证属肝肾两虚型。

治疗：补益肝肾，舒筋活络。

处方：黄芪 40g，生薏苡仁、炒薏苡仁、鸡血藤、活血藤各 20g，炒白术、当归、穿山龙、五爪金龙、威灵仙、扦扦活、狗脊各 15g，巴戟天、肉苁蓉、山茱萸各 12g，土鳖 10g，炮穿山甲（先煎）10g，全蝎 6g。每日 1 剂，水煎服。

二诊（7 月 5 日）：身体较前舒适，肌力增加。守上方加五加皮、补骨脂各 15g。如法继服。

三诊（10 月 24 日）：步履较前轻松，双足抬起较前有力，萎缩之肌肉并未进一步恶化，但近日常觉胃胀，偶有嗳气，余无不适主诉。守原方去山茱萸、威灵仙，加木香、陈皮各 15g。如法加减，坚持治疗服药，巩固疗效，控制病情。

（国医大师李济仁医案选自《中医药临床杂志》）

2. 思考讨论

（1）本案为何治以补益肝肾，舒筋活络？

（2）处方所用活血藤、穿山龙、五爪金龙、扦扦活的功效分别是什么？

（3）本案用了哪些虫类药，在方中起到什么作用？

四、临床拓展

1. 痿证诊断需明确疾病分类

痿证诊断除四诊合参外，还应及时借助头颅 MRI 或 CT、脑脊液检查、肌电图等理化检查，明确西医学疾病诊断。对于病情危重者，可以采用中西医结合方法治疗，这对阻止疾病进展较为重要。

2. 治疗当辨证施治而非偏用一法

《素问·痿论》曰："治痿独取阳明。"痿证治疗需重视阳明。因阳明是五脏六腑之海，主润宗筋，宗筋主束骨而利机关。津液、精血来源于脾胃，若脾胃运化不健，化源匮乏，筋脉失其濡养，则为痿躄不用。临床不论选方用药，或是针灸取穴，都须重视"独取阳明"，以调治脾胃原则，或补益脾胃，或清胃火、祛湿热。还宜辨证施治，肾虚补先天，夹痰、夹瘀者，配合化痰、祛瘀等法。既要注意祛邪勿伤正，补虚扶正亦当防止恋邪。

3. 临证之师，参悟古今

金元时期，朱丹溪指出痿证病因"有热、湿痰、血虚、气虚"，明确提出痿证"不可作风治"。明代张介宾在《景岳全书·痿证》中强调："非尽为火证……而败伤元气者亦有之。"他也强调精血亏虚致痿。清代叶天士在《临证指南医案·痿》中曰："肝肾肺胃四经之病。"可见，痿证的辨证论治灵活多变，应参悟古今其他文献，博采百家之长。

4. 痿证当加强调护，综合治疗

首先，针对病因预防，痿证的发生常与居住湿地、感受温热湿邪有关，因此要避居湿地，防御外邪侵袭。此外，注意精神调养，清心寡欲，锻炼身体，增强体质，避免过劳，生活规律，饮食宜清淡、富有营养，忌油腻辛辣，对促进痿证康复亦有重要意义。病情危重、卧床不起、吞咽呛咳、呼吸困难者，要常翻身拍背，鼓励患者排痰，以防止痰湿壅肺或发生褥疮。对于瘫痪者，应注意患肢保暖，保持肢体功能体位，防止肢体挛缩或关节僵硬，有利于日后功能康复。由于肌肤麻木、感觉障碍，在日常生活与护理中，应避免冻伤或烫伤。

【复习思考题】

1. 痿证是如何形成的？
2. 如何理解"治痿独取阳明"的原则。
3. 试述痿证肺热津伤证、湿热浸淫证、肝肾亏虚损证的证治方药。

（过伟峰）

第八章 癌 病

第一节 肺 癌

一、知识要点

（一）概念

肺癌是指原发于支气管黏膜上皮、腺体和肺泡上皮的恶性肿瘤，以咳嗽、咯血、发热、胸痛、气急为主要症状，晚期可伴有肺外症状。中医古籍有关肺癌的论述散见于“肺积”“息贲”“咳嗽”“咯血”等病证中。

（二）病因病机

肺癌病因有六淫邪毒、内伤七情、饮食失调、宿有旧疾、久病正虚等。基本病机为正气亏虚，气滞血瘀，痰结毒聚，肺失宣肃，日久成积。病位主要在肺，与肝脾相关，后期及肾。病理因素为气滞、血瘀、痰结、毒聚。病理性质总属本虚标实，本虚以阴虚、气阴两虚为主；标实以气滞、血瘀、痰阻多见。肺癌病因病机示意图如下所示（图8–1）。

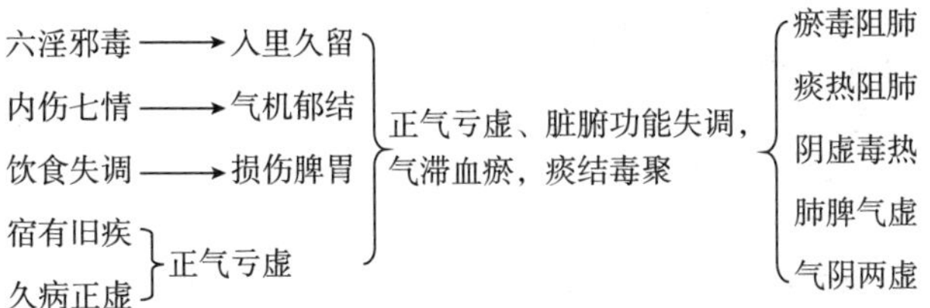

图 8–1 肺癌病因病机示意图

（三）辨证要点

首先辨病期。临床上常据邪正的盛衰，将肺癌分为早、中、晚三期。早期以邪实为主，痰湿、气滞、血瘀与毒互结成癌块；中期则正虚渐甚，癌块增大，变硬，侵及范围增宽；晚期以正衰为主，正气消残，邪气侵凌范围广泛，或有远处转移。其次辨虚实。肺癌多为正虚邪实。正虚先明确何脏腑之虚，是两脏还是多脏；再分清气血阴阳亏虚及兼夹。邪实应分清痰结、湿阻、气滞、血瘀、毒聚的不同，以及有否兼夹。本病应与肺痨相鉴别。肺癌诊断辨证思路示意图如下所示（图 8–2）。

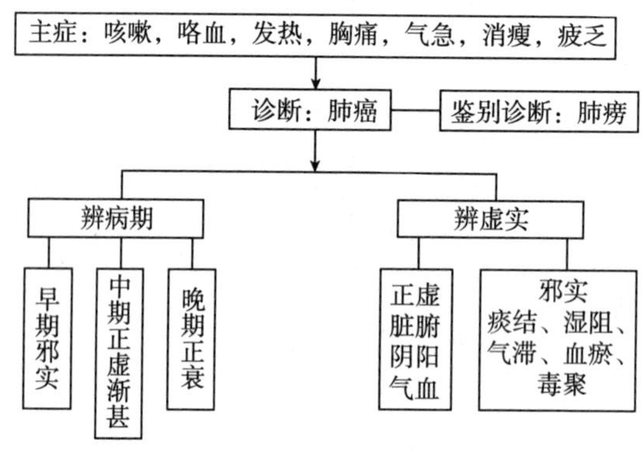

图 8–2　肺癌诊断辨证思路示意图

（四）治疗

基本治疗原则为扶正祛邪，攻补兼施。早期邪盛为主，正虚不显，当先攻之；中期宜攻补兼施：晚期正气大伤，不耐攻伐，当以补为主。扶正要根据正虚的不同，结合主要病变脏腑，分别采用补气、补血、补阴、补阳之法；祛邪主要采用理气、除湿、化痰、散结、祛瘀、解毒等法，并应适当配伍有抗肿瘤作用的中药。肺癌常见证治简表如下所示（表 8–1）。

表 8–1　肺癌常见证治简表

证名	症状	证机概要	治法	代表方	常用药
肺脾气虚证	咳嗽，痰白稀，胸闷气短，神疲乏力，腹胀纳呆，浮肿便溏；舌质淡，边有齿痕，苔白或白腻，脉沉细	肺脾气虚，不能化津，津聚成痰，肺失宣降	健脾补肺，益气化痰	六君子汤	生黄芪、党参、白术、茯苓、薏苡仁、半夏、陈皮、桔梗、川贝母、杏仁、白蔹、皂角刺
瘀毒阻肺证	阵发性呛咳，无痰，或少痰，或痰中夹血，胸闷气憋，或不同程度的胸痛，痛有定处，如锥如刺，口唇紫暗，口干少饮，大便燥结；舌质暗或有瘀点、瘀斑，苔薄，脉细弦或细涩	气滞血瘀，痹阻于肺，肺失宣降	行气活血，解毒消结	血府逐瘀汤	桃仁、红花、川芎、赤芍、当归、熟地黄、柴胡、桔梗、枳壳、牛膝、甘草、石上柏、龙葵、白花蛇舌草
痰热阻肺证	咳嗽气促，痰多，痰黄黏稠，咳吐不爽，或吐血痰，胸闷气憋，发热；舌质红，苔厚腻，或黄，脉弦滑或兼数	痰热阻肺，热伤肺络，肺失清肃	清热肃肺，化痰散结	清金化痰汤	桑白皮、黄芩、浙贝母、知母、金荞麦、鱼腥草、半枝莲、白花蛇舌草、陈皮、茯苓、生薏苡仁、杏仁、瓜蒌
阴虚毒热证	呛咳无痰或少痰，痰中带血，甚则咯血不止，胸部灼痛，低热甚或壮热不退，盗汗，口渴，大便干结；舌质红，苔薄黄或苔少，脉细数或数大	肺阴亏虚，热毒炽盛，阴虚火旺，灼伤肺络	养阴清热，解毒散结	沙参麦冬汤合五味消毒饮	沙参、玉竹、麦冬、桑叶、天花粉、金银花、野菊花、蒲公英、紫花地丁、紫背天葵、白扁豆、甘草、石上柏、石见穿、延胡索

续表

证名	症状	证机概要	治法	代表方	常用药
气阴两虚证	咳嗽，咳声低弱，痰稀而黏，或痰中带血，喘促气短，神疲乏力，面色少华，自汗恶风，或有盗汗，口干，大便燥结；舌质红或淡红，苔薄或少苔，脉细弱	肺脾气虚，阴伤失润，虚火灼津耗液	益气养阴，佐以解毒	生脉饮合百合固金汤	生黄芪、人参、北沙参、麦冬、百合、五味子、天冬、玄参、藤梨根、白花蛇舌草、干蟾皮

二、医案分析

（一）周仲瑛医案

1. 医案

计某，男，73岁。初诊：2005年6月16日。

主诉：咳嗽痰中带血3月。

病史：患者有长期吸烟史，2003年在右上肺查见肺空洞，按肺结核治疗。有高血压、糖尿病、高脂血症病史。2005年3月因痰中夹血，去某医院查为肺鳞癌，6月10日行γ刀治疗1次。目前稍有咳嗽，胸无闷痛，痰不多，偶有痰中带血，疲劳乏力，口干，食纳知味，寐尚可，二便正常。舌苔中后部黄腻、质暗紫，脉细滑。2005年5月9日CT显示：右上肺肿块放疗后，与2005年3月29日比稍小，内部坏死明显，两肺感染，局灶性纤维化，局部支气管扩张，左下肺大泡。

诊断：肺癌、代谢综合征。证属热毒痰瘀阻肺，气阴两伤。

治则：益气养阴扶正抗癌，化痰祛瘀解毒抗癌。

处方：南沙参、北沙参各12g，太子参10g，天麦冬10g，天花粉10g，生薏苡仁15g，山慈菇12g，泽漆15g，猫爪草20g，肿节风20g，漏芦15g，仙鹤草15g，炙僵蚕10g，露蜂房10g，鱼腥草20g，白花蛇舌草20g，狗舌草20g，地骨皮15g。14剂。水煎服，每日1剂。

二诊（2005年6月23日）：患者咳减，痰少，未见出血，口干不显，无胸闷胸痛，食纳尚可，二便正常。舌苔中部黄腻舌质暗红，脉小滑。处方：2005年6月16日方加炙桑皮12g，羊乳15g，平地木20g。21剂，水煎服，每日1剂。

三诊（2005年7月14日）：近况平稳，咳痰不多，呈白色泡沫状，无胸闷痛，纳可，大便稍干。舌薄黄质暗有裂痕，脉小滑。原方加生黄芪12g，羊乳12g，平地木20g，桑白皮10g，去白花蛇舌草。14剂，水煎服，每日1剂。

四诊（2005年7月28日）：自觉症状不多，稍有痰，精神良好，大小便正常。舌苔中后部黄腻质暗紫，脉细滑。近日复查CT示：原右上肺病灶较前缩小。处方：2005年6月16日原方去地骨皮、狗舌草，加炙桑白皮12g，羊乳15g，生黄芪15g，平地木20g，龙葵20g。14剂，水煎服，每日1剂。

五诊（2005年8月11日）：自觉症状不多，不咳，咳痰少，胸不痛，食纳知味。舌黄薄腻，脉细滑。证属热毒瘀结，气阴两伤。处方：炙鳖甲12g，南沙参、北沙参各

12g，天麦冬各10g，太子参12g，生黄芪15g，仙鹤草15g，生薏苡仁15g，泽漆15g，山慈菇15g，蛇舌草20g，龙葵20g，半枝莲20g，炙僵蚕10g，漏芦15g，猫爪草20g，羊乳15g，鬼馒头15g，露蜂房10g，肿节风20g。每日1剂，水煎服。

随访2007年，病情稳定。

（国医大师周仲瑛医案选自《国医大师验案良方·肿瘤卷》）

2. 思考讨论

（1）试述本案的发病机制。

编者按：患者长期吸烟，烟毒袭肺，肺热气燥，酿生癌毒，癌毒阻肺，耗伤气血津液，加之放射治疗，进一步损伤肺之气阴。结合舌脉，辨证为热毒痰瘀阻肺，气阴两伤。其病症特点，虚实夹杂，实者热毒痰浊瘀结，虚者气阴两亏。

（2）试从本案首诊、五诊的用药变化，分析周教授“祛邪即是扶正”“邪不祛，正更伤”的学术观点。

编者按：本案治疗重在扶正补虚与抗癌祛邪并举，扶正以益气养阴为法，清养平补、不壅不腻，祛邪以解毒为原则，化痰消瘀、攻不伤正。因脾胃运化功能尚正常，故周老拟解毒攻邪作为重点，在诊治过程中随时根据病情的变化调整扶正与抗癌的比重。首诊药用南北沙参、太子参、天麦冬、天花粉、生薏苡仁、仙鹤草、地骨皮清肺益气养阴；山慈菇、泽漆、猫爪草、肿节风、漏芦、炙僵蚕、露蜂房、鱼腥草、蛇舌草、狗舌草清热解毒，化痰祛瘀，散结消癌，诸药合用，共奏扶正消癌之功效。在第五诊患者正气渐复之际，加大祛邪消癌力度，加用炙鳖甲、龙葵、鬼馒头等解毒抗癌，显示周老在癌病的诊治过程中非常重视消癌，对肿瘤患者，但凡有消癌之机，绝不放弃攻邪之法，体现了其“祛邪即是扶正”“邪不祛，正更伤”的学术观点。

3. 拓展

清代沈金鳌在《杂病源流犀烛·积聚癥瘕痃癖痞源流》中曰：“邪积胸中，阻塞气道，气不得通，为痰，为食，为血，皆得与正相搏，邪既胜，下不得制之，遂结或形而有块。”

（二）李平医案

1. 医案

患者黄某，男，45岁，工人。初诊：2013年6月13日。

2013年2月患者因咳嗽、咳痰在当地医院诊治，考虑为急性上呼吸道感染，经对症治疗后症状稍好转，但其后一直反复出现干咳，遂于5月2日行胸部CT示：左肺下叶占位。排除手术禁忌证后于2013年5月8日行“左下肺癌根治术”，术后病理示：左下肺低分化鳞癌。术后一月余开始按期行“长春瑞滨+顺铂”方案辅助化疗，同时联合中草药抗癌扶正治疗。刻诊：患者乏力体倦，余无明显不适。舌淡红，苔白，脉细。临床相关检查基本正常。治宜益气养阴扶正，和胃健脾，解毒散结。

处方：黄芪40g，炒白术10g，茯苓10g，炙鸡内金20g，鸡血藤15g，天花粉15g，太子参12g，白花蛇舌草15g，山慈菇15g，炒白芍10g，甘草5g。7剂，水煎服。

二诊（2013年7月5日）：患者已完成一周期的化疗，出现食欲差，纳食不香，时有打饱嗝现象，无咳嗽咳痰，无胸闷不适，舌淡、苔白腻，脉弦。辨证为脾胃气虚，治法宜健脾益气，和胃降逆，考虑化疗药物的毒副作用，辅以祛毒之品，拟方：黄芪 40g，炒枳壳 10g，生甘草 5g，鸡内金 20g，柴胡 10g，黄芩 10g，全蝎 6g，炒厚朴 10g，神曲 10g，炒麦芽 15g，茯苓 10g，生白术 10g，麦冬 10g，太子参 10g，莪术 10g，百合 10g。7 剂，水煎服。患者服用 2 剂停止打饱嗝，并且纳食明显改善。

三诊（2013 年 7 月 13 日）：患者第二周期化疗结束后 7 天。复查血常规示：白细胞计数 2.60×10^9/L，中性粒细胞绝对值 1.25×10^9/L，红细胞计数 4.07×10^{12}/L，血红蛋白浓度 128g/L，血小板总数 123×10^9/L。患者出现 2 度抑制。拟升白方益精填髓生血治疗。处方：黄芪 40g，白术 10g，枸杞子 10g，北沙参 10g，鸡血藤 20g，山萸肉 10g，党参 10g，生地榆 10g，生甘草 5g，枳壳 10g，柴胡 10g，太子参 10g。7 剂，水煎服，每日 1 剂。2013 年 7 月 21 日再次复查血常规示：白细胞计数 4.20×10^9/L，中性粒细胞绝对值 2.0×10^9/L，红细胞计数 3.83×10^{12}/L，血红蛋白浓度 119g/L，血小板总数 143×10^9/L。

四诊（2013 年 8 月 27 日）：患者已经完成术后四次辅助化疗，进入随访观察期。李教授认为，瘤毒不宜祛除，需行维持治疗，自拟益气养阴解毒方加减运用，达到益气养阴、通络解毒的功效。拟方：黄芪 40g，炒白术 10g，茯苓 10g，炙鸡内金 20g，天花粉 15g，太子参 12g，白花蛇舌草 15g，山慈菇 15g，炒白芍 10g，甘草 5g。加减：兼血瘀者加赤芍 15g，路路通 20g，蜈蚣 1 条；兼痰热者加大贝 10g，黄芩 10g，鱼腥草 15g。以 3 周为 1 个疗程，每日 1 剂。患者目前病情评估稳定，继续在门诊服用中药行维持治疗。

（现代名老中医李平医案选自《现代名老中医治疗肺癌经验集》）

2. 思考讨论

（1）本案为何用“益气养阴扶正、和胃健脾、解毒散结”攻补兼施治疗？

编者按：患者咳嗽 3 月，病情延误，耗伤正气，手术耗伤气血，故见乏力体倦，舌淡红，苔白，脉细。肺脏虚弱，津液不能正常输布则留结为痰，阻碍气血运行则停留为瘀，癌毒与痰瘀搏结，则形成肿块。正气无力制约癌毒，而癌毒愈强，又愈耗伤正气，如此反复，则癌毒与日俱增，机体更加虚弱，终致毒盛正损，气阴难复之恶境。治宜标本兼顾、攻补兼施。

（2）试分析本案首诊组方用药特点。

编者按：方中以大剂量黄芪益气扶正，以炒白术、茯苓、炙鸡内金、鸡血藤健脾胃而使正气充，达到养正积自消的目的；天花粉、太子参、炒白芍、鳖甲加强养阴之功；以白花蛇舌草、山慈菇清热解毒散结；甘草调和诸药。

三、医案讨论

（一）李振华医案

1. 医案

陈某，女，78 岁。初诊：2010 年 8 月 10 日。

主诉：间断性咳嗽、咳痰4个月余。

病史：患者于2010年4月起无明显原因出现咳嗽、咳痰，经附近诊所给予解痉、止咳、化痰治疗后，症状无明显改善，后至郑州市中心医院查胸部CT示：右上肺占位性病变，右侧胸腔积液。癌胚抗原CEA 426.10ng/mL。因患者年事已高，体质较差，患者及其家属拒绝进行手术及放化疗治疗。后经人介绍来我门诊寻求中医治疗。症见：患者形体消瘦，面色萎黄，时有咳嗽，咳吐大量白色黏稠痰，时有胸闷气短，稍动则甚，纳眠差，大便干，2～3日一行，体温37.5℃。舌质淡，舌体胖大，苔白腻，脉沉细。

中医诊断：肺积（痰湿蕴肺）。西医诊断：肺癌。

治法：燥湿化痰，理气止咳。方药：二陈汤合香砂六君子汤加减。

处方：西洋参10g，炒白术10g，半夏10g，茯苓15g，陈皮10g，木香6g，砂仁10g，厚朴10g，枳壳10g，柴胡6g，郁金10g，乌药10g，焦三仙各12g，杏仁10g，火麻仁15g，炒酸枣仁15g，小茴香10g，甘草3g，生姜10g。7剂，水煎服。嘱饮食以易消化富有营养的食物为主，忌食生冷食物。

二诊（2010年8月17日）：服药后咳嗽较前稍减轻，按上方将半夏、柴胡改为8g，加莱菔根15g，生薏苡仁30g，黄芪15g。7剂，水煎服。

三诊（2010年8月24日）：饮食较前增加，偶有腹胀，心悸，大便3～5日一行，量少。按上方去郁金、枳壳，加檀香10g。7剂，水煎服。

四诊（2010年8月31日）：咳嗽、咳痰症状较前明显减轻，时有心悸、胸闷气短。按上方去莱菔根，加莪术8g，丹参15g。15剂，水煎服。

五诊（2010年9月14日）：咳嗽、咳痰及胸闷症状已不明显，基本正常，大便1～2日一行，舌体胖大、苔薄白有裂纹。治宜补气健脾，疏肝解郁以善后。黄芪15g，炒白术10g，茯苓15g，陈皮10g，炒山药20g，木香6g，砂仁10g，厚朴10g，枳壳10g，柴胡6g，乌药10g，焦三仙各12g，杏仁10g，火麻仁15g，丹参15g，炒酸枣仁15g，生薏苡仁30g，小茴香10g，石斛10g，甘草3g。10剂，水煎服。

六诊（2010年9月27日）：患者服药后精神可，咳嗽及咳痰症状均已消失，舌质淡红，苔薄白，体温近日未再升高。按上方去枳壳，加檀香10g。10剂，水煎服。

（国医大师李振华医案选自《国医大师李振华临证精要》）

2. 思考讨论

（1）试分析本案诊断“痰湿蕴肺”的依据。

（2）试从本案的诊治过程分析李教授治疗肺癌的临床思维。

（二）李济仁医案

1. 医案

陈某，男，40岁，司机。初诊：1999年12月26日。

主诉：咳嗽半年，咯血3个月。

病史：宿疾咽干音哑，近半年经常咳嗽，吐少量白色黏稠泡沫痰，并伴左侧季肋部不适。9月10日晚咳嗽时，曾吐鲜血两口，血随痰出。遂在当地某医院就诊，做X线胸透示左下肺靠膈肌处有片状模糊阴影，边缘不清。诊为左下肺炎。用抗生素等对症治疗无效。又按结核病治疗月余，仍未见效。于 1999 年 10 月 3 日摄 X 线片、支气管镜及病理检查，诊断考虑为支气管肺癌，决定住院手术治疗。于 11 月 5 日开胸后见支气管肺癌已经扩散，手术无法进行，仅取少许组织再送病检，报告为鳞状上皮细胞癌。遂予化疗，但病情日渐恶化。要求出院后改用中医药治疗。刻下：面色萎黄无光泽，形体瘦弱，疲倦乏力，痰内仍时夹血丝，语声低弱嘶哑，纳谷欠馨，小便正常，大便干燥难解；舌质红赤，苔薄白少津，脉细数。

西医诊断：支气管肺癌。中医诊断：肺癌。辨证：肺肾阴虚，火盛刑金。

治法：壮水清金，泻火凉血，解毒抗癌。

处方：夏枯草、元参、旱莲草、生地黄、半枝莲、半边莲、猫爪草、藕节、鱼腥草、沙参各 30g，天花粉、玉竹、冬虫夏草、麦冬各 15g，五味子、石斛各 12g，川贝母 10g。水煎温服，每日 1 剂，分早、中、晚 3 次服下。

二诊（2000 年 1 月 17 日）：上方服后，诸症减轻，咳嗽轻微，痰中已无血迹，食饮增加，大便转软，每日一行。舌质红，苔薄白转润，脉细略数。药证合拍，原意出入再进。处方：夏枯草、元参、生牡蛎（先煎）、白茅根、蒲公英、南沙参、北沙参、鱼腥草、藕节、白花蛇舌草、黄芪各 30g，炙百合、黄精各 20g，生鳖甲（先煎）、麦冬各 15g，五味子 10g。煎服法同前。

三诊（2000 年 3 月 5 日）：上方服后，自觉诸症若失，面色渐变红润，体力日有增加，已能在办公室做轻微工作。方已奏效，毋庸更张，再按前方继续，以冀巩固。

以上方药续服年余，症性稳定，未见复发，2001 年 2 月 10 日复查 X 线胸片示两肺视野清晰。后随访 10 年无复发。

（国医大师李济仁医案选自《李济仁临床医案及证治经验》）

2. 思考讨论

（1）试述本案“壮水清金”的治疗意义。

（2）结合本案论述肺癌与肺炎、肺结核如何鉴别？

（三）刘志明医案

1. 医案

徐某，女，69 岁，干部。初诊：1989 年 3 月。

主诉：咳嗽、胸痛、消瘦 1 年余。

病史：患者于 1988 年因咳嗽，咯血，经某医院行痰脱落细胞病理检查和胸片检查，确诊为慢性支气管炎、肺气肿、右上肺癌。行右上肺癌切除术，术后病理为肺泡癌。因患者年高体弱及手术创伤，不能耐受化疗、放疗，住院时经中药治疗，病情无明显好转，仍咳嗽，咳痰，胸痛，寐食俱差，卧床不起，故于 1989 年 3 月求诊于刘老。诊见：形体消瘦，精神萎靡，面部晦暗，语声低弱，舌质淡、苔薄白微黄，脉沉细无力。此属气阴两虚、虚实夹杂、肺失肃降。治宜益气养阴、清肺化痰。

处方：生黄芪 18g，当归 9g，太子参 12g，北沙参 21g，白芍 9g，苇茎 24g，半夏

9g，枳壳9g，黄芩9g，白花蛇舌草21g，全瓜蒌15g，柴胡9g，云茯苓12g，川贝母6g，甘草6g。另制乳香面30g，没药面30g，每日2g，分2次服。

服药30剂后，咳嗽、咳痰、胸痛明显好转，食欲转佳，精神好转，能下地行走。连服90剂，咳嗽、咳痰、胸痛消失，生活自理，能自己来门诊看病，声音洪亮，精神可，食欲正常，体重增加，同年7月复查胸片及CT等检查未见转移病灶。追踪观察治疗6年余，健康状况良好。

（国医大师刘志明医案选自《国医大师刘志明临证经验集》）

2. 思考讨论

（1）结合本案病机及治法，试分析本案处方的药物配伍特点。

（2）本案为何选用乳香、没药？试分析其功效、主治、适应证及用法。

四、临床拓展

1. 早诊断，早治疗

许多癌症确诊时已是中晚期，错过了最佳治疗时机，因此早期诊断、早期治疗尤为重要。中医“治未病”强调以预防为主，针对癌病的病因采取相应的预防措施，如虚邪贼风，避之有时，起居有节，调畅情志，饮食适宜，不妄作劳等。

2. 肺癌患者当综合治疗

提倡综合治疗，包括手术、放化疗、生物靶向、免疫、中医药等治疗，根据患者的具体情况选择不同的方法。中医药能提高综合治疗的疗效，对其他疗法有减毒增效的作用，可改善症状，提高生存质量，延长生存期。

3. 中医药治疗有一定优势

中医药治疗癌病的特点在于扶正，尤其对中晚期癌病患者具有一定的优势，可以调整脏腑生理功能，提高免疫功能和抗病力，改善症状。常用益气健脾、温肾壮阳、滋阴养血、养阴生津等法。据《黄帝内经·阴阳应象大论》“阳化气，阴成形”理论，应重视温阳散寒法的运用，提高治疗效果。

【复习思考题】

1. 试述肺癌的病因病机。

2. 明代张介宾在《景岳全书·杂证谟·积聚》中提出：“凡积聚之治，如经之云者，亦既尽矣。然欲总其要，不过四法，曰攻，曰消，曰散，曰补，四者而已。”谈谈你对于治疗四法的理解。

（张宁苏）

第二节 胃 癌

一、知识要点

（一）概念

胃癌是源于胃黏膜上皮细胞的恶性肿瘤，是我国最常见的恶性肿瘤之一。早期一般症状不明显，随着病情的进展可出现上腹痛、消瘦、食欲减退、恶心呕吐、呕血、黑便及上腹部肿块等临床表现。本病可归属于中医学“胃痛”“反胃”“积聚”等范畴。

（二）病因病机

胃癌病因有饮食不节、情志失调、病后体虚。基本病机为正气亏虚，痰、湿、气、瘀、热、毒交结，日久而成癥块，影响脾胃功能。病位在脾胃，与肝、肾关系密切。病理性质总属本虚标实，早期多正盛邪实；中期正气渐伤，实邪仍盛；晚期正气大衰，邪气久羁。本虚以脾胃气虚、胃阴亏损、气血两虚为主，后期病及肝、肾，可见阴阳两虚；标实为痰、湿、气、瘀、热、毒，可互为影响，兼见同病。胃癌病因病机示意图如下所示（图 8–3）。

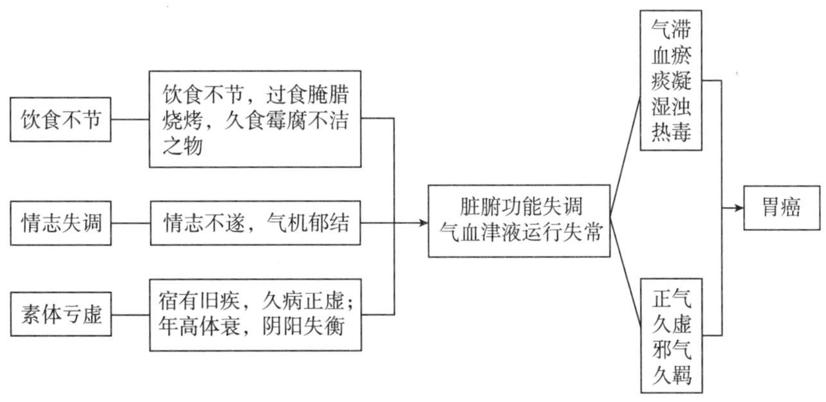

图 8–3 胃癌病因病机示意图

（三）辨证要点

辨病期：明确患者属于胃癌早、中、晚期的不同，以选择适当的治法和预后；辨正虚：辨别气虚、血虚、阴虚和阳虚的不同；辨邪实：辨明病邪的性质，分清气滞、血瘀、痰凝、湿浊、热毒的不同，以及病邪的兼夹。本病早期要注意与消化系统良性疾病相鉴别。胃癌诊断辨证思路示意图如下所示（图 8–4）。

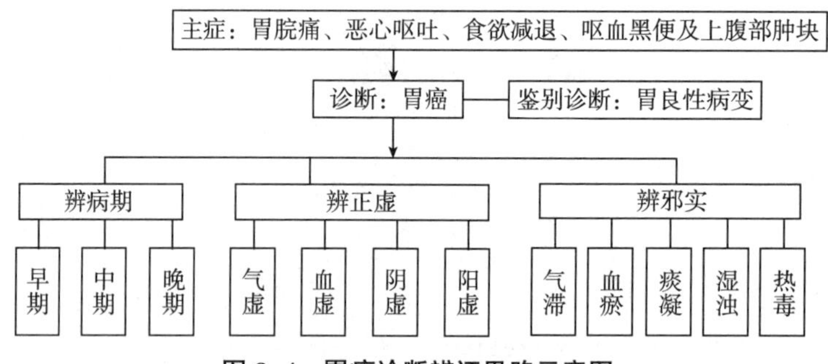

图 8–4　胃癌诊断辨证思路示意图

（四）治疗

胃癌治疗原则为扶正祛邪，攻补兼施。早期邪实为主，兼有正虚，重在祛邪佐以扶正；中期正气日渐耗损，宜攻补兼施；晚期正气虚弱，重在补虚扶正，辅以祛邪抗癌。胃癌常见证治简表如下所示（表 8–2）。

表 8–2　胃癌常见证治简表

分类	证名	症状	证机概要	治法	代表方	常用药
实证	肝胃不和证	胃脘痞满胀痛，窜及两胁，嗳气泛酸，纳呆，或见胸胁苦满；舌质淡红或暗红，苔薄白或薄黄，脉弦	肝气郁结胃失和降	疏肝和胃降逆止痛	柴胡疏肝散	柴胡、枳壳、陈皮、香附、郁金、半夏、川芎、丹参、白芍、甘草、当归、藤梨根、
	痰湿阻胃证	脘膈痞闷胀痛，胸闷泛恶，口干苦或黏，呕吐痰涎，大便黏滞不爽；舌质暗红，舌体胖大有齿痕，苔厚腻，脉滑	脾失健运聚湿生痰胃失和降	健脾燥湿化痰和胃	胃苓汤	白术、陈皮、茯苓、苍术、厚朴、薏苡仁、香附、半夏、青皮、莪术、槟榔、甘草、木香
	瘀毒内阻证	胃脘刺痛，痛处固定，拒按，上腹可扪及肿块，腹满不欲食，呕吐宿食或如赤豆汁，吐血或黑便，肌肤甲错；舌质紫暗或瘀斑，舌下脉络紫胀，脉细涩	瘀毒蓄结壅阻气机	化瘀解毒软坚消积	膈下逐瘀汤合失笑散	五灵脂、蒲黄、当归、川芎、桃仁、红花、牡丹皮、赤芍、柴胡、枳壳、乌药、延胡索、香附、甘草
虚证	脾胃气虚证	胃脘隐痛，喜按喜暖，食后胃脘饱胀或不适，恶心呕吐，吐后胃舒，面色萎黄，肢倦乏力，食欲不振，大便溏薄，久病则形体消瘦；舌质淡，舌体胖大有齿痕，苔薄白或腻无根，脉沉细无力	脾胃气虚，运化失健	健脾养胃，化痰除湿	香砂六君子汤	党参、炒白术，陈皮、半夏、茯苓、木香、山药、炒薏苡仁、砂仁、甘草
	胃热阴伤证	胃脘嘈杂灼热，时有隐痛或刺痛，饥不欲食，食后痛甚呕血吐血，五心烦热，大便干结或黑便；舌红剥苔或无苔，可见裂纹舌，脉细数或虚数	热结伤阴胃失和降	养阴清热和胃	麦冬汤合益胃汤	麦冬、北沙参、天花粉、玉竹，半夏，陈皮、侧柏叶、知母、藤梨根、白花蛇舌草

二、医案分析

（一）刘嘉湘医案

1. 医案

有一戚姓患者，女，58岁。1969年起胃痛时作，黑便反复发作9个月，形体日渐消瘦。于1970年9月12日住院。入院后胃肠道摄片提示：胃幽门前区有小龛影，0.5cm×0.5cm大小。经内科治疗未效，于1971年1月20日行剖腹探查术，术中发现胃与腹膜、肝脏、大网膜、结肠等广泛粘连，胃体后壁肿块8cm×6cm×4cm，浸润胃壁，有出血点，与胰腺粘连，胃大、小弯处淋巴结均肿大，质地硬，为癌肿转移。行粘连分离及胃大部姑息切除术，于结肠前行与空肠吻合术。病理证实为胃未分化癌，贲门切端仍有癌性病变。患者于1971年4月23日来刘教授门诊治疗。证见：上腹部胀痛，纳食少，呕吐黄水，中上腹部扪及肿块，边界欠清，少量腹水，脉象小弦，舌苔薄白，辨证为胃癌姑息术后余毒未尽、脾虚气滞、肝胃不和。治宜益气健脾，理气降逆，软坚散结。

处方：旋覆花9g，代赭石15g，党参12g，姜半夏12g，姜竹茹12g，陈皮12g，茯苓15g，广木香9g，公丁香1.5g，白花蛇舌草30g，夏枯草12g，姜川连3g，煅瓦楞子30g，沉香曲（包煎）9g。药后自觉上腹部胀痛大减，胃纳略增，呕吐偶作，小便增多。药合度，续原方。

二诊（1971年6月4日）：症见：腹胀，纳差，上腹部有肿块隆起，大便日行4～5次，脉细软，舌苔薄白，质淡，辨证为脾气虚弱、运化无力、气机失畅，治拟益气健脾、理气畅中。处方：炒党参12g，炒白术9g，茯苓15g，陈皮9g，半夏9g，八月札30g，枸杞15g，木香9g，红藤30g，菝葜30g，白花蛇舌草30g，藤梨根30g，野葡萄根30g，夏枯草12g，海藻12g，生牡蛎30g，焦山楂12g，焦神曲12g，鸡内金12g。每日1剂，水煎汤，分2次服。

药后腹胀减轻，胃纳渐复，大便日行1次。上腹部未扪及肿块，无腹水。酌情加入当归、炒白芍、枸杞子、补骨脂等补血补肾之品。多次胃肠摄片均未见复发征象。超声波检查未探及肝脏占位病灶和腹部肿块，全身情况佳，能操持家务，随访28年仍健在。

（国医大师刘嘉湘医案选自《跟名医做临床 肿瘤科难病》）

2. 思考讨论

（1）本案属于胃癌哪个阶段？试分析其初诊病机特点。

编者按：本案属于晚期胃癌，晚期胃癌多为正虚邪实。正虚以脾胃气虚为多见，邪实表现为热毒内结，阻碍气机流通。本案初诊辨证为胃癌姑息术后余毒未尽，脾虚气滞，肝胃不和。

（2）试分析本案处方用药特点。

编者按：本案治予益气健脾、理气降逆、软坚散结。处方用药的特点是扶正与攻邪一同，以扶正为主，健运脾胃，攻中有补，攻补兼施，如党参、白术、茯苓、健脾益气；当归、炒白芍、枸杞子、补骨脂等补血补肾；白花蛇舌草、藤梨根、野葡萄根、红藤、菝葜等清热解毒，活血消肿；夏枯草、海藻、生牡蛎等软坚化痰；八月札、木香、陈皮理气畅中。

（二）周仲瑛医案

1. 医案

陶某，男，71岁。初诊：2007年5月18日。

患者于2007年2月行贲门癌切除及胃食管吻合术，病理诊断为腺癌，淋巴结见癌转移。1999年曾行右髌骨巨细胞瘤手术。此次术后化疗2疗程。发病前情绪悲伤忧郁，诱致呕血，至医院检查发现贲门病变。目前饮食有时哽塞不下，吞咽不畅，进食面条、米饭、馒头有噎塞感，口干不显；苔黄薄腻，脉小弦滑。周老辨证为痰气瘀阻，胃热津伤，通降失司。

处方：南沙参、北沙参各10g，麦冬10g，太子参10g，法半夏10g，煅瓦楞子20g，泽漆12g，山慈菇12g，八月札12g，公丁香5g，丹参12g，失笑散10g，肿节风20g，石打穿20g，急性子10g，仙鹤草15g，炙刺猬皮15g，独角蜣螂2只，守宫5g。14剂，水煎服，每日1剂。患者自行连用40剂。

二诊（2007年6月29日）：药后咽喉窒塞感减轻，饮食梗塞感好转，脘痞气逆，胃胀，气窜，大便正常，苔中部薄黄，质暗红，脉小弦滑。守方加减，上方加藿香、苏叶、桔梗各10g，制香附10g，黄连3g，鸡血藤15g，威灵仙12g。煎服法同上。

三诊（2007年8月24日）：饮食吞咽顺利，无梗塞感，胃胀，气逆，夜半咽痒不舒，化疗已5疗程，白细胞低下，大便正常，苔中黄腻，质暗有紫气，脉小滑。初诊方加黄连3g，吴茱萸3g，藿香10g，苏叶10g，威灵仙15g，鸡血藤20g，代赭石20g，炙女贞子10g，生地黄榆10g。煎服法同上。

该患者持续治疗，症状逐渐改善，病情稳定，基本守法施治，根据出现的兼夹症状加以调理。现纳食如常，无明显不适，精神状态良好，仍如期复诊。

（国医大师周仲瑛医案选自《杏林中医药》）

2. 思考讨论

（1）本案为何用益气养阴法扶正？试分析案中扶正药物的配伍？

编者按：周教授认为正气不足是恶性肿瘤病变过程中的一个重要方面，患者正气不足最多见者为气阴两虚，盖因为癌毒耗损正气自养，首伤气阴，气滞痰瘀等郁结日久亦易化热伤阴。故周仲瑛教授在扶正法中以益气养阴法最为常用。本案中选沙参麦冬汤之君药养阴和胃，又加太子参、仙鹤草健脾补气，太子参与半夏相合有大半夏汤之意。三诊中患者胃胀气逆明显，故加藿香、苏叶理气和胃，左金丸调理肝脾，代赭石重镇降逆。因患者化疗后白细胞低下，故加女贞子、生地黄榆养阴养血，减轻化疗的毒副作用。

（2）试分析本案在攻邪方面的用药特点。

编者按：本案在攻邪方面，行气、化痰、消瘀、攻毒并用。方中八月札、丁香行气；半夏、瓦楞子、山慈菇、泽漆化痰；丹参、失笑散、鸡血藤活血化瘀；石打穿、急性子、威灵仙祛瘀解毒；刺猬皮、独角蜣螂、守宫为祛瘀重剂。

（3）本案所选用的虫类药的功效主治是什么？

编者按：方中虫类药包括刺猬皮、独角蜣螂和守宫。虫类药多属血肉有情之品，走串善行，无处不到，属祛瘀之重剂，性猛效捷。如独角蜣螂功效为解毒消肿、通关散结、行滞通便，对消化道恶性肿瘤有梗阻不通症状者有较好疗效。刺猬皮功效化瘀止痛，收敛止血，主胃脘疼痛、反胃吐食、出血等。守宫别名壁虎，功效祛风、活络、散结，既善行血，又善理气，常用于胃癌、食道癌等肿瘤的治疗。

3. 拓展

学习周仲瑛教授善用复方大法治疗肿瘤。所谓复方指的是针对疾病的多重复杂病机，组合运用数种治法，处方药味数目超过常规的一种特别的治疗方法。但复方大方不是简单的堆砌多种药物，而是通过辨证将具体治法和方药有机结合。

三、医案讨论

（一）李佃贵医案

1. 医案

患者，男，65 岁。初诊：2017 年 5 月 14 日。

患者因胃脘胀满 4 个月，加重 3 天就诊。2017 年 4 月 10 日在北京某医院胃镜示：胃癌。病理示：(胃角) 中分化腺癌。刻诊：胃脘胀满，食后胀满明显，嗳气，口干，口黏，胃灼热反酸，纳少，寐欠安，大便日行 1 次，黏滞不爽，小便短赤；舌质暗红，苔黄腻，脉滑数。西医诊断：胃恶性肿瘤。中医诊断：胃痞病。证属浊毒内蕴证型。治宜化浊解毒，健脾和胃。

处方：白花蛇舌草 15g，半枝莲 15g，半边莲 15g，茵陈 15g，黄芩 12g，黄连 12g，苦参 12g，百合 12g，乌药 12g，当归 9g，川芎 9g，白芍 30g，白术 6g，鸡内金 15g，豆蔻 12g，三七粉 2g，藿香 12g，佩兰 12g，白芷 15g，清半夏 9g，厚朴 15g，全蝎 9g，蜈蚣 2 条。7 剂，每日 1 剂，水煎 2 次取汁 300mL，分早晚 2 次温服。嘱患者忌食生冷、辛辣、油腻之品，清淡饮食，少量多餐，调畅情志。

二诊（2017 年 5 月 21 日）：患者诉胃脘胀满、胃灼热症状减轻，仍有口干口黏，时伴嗳气，纳可，夜寐尚安，大便稍黏，舌暗红苔黄腻，脉滑数。于初诊方基础上加香附 15g，枳实 15g，青皮 9g。7 剂。

三诊（2017 年 5 月 29 日）：患者仍感饭后嗳气，余症减轻，舌暗红苔薄黄，脉滑数。二诊方去佩兰，藿香，加山药 15g，茯苓 12g，桂枝 12g，干姜 6g。

随访该患者，一直口服中药，症状控制尚可。

（国医大师李佃贵医案选自《时珍国医国药》）

2. 思考讨论

（1）试分析本案辨为“浊毒内蕴证”的辨证依据。

（2）请分析本案中的基本处方有哪些？用方依据是什么？

（二）钱伯文医案

1. 医案

成某，男，51岁。患者因胃小弯溃疡型癌于2003年6月18日在上海市第六人民医院行胃2/3切除手术，术中见癌细胞浸润及肌层，周围淋巴结（+），术后化疗1个疗程。因担心肿瘤复发，遂来我院请求中医治疗。刻诊：脘腹胀满，疼痛时作，食欲不振，胃纳欠佳，恶心呕吐，体虚乏力，口干口渴，舌淡苔薄腻，脉细弱。辨证：手术、化疗等损伤脾胃，以致脾虚气弱，不能运化。治法：益气健脾，行气导致。

处方：潞党参20g，苍术、白术各12g，广陈皮12g，白茯苓20g，土茯苓20g，广木香9g，蓬莪术30g，蛇舌草20g，仙鹤草20g，佛手片20g，南沙参、北沙参各30g，生米仁30g，焦山楂、焦神曲各12g。

服上药14剂，腹痛腹胀、恶心呕吐好转，但时有嗳气，睡眠不佳。效不更方，原方去苍术，再加理气安神之品枳壳9g，合欢皮20g。继服14剂，睡眠明显好转。由于患者胃大部切除，术后又行化疗，久病体虚，因此一直服用中药，以巩固疗效。治疗至今，胃纳佳，睡眠可，未见肿瘤复发。

（现代中医名家钱伯文医案选自《跟名医做临床肿瘤科难病》）

2. 思考讨论

（1）试述健脾理气法在胃癌治疗中的作用。结合本案分析如何选择理气药？

（2）薏苡仁的功效主治是什么？试述其在肿瘤治疗中的作用及现代研究进展。

（三）刘沈林医案

1. 医案

张某，男，63岁。初诊：2012年8月7日。

患者因上腹部疼痛不适，经胃镜检查诊断为胃癌，于2011年11月3日行远端胃癌根治手术。术后病理示：胃低分化腺癌，累及全层达浆膜外，周围淋巴结（20/39）见癌转移，脉管内见癌栓，神经见癌浸润。术后静脉化疗6个疗程。2012年7月9日复查CT显示腹膜、腹腔淋巴结、肝脏多发转移。CEA 604.9ng/mL，CA_{199} 463U/mL，均显著增高。来诊时，患者形体消瘦，体虚乏力，面色萎黄，食欲欠振，排便不畅，腹部冷痛，引及后背。舌质紫暗，边有瘀斑，舌苔薄白，脉细涩。辨证：正气虚衰，瘀毒内留。治法：补气扶正，化瘀解毒。

处方：生黄芪60g，当归15g，三棱20g，莪术20g，肉桂（后下）3g，炮姜3g，制军5g，台乌药10g，炙五灵脂10g，陈皮5g，生甘草5g。

二诊（2012年8月28日）：药后自觉体力有所增加，食欲渐好，大便较畅，腹部疼痛亦有减轻，唯后背疼痛显著。舌质暗紫，脉细弦。正气未复，癌毒内聚。原法再进，补气养血，通瘀止痛，攻毒散结。原方加蜈蚣2条，全蝎6g。

三诊（2012年12月11日）：患者连服上方三个月余，复查肝脏及腹腔淋巴结转移灶较前变化不大，CEA 405.6ng/mL，CA199 351U/mL，较前略有下降。面色已转红润，饮食如常，下腹部有时疼痛、胀满，大便偏干；舌质暗，苔薄白，脉细。治再补气扶正，化瘀散结。生黄芪 60g，当归 15g，三棱 20g，莪术 20g，炙五灵脂 10g，肉桂（后下）3g，台乌药 10g，青皮、陈皮各 5g，火麻仁 15g，瓜蒌仁 15g，生甘草 5g。

四诊（2013 年 2 月 20 日）：病情如前，近来脊背疼痛，夜寐不安。舌苔薄白，脉细。治以扶正托毒，化瘀散结，佐以温通督脉。生黄芪 60g，当归 15g，独活 10g，鹿角胶（烊化）10g，肉桂（后下）3g，金狗脊 15g，川断 15g，杜仲 15g，三棱 15g，莪术 15g，炙五灵脂 10g，全蝎 6g，蜈蚣 2 条，生甘草 5g，火麻仁 30g。

五诊（2013 年 9 月 11 日）：腰脊疼痛已明显改善，腹痛隐隐，食欲正常。原发继进。原方加九香虫 3g，台乌药 10g。

六诊（2014 年 1 月 15 日）：胃癌肝脏、腹腔多发转移，病程一年半，经中药调治以来病情相对稳定。近查 CT：肝转移灶未见增大，腹腔淋巴结部分缩小。CEA 208.6ng/mL，CA_{199} 186U/mL，均较前下降。目前腹部及腰脊疼痛不显，食欲尚可，大便畅通，夜寐较安。舌苔薄白，脉细。治宜补气扶正、化瘀消癥。生黄芪 60g，炒党参 15g，炒白术 10g，茯苓 15g，怀山药 15g，三棱 20g，莪术 20g，当归 15g，白芍 15g，肉桂（后下）3g，生甘草 5g，仙鹤草 30g，石见穿 30g。

（全国名中医刘沈林医案选自《脾胃病临证心悟》）

2. 思考讨论

（1）本案处方中重用补气药黄芪的意义是什么？

（2）试述活血化瘀药在胃癌治疗中的配伍应用及选择。

四、临床拓展

1. 胃癌治疗中的攻补关系

胃癌发生发展的根本原因是正气不足，邪气盛实，积聚乃成。“攻补兼施”为基本治疗原则。应紧扣胃癌本虚标实之病机，分析邪正虚实主次偏重，并根据肿瘤的大小、病程、病期，恰当选择攻与补，或先攻后补，或先补后攻，或攻补兼施。同时要注意补中兼通，攻而不伐。补而不通可致气壅留邪，又使药力难达病所。过用攻坚之品，反耗伤正气。

2. 抗癌解毒中药的选用

临床常用的抗癌解毒中药多达数十种，常用：①白花蛇舌草：味甘、淡，性凉，归胃、大小肠经，具有清热解毒、利尿消肿、活血止痛的功效，常用于治疗大肠癌、胃癌、肝癌、肺癌、乳腺癌等；②七叶一枝花（又名蚤休、重楼）：性微寒有小毒，入肝经，能清热解毒、消肿止痛，常用于治疗消化道肿瘤、肺癌、脑肿瘤等；③半枝莲：味辛，性平，具有清热解毒、散瘀止血、镇痛的功效，对肺癌、肝癌、胃癌、结直肠癌、乳腺癌、肉瘤、白血病等恶性肿瘤有显著的抑制作用；④藤梨根：味酸涩，性凉，具有清热解毒、祛风除湿、利尿止血之功效，可用于治疗肺癌、胃癌、食管癌等；⑤半边莲：味甘，性平，能利水消肿、解毒，常用于治疗肝癌、肺癌、胃癌等。

【复习思考题】

1. 胃癌治疗的基本原则是什么？如何做到“治实当顾虚，补虚勿忘实”？
2. 治疗胃癌选用虫类药注意事项有哪些？

（朱　磊）

第三节　肝　癌

一、知识要点

（一）概念

肝癌是指发生于肝细胞或肝内胆管上皮细胞的癌变，是我国常见恶性肿瘤之一，属于中医学的“肝积”“积聚”“癥瘕”等范畴。

（二）病因病机

肝癌的病因包括湿热疫毒、七情失调、饮食不节、劳欲过度、素禀亏虚等。基本病机为癌毒阻滞，湿热痰瘀互结，肝脾肾功能失司。因湿热瘀毒阻滞，可致胁痛、黄疸、积聚、鼓胀等不同病症表现，亦可出现血证、眩晕、昏厥等变证。病位在肝，与胆、脾胃、肾密切相关。病理性质早期实多虚少，中期虚实夹杂，晚期虚多实少。肝癌病因病机示意图如下所示（图 8–5）。

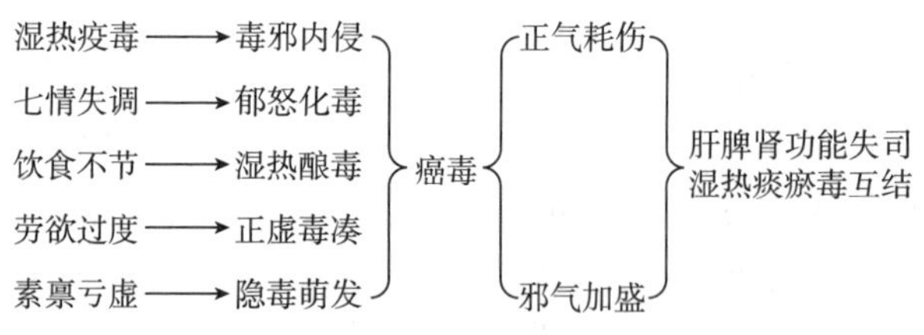

肝癌病因病机示意图（图 8–5）

（三）辨证要点

肝癌的辨证主要是辨病位、虚实、危重症。以右侧胁肋疼痛、黄疸、口苦为主，病位在肝胆；以纳差腹胀、肠鸣泄泻为主，病位在肝脾；以腰膝酸软、口干、舌红少苔、面部丹丝赤缕为主，病位在肝肾（营血）。胁肋胀痛、性情急躁、大便干结、舌质红苔黄腻、脉弦滑为实；胁肋隐痛、疲劳乏力、大便溏烂、舌质淡红苔薄腻，脉弦细为虚实夹杂；形体消瘦、双目无神、言语低微、面黄暗黑、纳呆、舌质暗红苔少花剥、脉细微为虚。出现吐血或便血、高热不退、神昏谵语、疸色如金、脉微细数或沉细，均是病情危重表现。本病要注意与胰腺癌、胃癌、胆囊癌等相鉴别。肝癌诊断辨证思路示意图如下所示（图 8–6）。

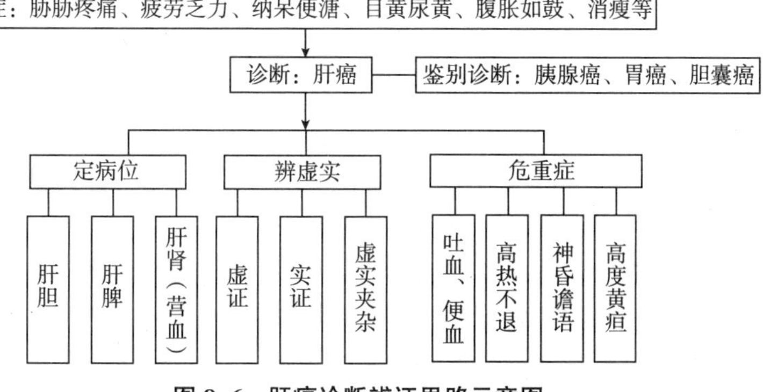

图 8-6 肝癌诊断辨证思路示意图

（四）治疗

肝癌的治疗以扶正祛邪为原则，一般早期清利肝胆，中期疏肝健脾，后期以滋养肝肾为要，结合脉证，参以利湿、化痰、软坚、活血、解毒、益气、养阴。肝癌常见证治简表如下所示（表 8-3）。

表 8-3 肝癌常见证治简表

证名	症状	证机概要	治法	代表方	常用药
肝郁气滞证	胁肋窜痛时重时轻，性情不乐，胸闷喜叹息，失眠，纳谷不香，肠鸣多矢气，舌苔薄白，舌质淡，脉弦	癌毒阻滞，肝气郁结	疏肝理气	四逆散	醋柴胡、炒白芍、枳壳、黄芩、百合、制香附、佛手、合欢皮、蛇舌草、刀豆壳、生甘草
肝胆湿热证	胁肋胀痛，急躁易怒，面红目赤，或身目黄染，面多痤疮，口苦口黏，大便黏滞不爽，尿黄赤；舌苔厚腻，舌质红，脉弦滑数	湿热内蕴，癌毒阻滞，肝胆疏泄失司	清利湿热，疏肝利胆，消癌解毒	龙胆泻肝汤	龙胆、黄芩、夏枯草、白芍、生地黄、山栀、醋柴胡、金钱草、郁金、五味子、垂盆草、泽兰、半枝莲、半边莲、虎杖、生甘草
肝郁脾虚证	胁肋时痛，胸闷不舒，善叹息，纳呆食少，脘胀嗳气，大便溏烂，肠鸣腹痛，疲劳乏力，寐差，面黄不华；舌苔白腻，舌质淡白，脉细弦	癌毒阻滞，肝气郁结，脾胃失健，湿浊中阻，脾气亏虚	疏肝理气，健脾益气，和胃助运，清热利湿，消癌解毒	柴胡疏肝散	醋柴胡、炒白术、炒白芍、黄芩、夏枯草、金钱草、郁金、鸡内金、垂盆草、黄连、法半夏、陈皮、浙贝母、党参、黄芪、焦山楂、神曲、炒薏苡仁，泽泻、制白附子、胆南星、僵蚕、炙甘草
肝肾阴虚证	右胁隐痛，腰膝酸软，两目干涩，口干多饮，大便秘结；舌质红有裂纹，舌苔少，脉细数	癌毒阻滞，肝肾阴虚	滋养肝肾，清热解毒，软坚散结	鳖甲煎丸	醋柴胡、炙鳖甲、生牡蛎、赤芍、生地黄、黄芩、夏枯草、胆南星、丹参、金钱草、郁金、五味子、垂盆草、合欢皮
营血伏毒证	胁痛隐隐，夜间身热，两颧暗红，手足心热，面多丹丝，鱼际红赤，唇赤如珠，齿鼻衄血，皮肤干痒；舌质红绛，苔少，脉细数	营血伏毒，瘀热相搏	凉血化瘀，清热解毒	犀角地黄汤、合茵陈蒿汤	犀角（水牛角代）、赤芍、牡丹皮、丹参、生地黄、茵陈、制大黄、金钱草、郁金、五味子、垂盆草、田基黄、人中黄、黛蛤散、紫草、蛇舌草、白鲜皮

二、医案分析

（一）周仲瑛医案

1. 医案

朱某，男，55岁。初诊：2001年9月19日。

2000年6月8日体检发现肝右叶高分化肝癌，行肝癌切除术。术后第9天介入化疗。今年8月中旬，复查紧邻原病灶处又见肝癌病灶，未能手术化疗。刻下：自觉症状不多，但面黄不华，疲劳乏力，检查肝功能、甲胎蛋白（AFP）、两对半均为正常。苔淡黄腻，质暗，脉细弦数。拟从扶正抗癌，清热解毒，化痰消结治疗。

处方：炙鳖甲（先煎）10g，土鳖虫5g，莪术10g，蛇舌草25g，石打穿25g，半枝莲25g，漏芦12g，山慈菇15g，生黄芪15g，天冬12g，枸杞子10g，鬼馒头15g，灵芝6g，炙蜈蚣3条，仙鹤草15g，生薏苡仁20g，生白术15g，制南星10g。21剂，水煎服，每日1剂。

二诊（2001年12月12日）：CT复查肝右叶病灶从4.5cm×5.0cm缩小到3.0cm×4.0cm，AFP（–），肝功能（–），自觉肝区隐痛，食纳，二便正常，梦多，精神尚可。舌苔淡黄腻质紫，脉小弦滑。治守原意加味。9月19日方加炙蟾皮5g，鸡血藤20g，八月札12g，泽漆12g，枸杞子12g，改生黄芪20g，仙鹤草20g。服法同上。

三诊（2002年3月6日）：CT再次复查肝右叶肿块缩小至2.7cm×3.3cm，肝区隐有痛意，天阴不适，天晴稳定。余无任何不适，食纳知味，腹部不胀，二便正常，面色欠华。苔薄中部稍腻，质稍红，脉小滑兼数。治宜扶正抗癌，消瘀解毒。处方：炙鳖甲（先煎）15g，土鳖虫5g，莪术10g，蛇舌草25g，石打穿25g，漏芦12g，山慈菇15g，黄芪25g，枸杞子10g，炙蜈蚣3条，灵芝9g，炙蟾皮5g，制南星10g，八月札12g，泽漆12g，炙鸡内金10g，水红花子12g。服法同上。

四诊（2002年8月14日）：B超复查肝右叶肿块缩小至2.0cm×1.9cm，甲胎蛋白（–），体重稍增，肝区不痛，腹不胀，口稍苦，入睡较难。近查血糖8.7mmol/L，病情稳定。目前再次住八一医院，注射无水酒精。苔黄薄腻，质暗，脉小弦。3月6日方加生黄芪12g，地骨皮15g，合欢皮15g，生薏苡仁20g，茜草根15g。服法同上。

五诊（2002年10月23日）：在八一医院复查B超：肝右叶肿块消失，空腹血糖9.4mmol/L，血小板计数降低，肝区间有不适，口干，稍有饥感。苔黄薄腻，质红偏暗，脉小弦滑，面黄欠华。注射无水酒精4次。3月6日方加生地黄12g，地骨皮15g，花生皮10g，女贞子10g，旱莲草10g。服法同上。

经过近9年的随诊，基本方为2001年9月19日方。根据出现的兼夹症状，加减调理。现患者食纳如常，反复多次腹部B超病灶逐渐缩小，AFP、癌胚抗原（CEA）、肝功能均（–）。

（国医大师周仲瑛医案选自《国医大师周仲瑛辨治疑难病症方略》）

2. 思考讨论

（1）周仲瑛教授治疗肿瘤主张施以“复法大方”，试分析本案首诊中所用药物涉及的功效种类。

编者按：首诊方中八月札疏肝理气；生黄芪、炙鸡内金、白术、生薏苡仁、鬼馒头、灵芝、仙鹤草健脾益气，化湿泄浊；蛇舌草、半枝莲、漏芦清热解毒；蜈蚣、炙蟾皮以毒攻毒；山慈菇、制南星、泽漆化痰散结；土鳖虫、莪术、石打穿、鸡血藤、水红花子活血化瘀；炙鳖甲、天冬、枸杞子、二至丸滋阴补肾。

（2）分析蟾皮在肝癌中的运用。

编者按：蟾皮，味辛，有毒；归心、肝、脾、肺经。功效散热解毒，利水消肿，杀虫消积。解毒利水是其特点，故肝癌合并腹水者可选用蟾皮。但蟾皮有小毒，故用量不能太大，多3～6g，从小剂量开始用起，没有恶心呕吐反应时逐渐加量。

3. 拓展

东汉张仲景在《金匮要略·脏腑经络先后病脉证》中曰：“夫治未病者，见肝之病，知肝传脾，当先实脾。四季脾王不受邪，即勿补之。中工不晓相传，见肝之病，不解实脾，惟治肝也。”仲景言实脾，只是治肝病的要点之一，运用实脾法针对的是有脾虚证者，是中医“先安未受邪之地”的策略。

（二）刘嘉湘医案

1. 医案

梁某某，女，47岁。初诊：1972年2月1日。

慢性肝炎病史11年，近半月肝区隐痛时作并日渐加重，肝脏进行性增大。1972年1月20日，经某医院检查：肝右肋下5.5cm，剑突下6cm，质硬，肝表面有结节感，AFP（+），超声波与同位素扫描均提示肝右叶占位性病变。诊断：肝癌。刻下：肝区胀痛，口干，腰痛，舌暗红，脉弦细。

辨证：肝肾阴虚，气血瘀滞。

治法：滋阴柔肝为主，佐以理气化瘀，清热解毒。

处方：生地黄、北沙参各30g，麦冬9g，生鳖甲12g，八月札、川郁金、莪术、延胡索各15g，川楝子、赤芍、白芍各12g，漏芦、半枝莲、白花蛇舌草各30g，夏枯草12g，生牡蛎30g，西洋参9g（煎汤代茶）。每日1剂，水煎分3次服。

服后症状明显减轻，遂长期坚持服用，1973年4月15日检查：肝脏缩小至肋下刚可触及，剑突下4.5cm，AFP（－），同位素及超声扫描，均未见明显占位性改变，全身情况良好，药已奏效，原方续服，并恢复工作。以后多次复查均未见复发迹象。治疗迄今已存活20余年，获得显著疗效。

（国医大师刘嘉湘医案选自《辽宁中医杂志》）

2. 思考讨论

（1）本案为何用漏芦、半枝莲、白花蛇舌草等清热解毒药物？

编者按：漏芦、半枝莲、白花蛇舌草都是清热解毒药物，肝癌患者每有非感染性的低热，以及口干、便秘、舌质红、蜘蛛痣等表现，证明其有热毒证的存在。加之阴虚则阳亢，肝癌患者又多阴虚，故易有阳热。因此，用清热解毒法治疗肝癌是常用之法。现代研究也证明，漏芦、半枝莲、白花蛇舌草等清热解毒药物均有一定的抗癌成分及功效。

（2）什么是“肝体阴用阳”？本案中用药是如何兼顾“肝体阴用阳”特点的？

编者按：“肝体阴用阳”理论是中医以整体观念为指导归纳出来的肝的生理病理特点。生理状态下，肝主藏血，血养肝，体得阴柔则用能阳刚；肝主疏泄，血归于肝，用行阳刚则体得阴柔。病理情况下，体阴失润失柔，可致用阳偏亢；用阳失温失达或相火亢盛易损及体阴而失柔润，两者相互影响。临床多见体阴越虚而用阳越亢，用阳过亢而更耗体阴。验于本案，肝肾阴虚为病本，气血瘀滞为病标。用生地黄、北沙参、麦冬、生鳖甲、生牡蛎、西洋参均系滋阴柔肝之治本药物，余药则理气化瘀、清热解毒以治本，恢复肝用为治。

3. 拓展

明代医家张景岳在《质疑录》中反驳了“肝无补法”一说：“木郁则达之是也。然肝藏血，入夜卧则血归于肝，是肝之所赖以养者血也。肝血虚，则肝火旺；肝火旺者，肝气逆也，肝气逆则气实，为有余。有余则泻，举世尽曰伐肝，故谓肝无补法。不知肝气有余不可补，补则气滞而不舒，非云血之不可补也。肝血不足，则为筋挛、为角弓、为抽搐、为爪枯、为目眩、为头痛、为胁肋痛、为少腹痛、为疝痛诸症。凡此皆肝血不荣也，而可以不补乎？然补肝血又莫如滋肾水。水者，木之母也。母旺则子强，是以当滋化源。若谓肝无补法者，以肝气之不可补，而非谓肝血之不可补也。”

三、医案讨论

（一）关幼波医案

彭某，男，59岁。初诊：1991年10月8日。

主诉：乏力、消瘦、肝区隐痛3个月。

现病史：患者20年前曾患肝炎，经治疗肝功恢复正常，近3个月来觉全身乏力，活动后加重，纳食减少，夜难入睡，晨起便溏，精神弱、体重减轻，肝区隐痛，遂于1991年9月29日到某医院检查，谷丙转氨酶正常，HBsAg（+），HBeAb（+），HBcAb（+），AFP 380 μg/L（放射免疫法）。CT扫描：肝脏外形不规则，明显增大，肝右后部有约10cm×9.6cm×8cm大小的混合密度区，CT值15～44.2Hu。于10月8日找关老诊治。症见：面色萎黄无光泽，精神弱，身体消瘦，乏力腿软，倦怠懒言，肝区隐痛，失眠多梦，纳食一般，大便急，晨起便溏；舌苔稍白，沉滑。

西医诊断：肝癌（肝右叶巨块型）。

中医辨证：气虚血滞，痰瘀交阻，蕴久成积。

治法：补气扶正，活血化痰，软坚消积。

处方：党参15g，醋柴胡10g，炒白术10g，炒苍术10g，旋覆花10g，生赭石10g，白芍10g，香附10g，砂仁10g，茯苓15g，山慈菇10g，川断10g，生薏米10g，山药10g。

以上方为主，根据辨证加用过马齿苋、败酱草、王不留行、泽兰、玄胡。服药2个月后，12月16日肝扫描肝右叶癌瘤缩小至5cm大小，患者食欲增加、精神好转、眠安，大便已成形。化验检查：AFP 18.3ug/L。1992年1月8日AFP降至13.9μg/L。服药5个月，于1992年3月1日复做CT检查：肝右叶内可见一类圆形低密度灶，边界清，最大层面5cm×5cm，较1991年9月29日片比较，病灶明显缩小。患者精神好、心情舒畅，面色转红润，体重增加，由原115kg增至125kg，睡眠好，纳食有增、大便成形。唯觉右少腹隐痛，于原方加川楝子、乌药行气止痛。

（现代中医名家关幼波医案选自《关幼波肝病杂病论》）

2. 思考讨论

（1）本案的治疗策略是扶正为主，还是祛邪为主，为什么？

（2）结合本案，分析“脾为后天之本”的意义及临床应用要点。

（二）刘嘉湘医案

1. 医案

苏某，男，54岁。初诊：2005年1月12日。

患者于2003年体检时发现肝左叶肿块，2003年11月手术切除，诊为“原发性肝癌”，病检示：胆管细胞癌。2004年7月复发，行介入治疗。2005年1月4日PET/CT示左肺下叶斑片影，氟代脱氨葡萄糖（FDG）代谢增高，转移不除外，胸CT示：左下肺斑片状结节。于某医院行γ刀治疗。刻诊：畏寒，消瘦，腹胀气，大便不实，神惫乏力，舌质淡红，苔薄白，脉细弦。证属脾虚气滞，邪毒内结，治拟健脾理气解毒法。

处方：怀山药、石见穿、白花蛇舌草各30g，八月札、菟丝子、红藤各15 g，太子参、补骨脂、鸡内金各12g，炒白术、茯苓、陈皮、半夏、煨木香、枳实、焦山楂、焦神曲各9g。每日1剂，水煎分2次服。

二诊：服药15剂后畏寒消失，大便正常，仍有腹胀、纳少、肝区痛，脉弦细，舌质红，苔薄白。证属肝阴亏虚，治拟养阴柔肝，益气健脾。四君子汤合一贯煎加减。处方：石见穿、半枝莲、白花蛇舌草、生牡蛎、谷芽、麦芽各30g，茯苓、北沙参、天冬、枸杞子、大腹皮、八月札各15g，夏枯草、海藻、太子参、枳实、鸡内金各12g，炒白术、生山楂、青皮、陈皮各9g。

该方随症加减服药至今，病情稳定。2009年3月CT复查胸腹部未见复发和转移。

（国医大师刘嘉湘医案选自《山西中医》）

2. 思考讨论

（1）该医案首诊辨为“脾虚气滞，邪毒内结”的依据是什么？

（2）试分析本案中的药物功效、组方意义。

（三）周岱翰医案

1. 医案

何某，男，49 岁。患者于 1986 年 2 月初因右胁疼痛，食少腹胀，消瘦，在香港公立医院经 CT、B 超等检查，发现肝右后叶及肝左叶多处占位性病变，AFP>3900μg/mL；诊为原发性肝癌，Ⅱ期。同年 2 月底来门诊治疗，自觉潮热胁痛，纳少眠差，口干溲黄；体检见形体消瘦，面如蒙尘，见肝掌与蜘蛛痣，肝大右锁骨中线肋下 3cm，剑突下 4cm；舌质绛紫，苔薄黄，脉弦数。辨证肝热血瘀型，治拟清热解毒，疏肝祛瘀。

处方：徐长卿、仙鹤草、半枝莲、七叶一枝花各 30g，田三七 3g，人工牛黄 2g，山楂、白芍、土鳖虫、山栀子各 15g，生大黄 12g，茵陈 24g，丹参 20g，蜈蚣 4 条。另选用莲花片，每次 5 片，每日 3 次，口服。配合西洋参每日 15 ～ 20g，早上煎服，冬虫夏草 15g 和水鸭适量，每周炖服 3 ～ 4 次。

患者每月来穗诊治并带药回港，治疗半年余后，自觉症状明显好转，同年 9 月在香港原就诊医院复查，肝右叶病灶缩小，肝左叶病灶液化坏死，AFP 下降至 1300μg/mL，体重增加 6kg。调整治疗方案，上方辨证配用四君子汤、二至丸、生脉散等加减；辨病配用莲花片合西黄丸。同年 12 月再次复查 CT、B 超等，未发现占位性病变，AFP（－）。至收稿之日，患者定期到当地医院及我院门诊检查，间断服用清热利胆解毒类中药。

（国医大师周岱翰医案选自《新中医》）

2. 思考讨论

（1）本案辨证为肝热血瘀的依据有哪些？

（2）结合本案论述肝癌治疗中扶正与祛邪法则的使用要点。

四、临床拓展

1. 癌毒为肝癌发病关键

肝癌发病的关键在“癌毒”。外感乙肝、丙肝等湿热疫毒之邪是其外因，癌毒从外而客；饮食不节，过食辛辣刺激、肥甘厚腻、酒浆之品，或饮食不洁，误食黄曲霉素等毒物，湿热内生，损伤脾胃，癌毒从内而生。七情郁结，气滞血瘀，亦是癌毒内生的原因之一。

癌毒一旦留结于肝脏，阻碍肝胆气机运行，胁肋气机阻滞，可见胁痛隐隐，胀闷不舒；血瘀脉络，结而成块，瘀血滞留局部，痛如针刺，固定不移。继而血瘀水停，水泛为肿；或日久蕴热，胆汁不循常道，发为黄疸等诸多变证。癌毒还掠夺体内精微物质自养，致气血津液亏虚，机体失于濡养，脏腑功能不足，脾虚则见乏力消瘦，胃虚则纳呆脘胀，肺虚则见咳嗽短气，肝虚则筋骨酸软、目涩爪枯，女性月事不调，心虚则心悸、易惊，肾虚则腰膝酸软、肢体水肿等，最终可有大肉尽脱、大骨枯槁的恶病质表现。

2. 消癌扶正、清化湿热、软坚散结为肝癌治疗大法

癌毒罹肝，既可加重气滞、痰阻、血瘀、湿聚、热郁等病邪，又易耗气伤阴，后期还可阴虚及阳，致阴阳两虚，临床难以用一方一法来治疗，故当施以“复法大方”。所谓复方者，是多方的有机组合；所谓复法者，乃多法合用。故肝癌的治疗常涉及疏肝理气、软坚散结、化痰祛浊、活血化瘀、清热解毒、清热利湿、祛瘀解毒、清热利胆、健脾益气、滋肾柔肝等方药，临证需结合邪正虚实、病程长短等法灵活运用。

3. 注意固护脾胃

脾胃为后天之本，一方面肝病易于乘犯脾胃，一方面苦寒药物亦易损伤脾胃，故肝癌患者每多纳呆、脘胀、便溏等表现。“损其肝者缓其中”，中州得运则气血方可化生，水湿才能输布运化，痰无所生，气机得畅，故肝癌的治疗始终要注意固护脾胃，不可一味攻伐。

【复习思考题】

1. 如何理解肿瘤患者“带瘤生存”的问题？
2. 有人说癌症患者用活血化瘀药有促进癌症转移的可能，你怎么认为？

（陈四清）

第四节 大肠癌

一、知识要点

（一）概念

大肠癌泛指盲肠、结肠和直肠所发生的恶性肿瘤，以便血、泄泻、腹痛、大便形状、规律改变等为主要临床表现，属于中医学“脏毒”“锁肛痔”“肠蕈”“积聚”等范畴。

（二）病因病机

病因主要有情志失调、饮食不节、宿有旧疾、年老体虚、先天禀赋等。脾胃损伤，运化失司，正气虚弱，火毒、湿邪、瘀血、气滞诸邪相互胶结肠道，日久形成癥积。病位在肠，与脾胃、肝肾密切相关。病理性质属本虚标实，虚实夹杂以正虚为本，气滞、血瘀、湿热、癌毒为标。后期邪伤脾胃，累及肝肾，气血双亏，可见精气虚衰；终则神离气脱，阴阳离决。大肠癌病因病机示意图如下所示（图 8-7）。

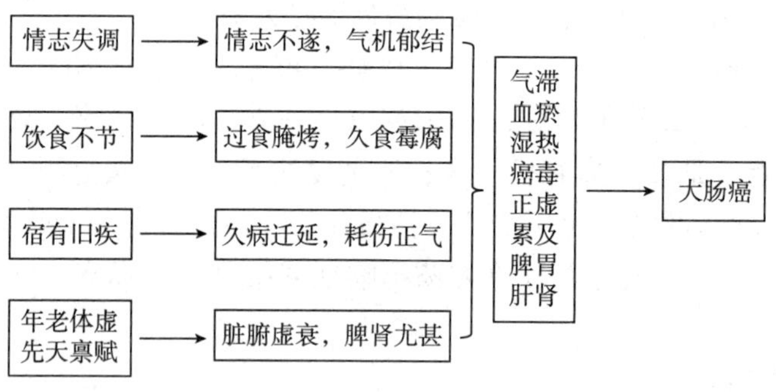

图 8–7 大肠癌病因病机示意图

（三）辨证要点

主要是辨病期、标实本虚、脏腑病位。病在早期以标实为主；中期标实本虚；晚期以本虚为主。标实当辨气滞、血瘀、湿热、癌毒；本虚当辨在脾胃两虚，或脾肾阳虚，或肝肾阴虚。本病要与泄泻、痢疾、痔疮、便秘等相鉴别。大肠癌诊断辨证思路示意图如下所示（图 8–8）。

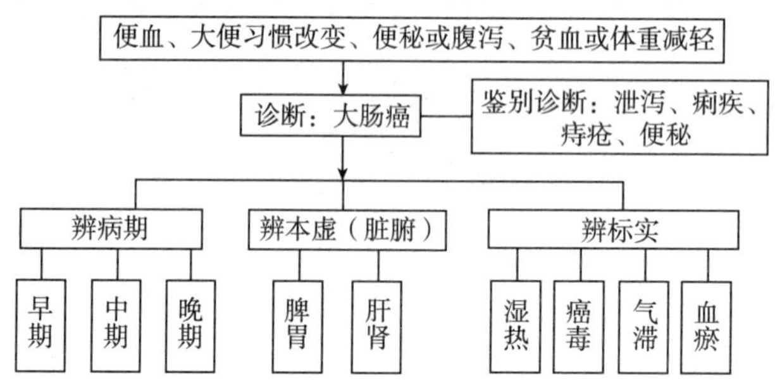

图 8–8 大肠癌诊断辨证思路示意图

（四）治疗

基本治疗原则是扶正祛邪，攻补兼施。早期邪盛为主，正虚不显，可先以祛邪为主，兼以补正；中期宜攻补兼施；晚期正气大伤，不耐攻伐，当以扶正为主，兼以祛邪消癥。祛邪采用清热利湿、抗癌解毒、理气活血、软坚散结等法；扶正分别采用补气、养血、滋阴、温阳、调养脾胃、补益肝肾等法。大肠癌常见证治简表如下所示（表 8–4）。

表 8–4 大肠癌常见证治简表

证名	症状	证机概要	治法	代表方	常用药
湿热下注证	腹部疼痛阵作，大便夹血，或肛门灼热，里急后重，或伴有恶心胸闷等；舌质红，苔黄腻，脉滑数	湿热下注，气滞瘀阻，腑气不通	清热化湿解毒，活血化瘀散结	白头翁汤合槐角地榆汤	白头翁、黄连、黄柏、厚朴、苍术、红藤、败酱草、槐角、地榆、夏枯草、凤尾草、苦参、蒲公英

续表

证名	症状	证机概要	治法	代表方	常用药
热毒瘀结证	烦热口渴，腹痛泻下脓血，色紫暗量多，里急后重，或腹部肿块；舌紫暗，或有瘀点，苔黄腻，脉涩滞或脉细而数	热毒瘀结，化腐成脓，腑气不通	清热化瘀解毒，佐以散结	三黄解毒汤合膈下逐瘀汤	黄连、黄芩、黄柏、山栀、生薏苡仁、生地黄、红花、当归、川芎、半枝莲、败酱草、白花蛇舌草
气血两虚证	面色苍白，唇甲不华，少气无力，精疲懒言，脱肛下坠，下腹坠胀；舌淡，苔薄白，脉细无力	气血两虚，脾气下陷	补益气血，化瘀散结解毒	八珍汤	党参、白术、茯苓、甘草、当归、芍药、川芎、生地黄、黄芪、红藤、败酱草、夏枯草、白花蛇舌草
脾肾阳虚证	面色苍白，少气无力，畏寒肢冷，腹痛隐隐，遇寒则甚，五更泄泻；舌淡胖，舌苔薄白或薄腻，脉沉细无力	脾肾阳虚，温煦无权	温补脾肾，化瘀散结	附子理中汤合四神丸	附子、党参、白术、干姜、炙甘草、补骨脂、肉豆蔻、吴茱萸、黄芪、红藤、败酱草、夏枯草、白花蛇舌草
肝肾阴虚证	形体消瘦，五心烦热，头晕耳鸣，腰酸盗汗，遗精带下；舌质红或绛，少苔，脉弦细	肝肾阴虚，失于濡养	滋养肝肾之阴，佐以化瘀散结	知柏地黄汤	知母、黄柏、山药、山萸肉、生地黄、茯苓、牡丹皮、泽泻、黄芪、红藤、败酱草、夏枯草、白花蛇舌草、藤梨根

二、医案分析

（一）周仲瑛医案

1. 医案

何某，男，60岁。初诊：1995年6月16日。

西医诊断：乙状结肠癌。就诊2年前行乙状结肠癌手术，术后已化疗10次。初诊时：血象低下，反复恶心、呕吐，食少厌油，体瘦，口干苦，耳鸣，大便不成形，隐血试验阳性，尿黄，舌苔黄腻，质瘀紫明显，脉细滑数。

处方：太子参12g，白术10g，茯苓10g，生薏苡仁15g，石斛10g，鸡内金10g，冬瓜子10g，砂仁（后下）3g，焦山楂、焦建曲各10g，陈皮6g，竹茹6g，黄连3g。水煎服，每日1剂。

二诊：服药1个月后，患者血象明显上升。处方：生黄芪15g，苦参10g，败酱草15g，红藤15g，生薏苡仁15g，墓头回10g，土茯苓15g，白花蛇舌草20g，枸杞子10g，女贞子10g，失笑散（包煎）10g。水煎服，每日1剂。

（国医大师周仲瑛医案选自《大肠癌中医证治》）

2. 思考讨论

（1）本案病机重点是什么？选用主方是什么？

编者按：本案患者历经手术、化疗，就诊时贫血，以反复恶心、呕吐、食少厌油、体瘦、口干苦、耳鸣、大便不成形为主要表现，故病机重点是脾胃虚弱，胃气上逆，气血两亏。从选用药物太子参、白术、茯苓、生薏苡仁、鸡内金、砂仁、焦楂曲、陈皮等，主方是香砂六君子汤，加竹茹、陈皮和胃降逆。

（2）二诊时调整处方，其用意为何？

编者按：患者首诊用药一月，健脾和胃为主，贫血及胃肠不适症状明显改善。但仍存有口干苦，耳鸣，尿黄，舌苔黄腻，质瘀紫，脉细滑数，提示湿热瘀毒仍存，肝肾两亏。故二诊时选用苦参、土茯苓、生薏苡仁清热利湿；墓头回、白花蛇舌草抗癌解毒；败酱草、红藤、失笑散活血化瘀；再以枸杞子，女贞子补益肝肾。

（二）乔保钧医案

1. 医案

高某，女，30岁。初诊：1987年10月24日。

患者素体康健，2个月以来少腹坠胀疼痛，阵发性加剧，大便携带血性黏液，里急后重，当地卫生院诊断为“痢疾”。经用呋喃唑酮、庆大霉素等住院治疗十多天，少腹胀痛不减，血便日益严重，特转诊我科求治。刻诊：大便下血，每日数次，血多粪少，携带脓液，甚则纯血无便，血色鲜红，气味异常，伴少腹胀痛，里急后重，口干喜饮，饮食尚可。查体：形体消瘦，精神尚佳，面色晦暗，体温正常，小腹腹肌紧张，按压疼痛，舌质红、苔黄腻，边不齐，脉弦滑数。肠镜检查怀疑直肠癌（浸润型），病灶组织经洛阳医专附院病检，确诊为直肠癌。

辨证：湿热毒邪结聚，下焦气机阻滞，灼伤肠道血络。

治则：清热燥湿，凉血解毒，行气导滞。方药：白头翁汤化裁。

处方：白头翁15g，黄连9g，黄柏10g，苦参10g，广木香9g，槟榔13g，沉香3g，生大黄5g，焦山楂13g，枳壳7g，地榆10g，白芍30g，白花蛇舌草30g。10剂，水煎顿服。

二诊（1987年11月10日）：上方服用10剂后，胀失痛消，下血明显减少，患者喜不自禁，唯后重不除。查体：舌质红，苔黄略腻，脉弦滑数。病虽有减，病机未变，治仍宗上方加槟榔9g，白花蛇舌草30g。10剂。

2个月后患者登门相告：上药尽剂，血止痛失，精神大振，已恢复正常劳动。遂劝其趁正气不虚及时手术，以求根治。

（现代中医名家乔保钧医案选自《乔振纲、乔保钧医案》）

2. 思考讨论

（1）试分析本案选用白头翁汤的依据。

编者按：白头翁汤为肝经湿热下注大肠、损伤脉络的病症治疗方，有清热燥湿、解毒止利之功效。本案中患者下利便脓血秽臭，里急后重，血色鲜红，并伴有腹痛，为湿热蕴结大肠之象；其脉弦滑数，苔黄腻，有肝经湿热之象，为白头翁汤证之典型临床表现。故治疗上以白头翁汤为主。

（2）试分析本案用药特点。

编者按：本案用白头翁汤祛湿热实邪，配合凉血止血之品；因胃肠以通降为顺，忌过寒伤正，故方中加广木香、沉香、焦山楂调顺胃气，既有利排湿热之毒又行气导滞，且药性偏燥可防苦寒太过。大肠癌患者多有脾虚之象，因而在祛邪之时常需注意兼顾中气调理脾胃，使邪祛而正不损，更有利于癌症患者体质的恢复。

三、医案讨论

（一）刘嘉湘医案

1. 医案

袁某，男，32岁。初诊：1989年8月23日。

患者于1987年1月起，经常出现黑便，经治未愈。1988年1月于某医院B超发现右腹部有来自肠腔的实质肿块。1988年2月5日行剖腹探查，术中发现横结肠中段有4cm×5cm×5cm大小肿块，横结肠系膜旁有一个1cm×1.2cm大小的淋巴结，行阑尾切除及横结肠部分切除，病理示：溃疡型黏液腺癌。初诊时：时泛酸水，神疲乏力，夜寐欠安，纳食不馨，二便如常，舌质淡苔薄白，脉细缓。西医诊断：结肠癌。证属术后邪毒未尽，脾胃虚弱，治拟益气健脾解毒法。

处方：党参12g，白术9g，茯苓15g，陈皮、法半夏各9g，生薏苡仁30g，八月扎、扁豆、红藤各15g，野葡萄藤、半枝莲各30g，淫羊藿15g，夜交藤30g，鸡内金12g，香谷芽15g。

服14剂后，泛吐酸水止，夜寐好转，纳食增加。上方续服一月余，夜寐转安，纳食正常，体重增加。上方去夜交藤，以后在上方基础上随症加减：口干加川石斛；腹胀加枳壳、木香等；便溏加山药。随访五年余，病情稳定，未见复发和转移。

（国医大师刘嘉湘医案选自《大肠癌中医证治》）

2. 思考讨论

（1）试分析本案的证型及辨证依据。

（2）试分析首诊处方选择六君子汤加减治疗的意义。

3. 拓展

国医大师刘嘉湘治疗大肠癌的经验。

（二）王昌俊医案

1. 医案

黄某某，女，52岁。初诊：2016年9月17日。

患者2014年3月在外院体检时，发现结肠癌，并行手术治疗，术后病理：中分化腺癌，浸润肌层，术后口服希罗达化疗6疗程，近一周出现解黄色水样便，大便每日4～5次，伴右肋及下腹部隐痛。腹部B超提示：肝内多发占位，考虑转移瘤。就诊症见：疲倦乏力，每日大便4～5次，时有右肋及下腹部隐痛，纳差，腰酸痛，舌质淡红苔白，脉沉细。

辨证：脾肾亏虚，瘀毒蕴结。

治则：健脾益肾，化瘀散结。

处方：黄芪30g，土鳖虫5g，莪术15g，蜈蚣2条，党参15g，白术15g，山药20g，蛇舌草30g，菟丝子15g，杜仲10g，紫苏梗10g，砂仁10g，法半夏15g，八月扎10g。7剂，每日1剂，水煎服。

二诊：疲倦乏力，大便好转，每日3次，大便成形，纳可，右胁痛减轻，眠差，梦多，腰酸痛，小便可，舌质淡红，苔白，脉沉细。辨证及治则同前，守原方加当归10g，酸枣仁15g。14剂，每日1剂，水煎服。

三诊：疲倦乏力，四肢欠温，纳可，眠一般，早醒，二便调，舌质淡红，苔薄白，脉沉细。辨证及治则同前，首诊方加桂枝10g，制附子10g。14剂，每日1剂，水煎服。

四诊：精神好转，四肢温暖，纳眠可，诸症基本消失，此后坚持门诊治疗，多次复查肠镜正常，肝内肿物无明显增大，生活如常人。

（全国师承指导教师王昌俊医案选自《现代医院》）

2. 思考讨论

（1）试根据医案中病史、症状及处方用药分析其虚实所在。

（2）如何理解大肠癌治疗中的脾肾同治？

（三）周仲瑛医案

1. 医案

刘某，男，58岁。初诊：2007年5月25日。

结肠癌术后，右上腹平脐旁侧隐痛不舒3年，腹泻，每日2次，大便形态变细，无明显脓血，口苦。于当地医院查肠镜示：升结肠癌，病理示：结肠腺癌Ⅰ级，胸腹部CT示：无明显异常。苔淡黄腻，质紫，脉细兼滑。肠腑湿毒瘀结，传导失司。

处方：桃仁10g，土鳖虫5g，熟大黄5g，九香虫5g，失笑散（包煎）10g，椿根白皮15g，生薏苡仁20g，仙鹤草15g，独角蜣螂2只，莪术9g，威灵仙15g，炒莱菔子15g，白花蛇舌草20g，泽漆15g，红藤20g，败酱草15g，土茯苓20g，龙葵20g，炙刺猬皮15g，南方红豆杉12g，炒六曲10g，炙鸡内金10g，生黄芪15g。共28剂。

二诊（2007年6月22日）：患者服药后右腹疼痛十减其五，大便细小，矢气增多，食纳增多，苔薄黄腻，质暗紫，脉细滑。故加炒玄胡12g，水红花子12g，炙蜈蚣2条。40剂。

三诊（2007年8月2日）：患者诉最近疼痛无明显增减，食纳良好，时有腹胀，大便溏，每日1～2次，苔黄薄腻，质暗紫，脉细滑。5月25日方加炒玄胡15g，水红花子12g，莪术9g，冬瓜子15g，诃子肉10g。50剂。

四诊（2007年11月2日）：患者诉右侧腹痛持续难尽，喜温腹胀，大便不实，每日2次，苔黄薄腻，质淡紫有瘀斑，脉细滑。故5月25日方去威灵仙，加炒玄胡15g，诃子肉10g，制附片9g，荜澄茄6g。50剂。

（国医大师周仲瑛医案选自《大肠癌中医证治》）

2. 思考讨论

（1）请分析本案所宗的基本方剂有哪些？运用的依据有哪些？

（2）谈谈本案治疗的加减变化对你的启示。

（四）钱伯文医案

1. 医案

王某，男 51 岁。初诊：1990 年 5 月 15 日。

大便黏液脓血一月，于 1989 年 9 月纺三医院诊断为直肠癌而手术切除，术后放疗。症见：面色萎黄，疲倦乏力，腹部稍感胀气胃纳欠佳，白细胞计数偏低，一般维持在（3.0 ～ 3.5）$\times 10^9$/L 单位左右，苔薄，脉细弦。辨证：脾胃虚弱，气机不畅。治法：益气健脾为主。

处方：党参 12g，白术 12g，茯苓 24g，白扁豆 30g，陈皮 6g，生黄芪 30g，仙鹤草 30g，败酱草 30g，莪术 30g，焦山楂、焦六曲各 12g，大腹皮 12g，三棱 30g，女贞子 30g。

二诊：服药 2 周后胃纳转佳，腹胀减轻，前方见效，治宗上意加减，改生黄芪 60g，加莱菔子 20g，蛇舌草 30g。

坚持服药，随症加减，至今 4 年余，症情稳定，已恢复工作。

（现代中医名家钱伯文医案选自《二十世纪上海百名中医学术经验集成》）

2. 思考讨论

（1）结合本案的治疗，谈谈你对“扶助正气，顾护胃气”在大肠癌治疗中的作用的认识。

（2）试分析在复诊用药中加莱菔子、白花蛇舌草的意义。

四、临床拓展

1. 病症结合，多法并举，综合治疗

首先必须重视对癌病的早期诊断，明确病情程度、病程分期及预后，制定个体化综合治疗措施。其次，对大肠癌一般采取手术、放疗、化疗、生物靶向治疗、中医药治疗等在内的综合治疗，根据患者的具体情况选择不同的方法。中医药能提高综合治疗的疗效，对其他疗法有减毒增效的作用，并可改善症状，提高生存质量，延长生存期。

2. 抗癌中药的选择

治疗大肠癌病，在重视辨证论治的基础上，结合癌毒致大肠癌的特殊性，如湿毒、热毒、瘀毒等病理因素，采用抗癌解毒、清热利湿、理气活血、软坚散结治法以期攻邪解毒治标。抗癌解毒常选用白毛夏枯草、凤尾草、苦参、蒲公英、漏芦、马齿苋、凤尾草、苦参、茯苓、猪苓、薏苡仁、土茯苓、墓头回、菝葜、椿根白皮等；亦常配合以毒攻毒的蜂房、蛇蜕、地龙、全蝎、蜈蚣等虫类药。

3. 重视扶助正气，时时顾护胃气

在整个治疗癌症的过程都要时时顾护胃气为先，以期调理脾胃，滋养气血生化之源，扶助正气。早期胃气尚健，要重视癌毒的存在，解毒消癌治法应贯穿癌病治疗的始终，祛邪的同时保护胃气，因为“扶正即所以祛邪”“养正积自除”；中期、晚期，胃气已伤，治疗应以保胃气为主，兼顾祛邪，诸如参苓白术散、六君子汤、益胃汤等皆为常用备选方剂。只有祛邪与扶正结合，辨病与辨证结合，才有望达到尽快改善证候、控制病情。

【复习思考题】

1. 大肠癌的病因病机是什么？
2. 大肠癌的治疗中如何合理选用中西、西医治疗方法?

（叶丽红）

主要参考书目

1. 彭建中，杨连柱.《赵绍琴临证验案精选》[M]. 北京：学苑出版社，1996.

2. 高新彦，韩丽萍，任艳芸.《古今名医医案赏析》[M]. 北京：人民军医出版社，2004.

3. 余小萍.《黄吉赓肺病临证经验集》[M]. 上海：上海科技出版社，2004.

4. 王羲明.《章次公博采众方医案补注》[M]. 北京：人民卫生出版社，2014.

5. 范春琦.《方和谦医案医话集》[M]. 北京：科学出版社中医药出版分社，2016.

6. 隋殿军，王之虹.《中国当代名医医案医话选》[M]. 长春：吉林科学技术出版社，1995.

7. 吴大真，杨建宇.《国医大师验案良方》[M]. 北京：学苑出版社 .2010.

8. 董建华，王永炎.《中国现代名中医医案精华》[M]. 北京：北京出版社，2002.

9. 刘小斌.《国医大师临床经验实录》[M]. 北京：中国医药科技出版社，2015.

10. 祝谌予.《施今墨临床经验集》[M]. 北京：人民卫生出版社，2019.

11. 朱良春.《中医临床家朱良春》[M]. 北京：中国中医药出版社，2002.

12. 张继泽，邵荣世，单兆伟.《张泽生医案医话集》[M]. 北京：中国中医药出版社，2013.

13. 单书健，陈子华.《古今名医临证金鉴》[M]. 北京：中国中医药出版社：2011.

14. 贺兴东，翁维良，姚乃礼，等.《当代名老中医典型医案集》[M]. 北京：人民卫生出版社，2014.

15. 唐俊琪，高新彦，李巧兰.《古今名医内科医案赏析》[M]. 北京：人民军医出版社，2005.

16. 吴中泰.《孟河马培之医案论精要》[M]. 北京：人民卫生出版社，1985

17. 董建华.《临证治验》[M]. 北京：中国友谊出版公司，1986.

18. 王其飞，吴以岭.《脾胃学》[M]. 北京：科学技术文献出版社，1989.

19. 史宇广，单书健.《当代名医临证精华·肝炎肝硬化专辑》[M]. 北京：中医古籍出版社，1988.

20. 李今庸著.《李今庸临床经验辑要》[M]. 北京：中国医药科技出版社，1998.

21. 丁甘仁.《丁甘仁医案》[M]. 北京：人民卫生出版社，2007.

22. 傅文录.《当代名医肾病验案精华》[M]. 北京：中国中医药出版社，2012.

23. 严世芸，郑平东，何立人.《张伯臾医案》[M]. 上海：上海科学技术出版社，2003.

24. 邹云翔.《邹云翔医案选》[M]. 南京：江苏科技出版社，1981.

25. 朱进忠.《中医临证经验与方法》[M]. 北京：人民卫生出版社，2005.

26. 张琪.《张琪临床经验辑要》[M]. 北京：中国中医药出版社，1998.

27. 程门雪.《程门雪医案》[M]. 上海：上海科学技术出版社，2002.

28. 张小萍，陈明人.《中医内科医案精选》[M]. 上海：上海中医药大学出版社，2001.

29. 邢锡波 .《邢锡波医案集》[M]. 北京：中国中医药出版社，2012.
30. 张羹梅 .《临证偶拾》[M]. 上海：上海科学技术出版社，1979.
31. 焦树德 .《医学实践录》[M]. 北京：华夏出版社，1999.
32. 方邦江，周爽 .《国医大师疑难危急重症经验集》[M]. 北京：中国中医药出版社，2013.
33. 路志正 .《路志正医林集腋》[M]. 北京：人民卫生出版社，2009.
34. 金实，钱先 .《金实风湿免疫疾病症治经验荟萃》[M]. 北京：人民卫生出版社，2014.
35. 金梅，吕旭升 .《经方百案研读》[M]. 北京：中国中医药出版社，2016.
36. 马超英，耿耘 .《历代名家验案类编·中医内科医案》[M]. 上海：上海中医药大学出版社，2008.
37. 张磊 .《国医大师张磊疑难病治验辑录》[M]. 郑州：河南科学技术出版社，2018.
38. 邱仕君 .《邓铁涛医案与研究》[M]. 北京：人民卫生出版社，2004.
39. 杨克勤，徐进，范晓飞 .《张怀亮临床经验撷英》[M]. 北京：中国中医药出版社，2017.
40. 李平 .《现代名老中医治疗肺癌经验集》[M]. 合肥：安徽科学技术出版社，2014.
41. 李郑生，张正杰 .《国医大师李振华临证精要》[M]. 北京：人民卫生出版社，2018.
42. 刘如秀，马龙 .《国医大师刘志明临证经验集》[M]. 北京：人民卫生出版社，2016.
43. 刘沈林 .《刘沈林脾胃病临证心悟》[M]. 北京：人民卫生出版社，2014.
44. 赵伯智 .《关幼波肝病杂病论》[M]. 北京：中国医药科技出版社，2013.
45. 杨国旺 .《大肠癌中医证治》[M]. 北京：中国中医药出版社，2014.
46. 张伯礼，吴勉华 .《中医内科学》[M]. 北京：中国中医药出版社，2017.